袁占盈

临证笔录

袁占盈　等　主编

U0309959

上海交通大学 出版社
SHANGHAI JIAO TONG UNIVERSITY PRESS

内容提要

本书内容分成医论、医案、教案，其中医论包括郑颉云老中医医案四则、杂合以治——袁占盈教授治痹大法、袁占盈教授从虚论治痹证验案浅析等；医案包括气血津液病证、肢体经络病证、心系病证等；教案包括略论王惟一学术成就及其影响、张从正攻邪学说形成的两个重要因素等。本书可供各基层医院的中医师参考阅读。

图书在版编目（CIP）数据

袁占盈临证笔录 / 袁占盈等主编. --上海 ： 上海
交通大学出版社，2022.10
ISBN 978-7-313-24515-1

Ⅰ．①袁… Ⅱ．①袁… Ⅲ．①中医临床－经验－中国
－现代 Ⅳ．①R249.7

中国版本图书馆CIP数据核字（2021）第073550号

袁占盈临证笔录
YUAN ZHANYING LINZHENG BILU

主　　编：袁占盈 等
出版发行：上海交通大学出版社
邮政编码：200030
印　　制：广东虎彩云印刷有限公司
开　　本：710mm×1000mm 1/16
字　　数：214千字
版　　次：2023年1月第1版
书　　号：ISBN 978-7-313-24515-1
定　　价：88.00元

地　　址：上海市番禺路951号
电　　话：021-64071208
经　　销：全国新华书店
印　　张：11.5
插　　页：2
印　　次：2023年1月第1次印刷

版权所有 侵权必究
告读者：如发现本书有印装质量问题请与印刷厂质量科联系
联系电话：010-84721811

编委会

主 编

袁占盈　赵　璐　刘建平　宋纯东

副主编

刘艳芳　李严生　金小琴　李　丽

孙亚茹　高宏敏　秦瑞君　刘秋艳

薛黎明　高　达

编　委（按姓氏笔画排序）

付婷婷　刘建平　刘秋艳　刘艳芳

孙亚茹　李　丽　李严生　吴振亚

宋纯东　金小琴　赵　璐　秦瑞君

袁占盈　袁惠芳　高　达　高宏敏

褚书豪　薛黎明

前　言

　　中医学是一门独立学科，有完整的理论体系，其集中了中华民族几千年来与疾病做斗争的经验之大成；同时又与历代各门学科成就熔为一炉，形成了完整的中医学理论体系及完备的中医诊疗系统。其理论之博大精深，诊治经验之丰富无比，在世界医学史上都是独一无二的。

　　中医学的特色充分体现了中华文化的底蕴，是中华民族文化瑰宝之一。业医者，须博览群书，精读医典，上知天文，下知地理，中通人事，勤求古训，博览众方，临证方能左右逢源，触类旁通。中医学典籍之多，浩如烟海，即是其伟大的体现。每部典籍中都蕴藏着精辟的理论和独到的见解，学归己用，遇证方可做到心中有数，找到病证的症结所在。法于往而验于今，吾辈身为中医者，更应忠实继承，灵活运用，并加以发扬光大，严谨地从事临证，细致地处理病证。病有千端，法须万变，要勤求古训、博采众方，用医理指导实践，又通过临证充实医理。

　　临证参考现代医学检查、诊治，反复实践，完善诊治规律，只有这样方能逐步形成自己独到的见解，保持和发扬中医学特色，运用辨证论治达到创新的目的。要活到老学到老，坚守中医学这一光灿的祖国瑰宝，定会增中华民族传统文化的自信，为人类造福做出壮举。

　　本书内容分成医论、教案、医案进行阐述，集中了编者临证治疗经验和对部分古代医家学术思想之探讨，内容丰富，融贯中西。不仅临证经验翔实鲜活，疑难隐曲之处，抽丝剥茧，而且临证体会理妙思清，古方化裁匠心独具。医技之提高，要靠临床实践，而实践之积累，在于医者集思广益，知常达变，借鉴成方，灵活化裁，师古而不泥古。中医用药，强调辨证施治，对症下药，恰似用兵，精兵良谋则胜券在握。本书可供各基层医院的中医师参考阅读。

知识无涯，本书固然称不上不刊之论，如有欠缺与不妥，在此仅作抛砖引玉，望广大中医同道不吝赐教。

《袁占盈临证笔录》编委会

2020 年 3 月

目　录

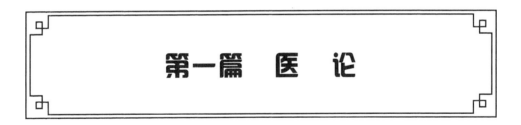

第一篇 医 论

郑颉云老中医医案四则

已故名老中医、原河南中医学院儿科教研室主任、附属医院儿科主任郑颉云医师，娴于医术，擅长儿科，详于辨证，精于遣药，积 50 余年临证经验，著成《儿科证治简要》一书，在河南省颇负盛名。今录其医案四则，以示怀念。

一、疳证

魏文朝之子，发烧两月余，多方求治，热仍如故。症见发热微汗，精神倦怠，体质瘦弱，面色萎黄，头发稀疏，纳差食少，不欲饮水，胸腹胀满，大便每天 2 次，但不稀，小便黄，舌苔白厚而腻，脉弦细数，指纹紫暗滞达于命关。此乃小儿形体嫩弱，脾常不足，加之纳食不节，起居无律，复感外邪，内伤外感杂之，致使脾虚长期失职，消化功能减弱，纳化无权，乳食精微无以运化吸收，脏腑失濡，食积化热，而酿成疳证。正如《幼幼集成》所云："夫疳之为病，亦小儿恶候……究其病源，莫不由于脾胃……疳之为病，皆虚所致，即热者亦虚中之热，寒者亦虚中之寒，积者亦虚中之积。故治积不可骤攻，治寒不宜峻温，治热不可过凉……故壮者先去积，而后扶胃气；衰者先扶胃气，而后消之。"先贤所言极是，故立治则为健脾除湿，解肌清热。方用：达原合剂。处方：炒薏苡仁 10 g，炒槟榔 3 g，炒草果 3 g，柴胡 6 g，葛根 3 g，黄芩 3 g，厚朴 2 g，番泻叶 0.5 g，水煎服。

服药当晚热退，饮食增加；复进 3 剂，饮食如常，腹胀消失，嘱其饮食有节有时，后访诸症悉除，一切正常。

按语：达原合剂是郑老独具匠心，为外感风邪内挟食滞而设。该方由《温疫论》中的达原饮化裁而来，甘草性缓有碍祛邪，芍药酸敛，不利开达，知母苦寒易伤胃气，故皆去之；又因小儿脾常不足，故加炒薏苡仁健脾渗湿、葛根清热解肌、番泻叶导热下行。从而变开达膜原、辟秽化浊，为开中有化、化中有导之方，恰合小儿病证特点，因此用于伤食型感冒，有一举两得之妙。

二、百日咳

张某，女，3岁，初诊1960年6月5日。

患儿阵阵咳嗽，至夜尤甚，咳而作呕、汗出，不思饮食，二便正常，无明显寒热之象，舌苔薄白，指纹隐暗，现代医学诊断为百日咳；服药后效果欠佳，脉证同前，顿咳之证俱见。治当养阴润肺，化痰止咳。方用：顿咳散。处方：南沙参9g，大贝母6g，白前6g，百部9g，制杷叶15g，水煎服。

8月14日：家长来述，服药后咳嗽症状逐渐消失，饮食增加，病获痊愈。

按语：百日咳属于中医学"顿咳"的范畴。因肺属上焦，为水之上源，感受外邪（即百日咳杆菌）首当其冲。肺失宣肃，不能通调水道，以致水停为饮，饮聚成痰，阻遏气机，壅塞不宣，故咳嗽诸症遂作。据此，郑老用顿咳散（用于百日咳痉挛期效果良好），以南沙参、百部润肺益气；伍白前、大贝母、制杷叶降气化痰。诸药合用，使肺气宣畅，水道通顺，津液敷布，痰饮自化，咽喉爽利，痰易咯出，阵咳随之而愈，真可谓"药不贵繁，惟取其效"。

三、喘证

姚某，男，7岁，初诊1962年9月。

患儿自1958年感冒后，咳嗽气喘，4年来时时发作，轻时呼吸气粗不畅、喉中痰鸣，重时动而胸闷气喘，呼多吸少，面色灰滞，舌苔白腻，脉细数无力。治当补肾纳气，温肺平喘。处方：细辛6g，干姜6g，五味子6g，白果仁30g，龟甲胶15g，水煎服。

服用3剂后，症状大减，唯睡觉时呼吸有些不畅，嘱原方再服3剂以善其后。次年家长来述，病未反复。

按语：患儿咳喘日久，耗伤肺津，损及肾气，肾阳亏虚，气失摄纳，故见诸症。因此，郑老取小青龙汤之意用细辛、干姜、五味子以温阳散寒，使肾阳得温，肺气得充，摄纳有权；且郑老喜用细辛，用量之大（一般小儿用量为成人用量的2倍）为庸医所不及，配以大量白果仁益肺定喘；五味子助阳纳气，佐以龟甲胶滋阴补肾，并制细辛、干姜之燥。药虽五味，然配伍严谨，将变法寓于常法之中，出奇以制胜，故收效甚捷，此亦为郑老遣方施药特点之一。

四、肺痈

崔某,男,1岁,会诊病例。

患儿神志昏迷,高烧抽搐,咳嗽、呼吸困难,鼻翼翕动,大便稀而多沫,脉细数。现代医学诊断为中毒性肺炎合并心力衰竭,急邀郑老会诊。处方:白僵虫9 g,前胡9 g,连翘6 g,羚羊角1 g,全瓜蒌12 g,天竺黄9 g,鱼腥草15 g,酒大黄3 g,速煎频服。

二诊:上药频服4剂后,神清热退,余症均减。再拟:全瓜蒌15 g,生大黄2.5 g,天竺黄6 g,葶苈子9 g,生石膏15 g,鱼腥草15 g,麻黄1.5 g,生牡蛎15 g,南沙参9 g。4剂,水煎服,后调理而愈。

按语:本病为温热邪毒,壅滞于肺,因治不得法,客于营血,热壅血瘀,蕴毒化脓而成痈;邪入厥阴,内陷心包,引动肝风,致使变证蜂起,病情危笃,属于儿科急危症之一;若不及时抢救,性命即在顷刻之间。故郑老急投清热解毒、凉肝熄风重剂,以截断病势。继之去白僵虫、前胡、连翘、羚羊角,加南沙参养阴清热以扶正;生石膏辛寒清气直折火势;佐麻黄宣肺透表,使邪有出路;葶苈子泻肺行水,导热下行;生牡蛎镇肝潜阳。此即《医门棒喝》云:"攻邪正自复"之义矣。

杂合以治——袁占盈教授治痹大法

一、理论依据

痹证是由于风、寒、湿、热等邪气痹阻经络,影响气血运行,导致肢体、筋骨、关节、肌肉等发生疼痛、重着、酸楚、麻木或关节屈伸不利、僵硬、肿大变形等症状的一种疾病。其病因病机复杂多变,常呈发作与缓解交替的慢性经过,病程较长。历代医家认为痹证的病因为外感风、寒、湿、热等六淫之邪,乘人体正气亏虚之时侵犯关节经络。内因为正气亏虚,外因为风、寒、湿、热等外邪,内外因同时作用方能成痹。故《灵枢·百病始生》指出"风雨寒热,不得虚,邪不能独伤人",《素问·痹论》指出"不与风寒湿气合,故不为痹"。正气亏虚是痹证发生的内因,是本;风、寒、湿、热等六淫之邪是痹证发生的外因,是标。张仲景在《伤寒论》《金匮要略》中从湿病、历节论治,认为其病机为风、寒、湿、热等六淫之邪侵袭人体肌表、经络和关节,乘机体阳气、阴液亏虚,致经络痹阻而成,补充了《黄帝内经》对于痹证病因病机论述的不足。金元四大家之朱丹溪认为痹证病因病机是在血虚有热的基础上复感外邪所致，并在此基础上提出"痛风"病名，《格致余论·痛风》称痛风是"恶血入经络证，血受湿热，久必凝浊，所下未尽，留滞隧道，所以作痛"。说明痹证病因除外感六淫外，还有湿痰瘀血流注。清代王清任在《医林改错》中也提出"瘀血致痹"的观点。袁老师熟读典籍，博采众家之长，并结合自己多年的临证经验，概括痹证的病因病机为正虚邪痹、正虚为本、邪痹为标。正虚包括气虚、血虚、阴虚、阳虚，因个人体质不同，或以气虚为主，或以血虚为主，或偏于阴虚，或偏于阳虚，或气血两亏，或阴阳俱损，或气血阴阳俱不足，临证不可不察。邪痹应责之外感风、寒、湿、热等六淫，同时兼有内生之湿痰瘀血，内生之邪或因正虚而生，或因外邪痹阻而致，其痰湿瘀血既为痹证发生、发展的病理产物亦是痹证之因参与了痹证的发生、发展。袁老师称致痹之虚、邪为"虚含气血阴阳，邪兼外感内生"。

由上可知，作为痹证病因之"本虚"包含气、血、阴、阳，依病体不同，虚有兼夹偏甚。作为痹证病因之"邪实"有外感六淫及内生湿痰瘀血，六淫兼风寒湿热，常为二淫或二淫以上杂至；随感邪之久暂，内外邪各有偏甚，风寒湿郁久可热化、病久阳伤可寒化、可伤阴血。因此，痹证的病因病机非常复杂，虚实夹杂，诸虚兼有，诸邪兼见，寒热错杂。根据"审因论治"的原则，提示痹证的治疗需用扶正与祛邪，祛风、散寒、除湿与清热等多种治法结合起来。明代李中梓在《医宗必读·痹》中说："治行痹者，散风为主，御寒利湿，仍不可废，大抵参以治血之剂……治痛痹者，散寒为主，疏风燥湿，仍不可缺，大抵参以补火之剂……治着痹者，利湿为主，祛风解寒，仍不可缺，大抵参以补脾补气之剂……"袁老师在此基础上提出"扶正与祛邪兼施，温通与清润并用"的杂合以治大法。关于杂合以治的论述，首见于《素问·异法方宜论》："圣人杂合以治，各得其所宜，故治所以异而病皆愈者，得病之情，知治之大体也。"彼之"杂合"指针刺与药熨等多种治疗方法的结合，袁老师之"杂合"指药物不同功效的联合应用。

二、内容

杂合内容包括扶正与祛邪兼施、温通与清润并用不同治法的兼顾，现分述如下。

（一）扶正与祛邪兼施

袁老师认为，在痹证的发生、发展过程中，正虚与邪痹始终并存。在痹证早期，邪痹的矛盾较为突出，治疗以祛邪为主，兼顾扶正；随着病情的发展，邪气稽留机体，进一步耗伤气血、阴阳，正虚的表现日渐明显，故病机或见正虚为主，邪痹为辅，或正虚与邪痹并重。治疗或以扶正为主，兼顾祛邪，或扶正与祛邪并重。另外，在痹证早期，病邪以风、寒、湿、热等六淫外邪为主，内生之湿痰瘀血为辅。到痹证中晚期，外邪之势渐弱，风寒湿热留滞日久，气血运行不畅，凝涩不通，进一步加重湿痰瘀血之势，病邪以内邪为主，外邪为辅。故在痹证早期所祛之邪以外邪为主，内邪为辅，在痹证中晚期所祛之邪以内邪为主，外邪为辅。总之，袁老师在痹证的整个治疗过程中，始终坚持祛邪与扶正相伴，或祛邪为主，兼顾扶正，或扶正为主，兼顾祛邪，或祛邪与扶正并重，只是痹证早期所祛之邪以六淫外邪为主，痹证中晚期所祛之邪以内生湿痰瘀血为主。袁老师在临证遣方用药时每每人参、黄芪等补气药与桂枝、防风等祛风药同见；当归、白芍等养血药与全蝎、蜈蚣、胆南星等逐瘀祛痰药并用；续断、杜仲等温补肾阳药与萆薢、桑枝等除湿通络药兼施，只是随正邪消长，扶正与祛邪有所偏重。

医案举证：郑某，女，40岁，2010年12月27日初诊。主诉：腰髋痛10余年，加重并手指关节痛半月。10余年来以"风湿病"为诊断，间断服用镇痛剂。半月前受凉后腰髋痛加重，并手指关节疼痛、晨僵，晨起面肿。诊见腰酸，腰髋及手指关节怕风，不红不肿，舌质淡红，舌苔白，脉细。红细胞沉降率为76 mm/h，类风湿因子呈阴性。中医诊断：痹证（肾阳虚型兼风湿痹阻）。治法：温阳补肾，祛风除湿，通络止痛。处方：熟地黄30 g，杜仲25 g，续断25 g，川牛膝30 g，补骨脂15 g，巴戟天15 g，肉苁蓉30 g，土元15 g，狗脊30 g，香附30 g，淫羊藿15 g，海风藤30 g，青风藤30 g，雷公藤15 g。水煎服，每天1剂。服15剂后，腰髋及手指关节已基本不痛，晨僵消失，红细胞沉降率为22 mm/h。上方去青风藤、海风藤，雷公藤减量为10 g，加白芍15 g，麦冬15 g，继服15剂善后。

按语：本案患者为久痹，痛以腰髋为主，并腰酸，符合肾阳亏虚型；目前伴手指关节痛，晨僵，怕风，红细胞沉降率快，认为风、湿外邪存在。四诊合参，认为该证病机以正虚为主，外邪痹阻为辅，故治疗以温补肾阳为主，兼祛风除湿，通络止痛，方中重用熟地黄、杜仲、续断、补骨脂、巴戟天、肉苁蓉、狗脊补肾阳，兼以海风藤、雷公藤、青风藤祛风除湿，佐以香附、土元、川牛膝行气活血、通络止痛。全方配伍，扶正为主，兼顾祛邪，共奏扶正而不留邪，祛邪而不伤正之效。复诊时，外邪基本已祛，加白芍、麦冬以防温热药物耗伤阴血之弊。

（二）温通与清润并用

本句意为祛风、散寒、除湿、清热等祛邪方法联合运用，主要指寒热并用，并辛散有度，顾护阴液。其理论依据：第一，致痹之邪并非单一，为六淫之二邪甚至三邪杂至，并兼内生之湿痰瘀血；寒邪郁久可化热，内生之湿痰郁久可化热生火、酿毒；辛散温燥类药物伤阴化热，或蕴邪化热。故痹证之感于寒者也可兼热。袁老师主张，治疗风湿痹或风寒湿痹时，在祛风除湿散寒之剂中应稍佐以清热药。第二，湿性黏滞，非温不化，要祛除与致痹关系最密切、最必不可少的湿邪，需少佐以温热药以化湿浊，且寒凉药物易凝滞经络，故袁老师治疗风湿热痹时，于祛风除湿清热的同时常少佐以桂枝、熟附子、细辛等温通之品，既针对病证起治疗作用，又克服药物的弊端。第三，风、寒、湿、热等六淫之邪及内生之湿痰瘀血痹阻经络，久则耗津损液、化燥伤阴，且祛风散寒除湿及化痰、活血通络等辛散、温热、搜剔之剂也易劫阴，云："疏风勿燥血，化湿不劫阴"。故袁老师主张无论治疗何痹，均少佐以地黄、白芍等养阴之品以制其偏胜，以求相得益彰之效。如袁老师常用仲景之桂枝芍药知母汤即为"温通与清润并用"治法的典范。方中用麻黄、桂枝、附子、防风等辛温燥热之品以祛风除湿、温经散寒，少佐以知母、芍药清热养阴，寒热并用，辛润共施。全方温通而不伤阴，清润而不碍邪，用其"长"，防其"短"，即以主药直达病所，发挥其治病之长，佐以清润之品以防燥热伤阴之弊，故而退邪不伤正，愈病不损身，安全有效。清代名医叶天士也是寒热并用治法的代表，他每取桂枝与石膏、羚羊角同用以宣通络脉，透邪外出。如《指南医案·痹门》云："初受风寒，已从热化……医者但执风寒湿三邪合成为痹，不晓病随时变之理。羌、防、葛根，再泄其阳，必致增剧矣，焉望痛缓？议用仲景木防己汤法。"服药后"气中伏邪得宣，右肢痹痛已缓。血分留热壅着，左肢痛势未衰。足微肿，体质阴虚，仍以宣通轻剂"，而取桂枝与羚羊角同用。袁老师治痹选择清热药时，也多选用知母、牡丹皮、玄参、生地黄等清热而不伤阴的药物。

医案举证：赵某，女性，34岁，2009年7月14日初诊。主诉：全身酸痛1个月，呈游走性，阴雨天尤甚，双下肢麻木，双膝微肿不红，午后全身郁胀，恶风，小便不利，舌质淡红，苔薄白，脉濡缓。实验室化验：红细胞沉降率为32 mm/h，抗"O"、类风湿因子均呈阴性。中医诊断：痹证（风湿型）。治法：祛风除湿，通络止痛。方用：麻黄杏仁薏苡甘草汤合蠲痹汤加减。处方：麻黄6 g，杏仁10 g，生薏苡仁30 g，羌活10 g，独活10 g，桂枝6 g，秦艽10 g，海风藤15 g，当归10 g，防己10 g，木瓜30 g，川牛膝15 g，茯苓15 g，葛根20 g，生地黄20 g，甘草6 g。水煎服，每天1剂。服7剂后，身痛明显减轻，无恶风及郁胀感，双下肢麻木仍有，二便正常，舌脉同前。上方去秦艽、防己、茯苓，加白芍15 g、黄芪30 g。继服14剂后，症状消失。

按语：本案辨证要点为全身游走性疼痛、肢肿，符合痹证之风湿型。袁老师治以祛风除湿，通络止痛为法。方选仲景之麻黄杏仁薏苡甘草汤轻清宣化，解表祛湿；合程国彭《医学心悟》中之蠲痹汤加减，方中羌活、独活、桂枝、秦艽专祛肌肉、经络之风湿外邪，海风藤不仅祛风湿，且通络止痛，善治风湿流注、历节肿痛；防己、木瓜、茯苓利湿消肿以止痛；当归、川牛膝活血祛瘀止痛；葛根不仅可解肌止痛，且性凉具有清热生津之功效，与养阴清热的生地黄合用，以防大堆辛燥之风药伤津生热。复诊时，外邪渐祛，气血亏虚稍显，故加白芍、黄芪益气养血，扶正以助祛邪。全方配伍以祛风湿、通经络为主，并温通而不燥热，祛邪而不伤正，故而风湿祛，经络通而痛止。该方中麻黄、桂枝、羌活、独活等温通药物与葛根、生地黄等清润之品并用，体现了袁老师杂合以治的治疗思想。

三、小结

中医将凡具有闭阻不通表现的疾病统称为痹证，就决定了痹证具有涵盖面广的特点，因其涉及现代医学领域中的代谢、免疫、遗传、肿瘤、骨科、神经、血液等多类疾病，"杂"的特质已不能避免。此类疾病的典型特点是反复发作、缠绵难愈、致残率高，自古至今都属难治性疾病，故而古今医家对其论述颇多，争议也颇多，临证时难以把握。袁老师熟读经典，结合自己数十年的治疗经验，将《黄帝内经》中的"杂合以治"的观点活用于痹证的治疗，提出"扶正与祛邪兼施，温通与清润并用"的治疗思想，对纷繁多样的治疗之法起到了提纲挈领的作用，使我们在对痹证的治疗中有章可循，有法可依，更加得心应手。

袁占盈教授从虚论治痹证验案浅析

痹证的病因病机为正虚邪痹，正虚包括气虚、血虚、阴虚、阳虚，主张从虚论治痹证，或补气兼以祛邪，或养血兼以祛邪，或滋阴兼以祛邪，或温阳兼以祛邪。本文通过4例典型病案浅析袁老师从气、血、阴、阳4个方面分别论治痹证的经验。

一、气虚

张某，女性，61岁，于2009年5月13日初诊。主诉：右肩关节疼痛1年，加重1周。1年前行胆囊切除术后受凉出现上述症状，肩部活动受限，经理疗后疗效不显。近1周右肩因吹风受凉，引起肩关节疼痛加重。自服扶他林片未见效。现症见：右肩痛，右手臂活动受限，局部怕风怕冷，得热稍舒。乏力，动则汗出，纳食睡眠可，二便调，舌质淡红，苔薄白，脉浮细。实验室检查：红细胞沉降率为40 mm/h，抗"O"、类风湿因子呈阴性。中医诊断：痹证（气虚型）。治法：益气温阳，祛风通络。方用：黄芪桂枝五物汤加味。处方：生黄芪45 g，桂枝12 g，白芍15 g，防风10 g，羌活10 g，青风藤30 g，鸡血藤30 g，姜黄15 g，威灵仙15 g，川牛膝30 g，白术15 g，生姜10 g，大枣10 g。水煎服，每天1剂。服14剂后，肩痛明显减轻，右手臂活动较前灵活，肩臂麻木，仍感乏力，动则汗出，舌脉同前。上方去青风藤、羌活，加当归15 g、红花10 g、太子参15 g。继服10剂后，上述症状基本消失。予玉屏风散善后。

按语：黄芪桂枝五物汤出自《金匮要略》，为仲景治营卫气血不足的血痹证而设。袁老师认为该方以温阳行痹为主，在血痹可治，在风痹亦可治。本案的病因病机为气虚风邪痹阻，故投以黄芪桂枝五物汤益气通经、和营通痹为主。方中重用黄芪，旨在补气升阳，益气固表；白芍缓急止痛，敛阴除痹；桂枝温经通络止痛，和营通阳；生姜、大枣调和营卫。加羌活、防风、青风藤、威灵仙以祛风除湿通络；鸡血藤、姜黄、川牛膝以活血通络止痛；白术以健脾祛湿，杜绝内湿之产生，并与黄芪、防风合而呈玉屏风之意。全方共奏益气固表、祛风除湿、活血通络之效，故而气旺、血行、邪祛而痹痛止。复诊时，外邪之势渐弱，气虚及血瘀渐着，故减去风药羌活、青风藤，加太子参以补气，当归、红花以加强活血化瘀之功；内外邪俱祛后以玉屏风散补气实卫以御邪。袁老师对于气虚型痹证的治疗着重补气，兼顾祛邪，不忘行血，故收扶正不留邪、祛邪不伤正、标本兼治之效。

二、血虚

朱某，女性，54岁，2009年5月13日初诊。主诉：双膝关节疼痛5年。5年前出现上述症状，西医诊断为类风湿关节炎。曾服用泼尼松、雷公藤多甙片，疗效不显，疼痛反复发作。现症见：双膝关节隐痛、酸楚，双下肢麻木，肌肉萎缩，双膝肿大变形，头晕眼花，脱发，不寐，口干，大便干，舌质红，苔白，脉弦细。中医诊断：痹证（血虚型）。治法：养血活血，祛风除湿，通络止痛。方用：四物四藤汤化裁。处方：当归15 g，生地黄和熟地黄20 g，赤白芍各30 g，川芎15 g，青风藤30 g，络石藤15 g，忍冬藤30 g，海风藤30 g，全蝎6 g，蜈蚣2 g，鸡血藤30 g，菊花15 g，制首乌20 g，木瓜30 g，怀牛膝30 g，黄芪30 g。水煎服，每天1剂。服上方14剂后，双膝疼痛明显减轻，无口干，大便已通，双下肢仍麻木酸楚，舌质淡红，苔白，脉沉细。上方去生地黄、赤芍、菊花，继服14剂后，疼痛基本缓解。守上方共为细面，水冲服，每天15 g，连服3个月以巩固疗效。

按语：本案患者为老年女性，历经月经、孕育、产褥，肝血耗伤，肌肉筋骨失荣，风寒湿等邪乘虚入侵，致经脉闭阻，凝涩不通，气血凝滞，痰瘀互结，而出现关节疼痛、肿胀、变形等症状，故治以养血活血、祛风湿、通经络为法。方中四物汤养肝血；青风藤、海风藤、络石藤、忍冬藤称四藤汤，以祛风湿、通络止痛。加小剂量全蝎、蜈蚣以搜风祛痰、通络止痛；鸡血藤、川牛膝、制首乌与四藤相配，加强养血之功，并活血通络；患者口干、大便干、舌质淡红提示有血虚生热之征，故加生地黄、熟地黄、赤芍、菊花以清血分郁热；加黄芪益气固表以御邪，并与当归相配成当归补血汤之意。诸药相配，共奏养肝血、祛风湿、通经络、清郁热之效。该方扶正而不留邪、祛邪而不伤正，寒热并用，慢补缓攻而渐起沉疴，为老师喜用之方。

三、阴虚

李某，女性，45岁，双手指关节及膝关节疼痛10年。10年前不明原因出现上述症状，经西医检查诊断为类风湿关节炎，多服用中西药物，症状时轻时重。现症见：双手指及双膝关节疼痛，入夜加重，指关节挛缩呈梭形肿大，膝关节肿大、屈伸不利，局部皮肤色黯，口咽干燥，双目干涩，大便每2天1行，偏干，舌质黯红，苔白少，脉细涩。中医诊断：痹证（阴虚型）。治法：滋补肾阴，活血通络。方用：六味地黄丸加味。处方：生地黄和熟地黄各20 g，山药30 g，山茱萸10 g，茯苓10 g，泽泻10 g，牡丹皮10 g，忍冬藤30 g，鸡血藤30 g，桃仁10 g，红花10 g，白芍10 g，当归10 g。水煎服，每天1剂。服14剂后，关节疼痛减轻，活动较前灵活，目干及口干减轻，大便正常，关节肿大挛缩同前，局部色黯，舌质红，苔薄白，脉细涩。上方加全蝎6 g、蜈蚣2 g，共为细面，水冲服，每天15 g，长期服用以巩固疗效。

按语：患者久痹，多服用中西药物，不免多用香燥搜风之剂，耗血伤阴，肾阴为全身阴液之根本，全身阴液的虚损必然导致肾阴亏耗。阴虚则肌肤筋骨失于濡养，病邪稽留不去，闭阻经脉，深伏关节，而见关节疼痛挛缩；阴虚无以化津，则见目干、口干、大便干。舌质黯红，苔白少，脉细涩符合阴虚有瘀之征。故治疗投以六味地黄丸滋补肾阴，加忍冬藤、鸡血藤二味藤类药能达四肢、通经络、祛风邪而无温燥之弊；桃仁、红花、当归、白芍养血活血而不伤阴；因邪痹年久，痰瘀痼结，故少佐以全蝎、蜈蚣二味虫药搜剔筋骨，祛瘀通络而松动病根。全方共奏补肾阴、祛伏邪、通经络之效。病久及骨，非十几剂药所能治愈，故汤剂取效后投以散剂长期服用以缓缓收效。

四、阳虚

李某，男性，43岁，2010年12月27日初诊。主诉：腰、髋、手指关节疼痛10余年。10余年前因居处潮湿出现上述症状，西医诊断为风湿病，间断服用雷公藤多甙片、扶他林片，症状时轻时重。现症见：腰、髋、手指关节冷痛，昼轻夜重，天阴加重，晨僵，晨起颜面水肿，腰酸乏力，畏寒，纳食、睡眠可，夜尿多，大便调，舌质淡胖，苔薄白，脉沉迟。查体见双手指关节肿大压痛，不红不热，腰骶椎骨压痛。实验室检查：红细胞沉降率为36 mm/h；抗"O"、类风湿因子呈阴性；尿常规示：尿隐血（2＋），尿蛋白（1＋）。中医诊断：痹证（阳虚型）。治法：温补肾阳，祛风除湿，通络止痛。处方：熟地黄30 g，杜仲25 g，续断25 g，怀牛膝30 g，补骨脂 15 g，巴戟天 15 g，土元 15 g，狗脊 30 g，香附 30 g，淫羊藿 15 g，海风藤 30 g，青风藤 30 g。水煎服，每天 1 剂。服 15 剂后，关节痛明显减轻，腰酸及畏寒减轻，手指麻木、颜面微浮、口干、纳食稍减，大便偏干，舌质淡红，苔白微腻，脉弦细。上方加黄芪 40 g、蝉衣 6 g、神曲 10 g、肉苁蓉 30 g。继服 15 剂。病情平稳，关节疼痛不著，麻木轻，颜面不肿，纳食正常，二便调，舌质淡红，苔薄白，脉沉细，继服 15 剂后基本痊愈，关节不痛不麻，活动后腰酸。红细胞沉降率为 16 mm/h。予肾气丸连服 3 个月善后。

按语：本案痹久寒化伤阳，肾为诸阳之本，故主要表现为肾阳的虚衰。肾主骨，肾阳虚，寒凝邪痹，则见骨节冷痛；腰为肾府，肾阳虚可见腰酸；肾主气化，阳虚气化不及，可见颜面水肿；肾司开阖，肾阳虚不能固摄，可见小便清长；舌质淡嫩，苔薄白，脉弦细符合阳虚之征。本案病机主要为肾阳亏虚，风湿痹阻筋骨，脉络不通。袁老师治疗此类痹证以攻补兼施为总则，以温肾阳、祛风湿、通经络为法。方中杜仲、续断、补骨脂、巴戟天、狗脊、淫羊藿温肾阳；熟地黄、怀牛膝填精补血，以阴中求阳；海风藤、青风藤祛风湿之邪；香附、土元行气活血、通络止痛。全方配伍，肾阳得补，风湿得祛，气血得行而痹痛得止。

以上病案证型并不能涵盖所有证候，临床可能会出现两个或两个以上证型并见。在临证时不能机械套用，而要随证应变。

名老中医袁占盈治痹经验

名老中医袁占盈对于痹证的诊治见解独到，疗效确切。他认为痹证的病因为正虚邪侵，病机为经络阻滞，认为虚、湿、瘀为痹证病因病机的关键。并依此制订补虚祛湿，化瘀通络的治痹大法。在此基础上将痹证分为风湿型、寒湿型、湿热型、寒热错杂型，治疗时各有侧重。他的治疗特色是重视扶正，活血祛瘀贯穿始终。

一、病因病机

袁老师认为痹证的病因为正虚邪侵。正虚责之于肝脾肾三脏，邪侵责之于风寒湿三邪，三邪中以湿邪最为重要。病机为经络阻滞，认为虚、湿、瘀为痹证病因病机之关键。

痹证是因素体虚弱，正气不足，卫外不固，感受风寒湿邪，流注经络关节，气血运行不畅，导致筋骨、肌肉等处发生疼痛、重着、酸楚、麻木或关节屈伸不利、僵硬肿大、变形等症状的一种疾病。"邪之所凑，其气必虚"。虚是痹证发生的内因。虚之关键责之于肝脾肾。因肝藏血、主筋，肾藏精、主骨，精血互生，肝肾同源，肝肾亏虚，精血不足，筋骨失养，腠理空虚才易感受风寒湿邪，因此肝肾亏虚是形成痹证的首要条件。《素问·痹论》云："卫气者，水谷之悍气也，其气慓疾滑利，不能入于脉也，故循皮肤之中，分肉之间，熏于肓膜，散于胸腹，逆其气则病，从其气则愈，不与风寒湿气合，故不为痹。"而卫气出自中焦脾胃，脾胃健运则正强卫固，外邪不易入侵，脾失健运，则卫气虚弱，卫外功能失职，易感受风寒湿邪而发为痹证。因此，肝脾肾亏虚是痹证发生的内因。

老师遵循《素问·痹论》"风寒湿三气杂至，合而为痹"之说，认为在风寒湿三邪中，以湿邪最为重要，因其性阴柔，重着黏滞，最易侵袭经络关节，痹阻气血，而致肢体关节肿胀、麻木、重着之痹证的典型症状，因此对于杂至人体的三邪，不论偏风、偏寒，均必伴湿；同时因经络被阻，水道不利，湿也可自内生，或脾失健运，生湿聚痰。内外湿相合，随患者体质的不同或寒化或热化，出现寒湿、湿热或寒热错杂之证。湿邪流窜经络，阻碍气血的正常运行，从而化生痰瘀，痰湿瘀血胶结于经络关节，致使局部肿痛麻木，绵绵不休，久而久之并可因瘀致虚，因虚复感外邪，因邪再致瘀。如此循环，病情反复，缠绵难愈。因此虚、湿、瘀既是痹证发生的始动因素，又是痹证发展过程中的病理产物，贯穿痹证的始终。

二、分型辨治

袁老师依据痹证的病因病机特点，提出补虚、祛湿、化瘀通络为治疗痹证的大法，并在此基础上，将痹证分为风湿型、寒湿型、湿热型、寒热错杂型论治。

（一）风湿型

关节肿痛不甚，游走不定，或痛在上肢，或痛在下肢，或痛在肌肉，或痛在筋骨，同时伴肢体关节沉重，或麻木不仁，关节局部皮色不变，不红不热，无明显晨僵。乏力，恶风，舌质淡红，苔薄白，脉浮或细。治法：益气祛风，除湿通络。方用：黄芪桂枝五物汤合麻杏薏甘汤化裁。处方：黄芪、桂枝、白芍、麻黄、杏仁、薏苡仁、甘草、青风藤、海风藤、鸡血藤、葛根、威灵仙。病在上肢者加姜黄、桑枝；病在下肢者加牛膝、木瓜。

（二）寒湿型

关节冷痛，痛有定处，得热痛减，遇寒则重，关节肿胀，晨僵明显，局部发凉，皮色苍白，舌质淡胖，苔白，脉弦紧或沉紧或迟。治法：温经化湿，散寒止痛。方用：乌头汤、阳和汤合麻黄附子细辛汤化裁。处方：麻黄、桂枝、干姜、制川乌、制草乌、制附子、老鹳草、细辛、赤芍、白芍、黄芪等。痛甚者加香附、乳香、没药；偏湿重者可加苍术、白术、防己。

（三）湿热型

关节红肿热痛，遇冷痛减，屈伸不利，晨僵明显，身重乏力，口干口苦，小便黄赤，大便不畅，舌质红，苔黄腻或黄燥，脉滑弦数。治法：清热利湿，宣痹通络。方用：四妙散加味。处方：苍术、黄柏、川牛膝、薏苡仁、白蔻仁、白僵蚕、络石藤、忍冬藤、车前子、豨莶草等。

（四）寒热错杂型

关节疼痛，自觉发热，或红肿热痛，但全身畏寒，喜热饮；或关节肿痛，遇寒加重，但触之局部发热；或上肢热下肢凉。舌质淡红，苔白或黄或黄白相间，脉弦细。治法：散寒清热，宣通表里上下。方用：《丹溪心法》之上中下通用痛风丸化裁。处方：黄柏、苍术、天南星、神曲、川芎、桃仁、红花、防己、白芷、羌活、威灵仙、桂枝等。偏于上肢者加羌活、桑枝、忍冬藤；偏于下肢者加独活、川牛膝、木瓜、土茯苓、草薢等。

三、治疗特色

（一）重视扶正

外邪之所以中人，良由卫气先虚。审因论治，祛邪应与扶正相结合，而补气药首推黄芪，因此袁老师常用大剂量黄芪以固护卫气，不论偏寒或偏热者，还是病程久暂者，遣方用药均不离黄芪；因卫气之化生有赖脾胃健运，且脾胃健运亦有利于祛除湿邪，故薏苡仁、山药、茯苓、白术等健运脾胃之药为治疗各型痹证之常选药物；肝肾为先天之本，精血化生之源，肝血旺，肾精充，则筋骨强健，邪无所依，因此在痹证的治疗中，补益肝肾不可忽略，在痹证的缓解期，袁老师常用熟地黄、山茱萸、牛膝、桑寄生、枸杞子、续断、巴戟天、狗脊等以补肝肾之精，女性患者常合用四物汤以调养肝血。

（二）活血祛瘀贯穿始终

痹证之初，风寒湿邪痹阻经脉而致气血运行不畅，这是瘀血形成的开始，到了中晚期，则因经脉气血长期阻滞而产生了瘀血。因此，瘀血阻痹经脉贯穿于痹证的始终。袁老师主张活血通络法应贯穿痹证治疗之全程，常选用牛膝、鸡血藤、川芎、赤芍、当归、桃仁、红花等活血祛瘀且不伤正的药物；对痹证日久，瘀阻较重，且体质不甚虚弱的患者，可用全蝎、蜈蚣、三棱、莪术、土元等力量较为峻猛的破瘀攻坚药。

四、体会

痹证为慢性病、难治病，在治疗中除抓住补虚、祛湿、活血通络之大法外，还应详察阴阳表里，明辨虚实寒热，区分病程久暂，以确定具体的治法，或重在祛风，或重在散寒，或偏于祛邪，或偏于补虚，要因人制宜，因时制宜。而不可自始至终守一法一方，不知变通；同时还应掌握本病缠绵难愈和病程漫长的特点，即使辨证准确，用药恰当，很多时候也不能迅速收效，此时应注意守方，只要认准证型，选方无误，也许初服四五剂无效，但继续进服八九剂甚至十余剂后，自会柳暗花明。因此加强患者对本病的认识，使患者做好长期服药的思想准备，树立战胜疾病的信心，对于提高本病治疗的成功率是非常重要的。

袁占盈教授分型辨治痹证经验案例浅析

一、风湿型

病例内容详见"杂合以治——袁占盈教授治痹大法"中的"（二）温通与清润并用"部分。

二、风寒湿型

刘某，男性，40岁，2009年5月14日初诊。主诉：反复肢体关节疼痛12年，再发半个月。12年前出现上述症状，西医诊断为类风湿关节炎。间断服用雷公藤多甙片及扶他林片，疗效差。12年来病情反复发作。近半个月来，因天气突变，再发全身关节疼痛，昼轻夜重，遇冷加重，得热痛减，疼痛以手指、足趾及腕踝关节为主，局部肿胀，不红不热，晨僵，关节屈伸不利，四肢酸困，畏寒，纳食一般，睡眠可，二便调，舌质淡暗，苔白微腻，脉弦缓。实验室检查：红细胞沉降率为66 mm/h，类风湿因子呈阳性，抗"O"呈阴性。中医诊断：痹证（风寒湿型），西医诊断：类风湿关节炎。治法：温经散寒，祛风除湿，通络止痛。方用：乌头汤合麻黄附子细辛汤化裁。处方：麻黄6 g，制附子6 g，细辛3 g，制川乌6 g，制草乌6 g，桂枝6 g，防风10 g，羌活10 g，独活10 g，白芍15 g，当归15 g，黄芪30 g，白术15 g，防己10 g，甘草6 g。水煎服，每天1剂。服15剂后，手指、足趾及腕踝关节肿痛明显减轻，晨僵轻，关节活动灵活，仍四肢酸困，口干，大便干，舌质淡红，苔薄黄，脉大有力。上方去川草乌、细辛，加知母10 g、生地黄20 g、熟地黄20 g。继服24剂后，关节肿痛缓解，活动如常，纳食正常，睡眠安，二便调，红细胞沉降率为19 mm/h。予金匮肾气丸善后。

按语：袁老师总结风寒湿痹的症状要点为冷、痛、肿。本案患者关节冷痛肿胀、恶寒，为典型的风寒湿痹证。老师主张治疗此类痹证以温经散寒、祛风除湿、通络止痛为主，兼养血清热为辅。方中麻黄、制附子、细辛、制川乌、制草乌、桂枝虽都属温热药物，但用量保守，相互配合，流散寒湿，温经通络以止痛；防风、羌活、独活祛风除湿以止痛；防己、白术祛湿消肿以止痛；当归、白芍养血活血，祛瘀止痛而不伤正；黄芪补气实卫以御邪；甘草调和诸药。全方共奏祛风、散寒、除湿、通络之效，并攻中有补，祛邪兼顾扶正。复诊时，关节冷痛减轻，出现口干、大便干、舌苔黄等热象，考虑为邪郁化热，或温热药物伤津耗血生热所致，故加知母清热养阴，生地黄和熟地黄补益精血、养阴生津。全方配伍温通而兼清润，邪祛络通正安而病愈。

三、风湿热型

韩某，女性，46岁，于2009年8月13日初诊。主诉：全身关节疼痛20天。20天前感受潮湿致全身关节疼痛，以四肢关节为主，痛处不定，服用扶他林片，未见效，遂停药。现症见：双手指、腕、趾、踝关节肿胀疼痛，灼热，小腿肌肉痛，口渴不欲饮，乏力，纳呆，睡眠差，小便短赤，大便汤垢，舌质红，苔厚腻微黄，脉滑数。查体见双手指、腕及踝、趾关节色红肿，局部灼热，压痛明显，关节周围皮肤未见环形红斑。实验室检查：红细胞沉降率为66 mm/h，类风湿因子呈阳性，抗"O"呈阴性，C反应蛋白16 mg/L。中医诊断：痹证（风湿热型）；西医诊断：类风湿关节炎。治法：祛风除湿，清热宣痹，通络止痛。方用：四妙四藤汤加减。处方：苍术15 g，黄柏10 g，生薏苡仁30 g，佩兰15 g，雷公藤30 g，忍冬藤30 g，络石藤30 g，青风藤30 g，桑枝15 g，防己10 g，土茯苓30 g，豨莶草30 g，川牛膝30 g，制乳香6 g，制没药6 g。水煎服，每天1剂。服14剂后，关节肿痛明显减轻，灼热感消失，仍感乏力，纳呆，睡眠可，小便如常，大便溏，每天3次，舌质淡红，苔白微腻，脉滑。上方去防己、土茯苓、制乳香、制没药，加陈皮15 g、白术15 g、砂仁10 g。继服14剂后，上述症状消失，实验室检查：类风湿因子呈阴性，红细胞沉降率为18 mm/h，C反应蛋白4 mg/L。

按语：本案为类风湿关节炎急性期，症见关节红肿热痛，或见皮肤关节环形红斑，舌质红，苔薄黄而干，或黄腻，脉濡数或滑数。袁老师将此类证候归为痹证之风湿热型。袁老师认为治疗痹证之发作期非重药重剂不能奏效，只要辨证准确，需大量用药，功专力猛，迅速奏效，从而逆转病势。四妙四藤汤是老师治疗湿热痹证的常用方，"四妙"即四妙散原方，"四藤"实为四味藤药组合，可随证选用，并非固定药物。方中"四藤"专走络达肢，祛风除湿，宣痹通络；加桑枝、豨莶草以助"四藤"祛风湿、通经络之效；苍术、黄柏、生薏苡仁、防己、土茯苓清热利湿以消肿止痛；加佩兰配生薏苡仁以芳香化湿，健脾和中，并杜绝内湿之源；川牛膝、制乳香、制没药活血祛瘀以通络止痛。诸药配合共奏祛风、除湿、清热、开痹之效。复诊时，湿、瘀之痹减轻，故减去防己、土茯苓、制乳香、制没药等消肿止痛药，加陈皮、砂仁、白术以调理脾胃，一方面可防祛邪之剂伤脾碍胃之嫌，另一方面脾胃健旺，可收化气生血之效，使邪祛而正不伤。

四、寒热错杂型

黄某，女性，40岁，于2010年8月26日初诊。主诉：指、趾、腕、踝疼痛半年。半年前不明原因出现指、趾疼痛，僵硬，并迅速波及腕、踝。西医诊断为类风湿关节炎，服用来氟米特、雷公藤多甙片，疗效不显。现症见：指、趾、腕、踝关节疼痛、肿胀，屈伸不利，晨僵，关节怕凉，腕、指关节肿而不红不热，趾、踝关节红肿，感局部灼热，口干不苦，二便调，舌质淡红，苔白腻微黄，脉弦细。中医诊断：痹证（寒热错杂型）。治法：散寒清热，宣通表里上下。方用：上中下通用痛风丸加减。处方：苍术15 g、黄柏15 g、天南星10 g、桂枝12 g、防己15 g、威灵仙15 g、桃仁15 g、红花15 g、生薏苡仁40 g、川牛膝30 g、木瓜30 g、青风藤30 g、海风藤30 g、络石藤15 g、土茯苓30 g。水煎服，每天1剂。服14剂后，关节肿痛明显减轻，仍有晨僵，感指、趾麻木，乏力，纳食、睡眠可，二便调，舌质淡红，苔白，脉细。上方加当归15 g、白芍15 g、白术15 g、山药30 g。再服20剂后而愈。

按语：本案症见关节肿痛红热，口干，舌苔微黄，似为热痹，但又关节怕凉，舌质淡红，脉弦而细，为寒痹之证。四诊合参，符合痹证之寒热错杂型。袁老师概括此类痹证的临床表现为关节疼痛，活动不利，自觉发热；或红肿热痛，但畏寒肢冷，喜热饮；或关节肿痛变形，遇寒加重，得温则减，但触之局部发热，伴见身热不扬，口干口苦，烦躁便秘；或上肢热，下肢凉。舌质红或淡红，苔白或黄白相间，脉弦细或紧数。老师治疗此类痹证主张寒热并投、上下表里同治。喜用朱丹溪之上中下通用痛风丸化裁，该方集中体现了朱丹溪祛邪杂合以治的治疗思想。原方药物组成为黄柏、苍术、天南星、神曲、川芎、桃仁、红花、龙胆草、防己、白芷、羌活、威灵仙、桂枝。方中以黄柏、苍术、龙胆草、防己清热燥湿行水，治湿与热；以天南星、桃仁、红花、川芎燥痰化瘀，治痰与血；以羌活、白芷、桂枝、威灵仙合而治风；加神曲消中焦陈积之气。全方共奏散风活血，燥湿祛痰，清热泻火，导滞调中之效，属辛温复辛寒法。寒热错杂型痹证用之颇为相宜。本案患者寒湿偏于上，湿热偏于下，寒甚于热，故在朱丹溪原方基础上去龙胆草加青风藤、海风藤以加强祛风除湿作用，中焦积气不著，故去神曲，加生薏苡仁、木瓜、川牛膝、土茯苓专利下部湿热。复诊时显现气血亏虚之征，故加当归、白芍、白术、山药以调养肝脾，收养血益气之效，并防祛邪之剂枯肝伤脾之害。

五、痰湿瘀阻型

张某，女性，55 岁，2010 年 10 月 25 日初诊。主诉：反复手指关节痛 12 年，再发并加重 10 天。12 年前出现手指关节痛，西医诊断为类风湿关节炎，曾连续服用来氟米特、雷公藤多贰片及扶他林片 2 年，病情稳定后停药。此后曾多次间断发作疼痛，未再做系统治疗。10 天前，接触冷水后再次出现关节疼痛，服用扶他林片，未见效。现症见：双手指关节刺痛，入夜加重，痛处不移，晨僵，手指屈伸不利，指关节肿大呈梭状，可触及硬结，不红不热，不恶风，双手麻木、肿胀，舌质黯，苔白腻，脉细涩。X 线示：双手指关节间隙狭窄。红细胞沉降率为 44 mm/h，类风湿因子、抗"O"呈阴性。中医诊断：痹证（痰湿瘀阻型）。治法：祛痰化湿，逐瘀通络。方用：导痰汤合身痛逐瘀汤加减。处方：茯苓 30 g，陈皮 15 g，半夏 12 g，天南星 10 g，桃仁 10 g，红花 10 g，当归 15 g，川芎 10 g，白芥子 10 g，羌活 10 g，秦艽 10 g，香附 10 g，制乳香 6 g，制没药 6 g，全蝎 10 g，蜈蚣 2 g，甘草 10 g。水煎服，每天 1 剂，服 7 剂后，指关节疼痛明显减轻，晨僵缓解，仍双手麻木，指关节硬结，并乏力，口干，纳食减，舌质暗红，苔腻微黄，脉弦大。上方去香附、制乳香、制没药，加连翘 10 g、赤芍 20 g。继服 14 剂后，上症基本缓解，稍感乏力。守原方，加黄芪 30 g、白芍 20 g。共为细面，温水冲服，每天 15 g，分 3 次服，以黄酒为引，连服 3 个月以巩固疗效。

按语：袁老师认为久痹患者，关节刺痛不移，甚至关节变形、僵硬，屈伸不利，肤色紫黯，有痰核硬结或瘀斑，多属痰湿瘀阻型。该案患者痹证日久，关节刺痛、肿大、变形，以痰湿瘀等内邪阻络为主要病机，而无明显风、寒、湿、热等六淫外邪症候。故袁老师治以祛痰化湿，逐瘀通络为法。方用导痰汤化痰燥湿，加白芥子与天南星相配，专祛经络之痰湿；羌活、秦艽祛风湿、利关节、通经络，且羌活善走上肢，与本案病证相宜；桃仁、红花、当归、川芎养血活血不伤正；本案痰瘀胶结明显，疼痛剧烈，故加香附、制乳香、制没药理气逐瘀，专止疼痛；加全蝎、蜈蚣以搜剔筋骨，通经活络，可望松动病根；甘草调和诸药，并可调中益气。诸药配合，痰、湿、瘀并治，故而络通痛止。因痹久瘀阻甚，痹久易耗气伤血，故而加黄芪、白芍益气养血之品并投以散剂久服，以缓收其效。

六、小结

关于痹证的分型，古今医家论述颇多。《素问·痹论》按照风寒湿邪气的偏胜不同将痹证分为行痹证、痛痹证、着痹证；按照痹证病变部位不同分为皮痹证、肌痹证、脉痹证、筋痹证、骨痹证。若病久不去，又感受邪气，就会发展为五脏痹，形成肺痹证、脾痹证、心痹证、肝痹证、肾痹证。当代医家对痹证的分型论治也可谓百花齐放，未有统一标准。袁老师认为痹证的病因病机为正虚邪痹，虚实夹杂，或偏于正虚，或偏于邪实，或虚实并重。因此临床表现也复杂多样，以上病案分型以邪实为主，并不能涵盖所有症候。临证时不能机械套用，而要随证应变。

张锡纯应用石膏撷菁

石膏入药始见于《神农本草经》，其云："石膏，味辛，微寒。主中风寒热，心下逆气惊喘，口干苦焦，不能息，腹中坚痛，除邪鬼，产乳，金疮。"清末民初名医张锡纯临床善用石膏，对石膏有独到见解，其《医学衷中参西录》中详论石膏药性、主治范围、用法及注意事项，并记载了石膏方剂 36 首、医案 255 个，现总结如下。

一、大剂重用

张锡纯受《神农本草经》中石膏性微寒的影响，抛弃传统石膏性大寒之说，结合自己长期临床实践，认为其性微寒，非大寒之品，"能使内蕴之热息息自毛孔透出"，凉而不凝，透表解肌而能退大热，故被誉为"寒温实热之金丹""清阳明胃腑实热之圣药"。因此主张在治疗外感实热或实热炽盛时必须重用石膏方能奏效，其云"石膏之质甚重，七八钱不过一大撮耳。以微寒之药，欲用一大撮扑灭寒温燎原之热，又何能有大效，是以愚用生石膏以治外感实热，轻症亦必至两许；若实热炽盛，又恒重用至四五两，或七八两，或单用，或与他药同用，必煎汤三四茶杯，分四五次徐徐温饮下，热退不必尽剂。如此多煎徐服者，欲以免病家之疑惧，且欲其药力常在上焦、中焦而寒凉不至下侵致滑泻也。"同时又指出"且愚于可重用石膏之证，又得一确实征验，其人能恣饮新汲井泉水而不泻者，即放胆用生石膏治之必愈。此百用不至一失之法也"。

其临证用石膏从每方或每天一两、二两、三两、四两、五两、六两、八两、十两、十二两、十六两不等，无论老幼，每每斩关夺隘。故在《石膏解》中谓："愚临证四十余年，重用生石膏治愈之证当以数千计。有治一证用数斤者，有一证而用至十余斤者。"

如治疗长子荫潮七岁时患感冒风寒案，一天之内重用石膏六两，煎取清汁，多次温饮，以防其呕吐，效如桴鼓。马朴臣伤寒兼有伏热证案，用白虎汤加连翘，生石膏四两、知母一两、甘草四钱、粳米六钱、连翘三钱，分 3 次温服，其热稍退；翌日病复还原，连服 5 剂，将生石膏加至八两，病仍如故，大便亦不滑泻；再用生石膏八两煎服，又用生石膏细末二两，俾蘸梨片徐徐嚼服之，服至两半，其热全消，病愈不再反复。可见石膏为凉药中纯良之品，世之畏石膏如虎者，可以放胆而不必怀疑也。民国名医何廉臣评此案云："日本和田东郭氏谓：'石膏非大剂则无效，故白虎汤、竹叶石膏汤及其他石膏诸方，其量皆过于平剂。世医不知此意为小剂用之，譬如一杯水救一车薪之火，宜乎无效也。'吾国善用石膏者，除长沙汉方之外，明有缪氏仲淳，清有顾氏松园、余氏师愚、王氏孟英，皆以善治温热名，凡治阳明实热之证，无不重用石膏以奏功"。

二、扩大主治

张锡纯善用石膏，将所治范围扩大至内、外、妇、儿、五官各科，除治疗外感实热外，还可用于外感兼内伤、热盛于里及金疮外伤等。涵盖伤寒、温病、中暑、发热、表寒里热、真寒假热、咳嗽、喘证、肺痈、肺病、感冒、惊风、痉证、心悸、胸痛、神昏、谵语、呕吐、腹痛、便秘、泄泻、痢疾、胁痛、头痛、中风、眩晕、水肿、血证、虚损、痹证、拘挛、阳痿、斑疹、疮疡、痧证、痔疮、梅毒、疟疾、霍乱、鼠疫、砒霜中毒、热入血室、妊娠恶阻、妊娠伤寒、妊娠温病、产后温病、产后发热、外阴如火炙、眼病、鼻渊、喉证、牙疳、牙痛等 72 种病证。

三、活用经方

张锡纯尊古而不泥，结合病证，运用麻黄汤、麻杏石甘汤、白虎汤、竹叶石膏汤、小柴胡汤、大柴胡汤、小青龙汤、大青龙汤等经方时，或改变石膏剂量，或随症加减，灵活变通，屡试屡验，尤其是白虎汤最有心得。

（一）白虎加人参汤

用于汗、吐、下后证兼渴者，亦有非当汗、吐、下后，其证亦非兼渴者，或年过五旬，或气血素亏，或劳心劳力过度，或阳明腑热虽实而脉象无力，或脉搏过数，或脉虽有力而不数，仍无滑象，又其脉或结代者。

（二）白虎加人参汤

以玄参代知母，生山药代粳米。治疗妇人产后患寒温，阳明胃腑热实者。

（三）白虎汤加薄荷或连翘、蝉蜕

治疗伤寒、风温传经已深，阳明热实证；于于阳明之实热，一半在经、一半在腑，或其热虽入腑而犹连于经，犹虑其或不出汗，少加连翘、蝉蜕诸药为导，汗出后其病即愈。

（四）镇逆白虎汤

以半夏、竹茹代粳米、甘草，治白虎汤证兼胃气上逆，心下胀满。

（五）白虎加人参

以山药代粳米汤，治寒温实热已入阳明之腑，燥渴嗜饮凉水，脉象细数者。

（六）白虎加人参汤

加白头翁、秦皮，治白头翁汤证乃有病在阳明，其病一半入腑，一半由经传于厥阴成厥阴热利之下重，而阳明腑中有稽留之热者。

（七）白虎承气汤

即白虎加人参汤，将所煎之汤冲服生石膏粉主治疗阳明病，脉迟者或其脉不迟而亦不数者。

（八）通变白虎加人参汤

即白虎加人参汤以芍药代知母、山药代粳米主治痢疾，腹痛发热，服凉药而热不休，脉象确有实热者。

四、创制新方

张锡纯不但活用经方，而且还根据临床需要创制了许多石膏新方。如石膏阿司匹林方、馏水石膏饮、甘露消毒饮、清解汤、凉解汤、犹龙汤、石膏粳米汤、青盂汤、清疹汤、离中丹、和解汤、护心至宝丹、搜风汤、黄芪膏等。

（一）青盂汤

方用荷叶一个、生石膏一两、真羚羊角二钱（另煎兑服）、知母六钱、蝉蜕三钱、僵蚕二钱、金线重楼二钱、粉甘草半钱。主治瘟疫表里俱热，头面肿疼，其肿或连项及胸，亦治阳毒发斑疹。

（二）黄芪膏

方用生黄芪四钱、生石膏四钱、鲜茅根四钱（如无鲜者可用干者二钱代之）、粉甘草细末二钱、生怀山药细末三钱、净蜂蜜一两。主治肺痨，外感风寒即喘嗽，冬时益甚者。

五、重视配伍

张锡纯重视配伍，强调平衡药性，或攻补兼施，或寒热并用，或升降相宜，或中西合用，总以阴阳平和，提高疗效为度。

（一）石膏配伍人参

石膏凉而能散，透表解肌；人参味甘性温，大补元气生津。两药相伍，一用石膏凉散之力清解深陷热邪，并以人参补益之力助之，使深陷之邪徐徐外散；二用人参补助胃气，与凉润之石膏并用，滋养胃津，润肠通便；三用人参补气扶正助阳亦能生热，石膏质重气轻性微寒，其重也能深入脏腑，其轻也能外达皮毛，其寒也能祛脏腑之热，而即解人参之热也;四是二者同用,能于邪火炽盛之时立复真阴。故二药相伍,一寒一热,一清一补,相互为用,相互促进,清热、益气、生津效彰。可治发热、伤寒、阳明经证、阳明腑证、中风、痢疾等病证。张锡纯在变通使用白虎加人参汤时指出"凡遇其人脉数或硬,或年过五旬,或在劳心劳力之余,或其人身形羸弱,即非在汗吐下后,渴而心烦者,当用白虎汤时,皆宜加人参"。

（二）石膏配麻黄

石膏得麻黄则凉不留中,麻黄得石膏则发有监制。服后药力息息上达,旋转于膺胸之间,将外感邪热徐徐由皮毛透出,而喘与汗遂因之自愈,并提出"方中药品之分量,易因证变通耳""热之轻者,麻黄宜用半钱,石膏宜用六钱;若热之重者,麻黄宜用一钱,石膏宜用一两"。

（三）石膏配薄荷、蝉蜕、连翘

清透并举,透邪外达,从汗而解,主治温病初起,如在张锡纯所创制的治温病三方——清解汤、凉解汤、寒解汤中,其中清解汤、凉解汤组成均为薄荷、蝉蜕、石膏、甘草,但剂量有异,寒解汤为石膏、知母、连翘、蝉蜕,三方均是清热之品配宣透之药,薄荷气味近于冰片,最善透窍,其力内至脏腑筋骨,外至腠理皮毛,皆能透达。连翘、蝉蜕皆轻清善于解表,使邪从汗解。

（四）石膏配粳米

石膏粳米汤中石膏与粳米同煮,其冲和之气,能助胃气之发达,则发汗自易。其稠润之汁,又能逗留石膏,不使其由胃下趋,致寒凉有碍下热。主治温病初得,其脉浮而有力,身体壮热,并可治一切感冒初得,身体不恶寒而心中发热者。若其热已入阳明之腑,亦可代白虎汤,疗效卓越。

（五）石膏配代赭石

张氏用石膏配代赭石治愈刘秀岩因被盗,怒动肝气,肝火上冲,并激动冲气挟胃气亦上冲,而外感之热又复炽盛于胃中以相助为虐,是以烦热、汗出不受饮食而呕吐案,原石膏本重坠且又寒凉,忌再与重坠之药并用,恐其寒凉侵下焦也。今肝胃之火相并上冲,且更有外感之热助之上冲,因致脏腑之气化有升无降,是以饮食与药至胃中皆不能存留,但恃石膏之寒凉重坠原不能胜任,故特用代赭石之最有压力者以辅之。此所以旋转脏腑中之气化,而使之归于常也。同时指出非遇此等证脉,则石膏原不可与代赭石并用也。

（六）石膏配阿司匹林

即石膏阿司匹林汤主治周身壮热,心中热而且渴,舌上苔白欲黄,其脉洪滑。或头犹觉疼,周身犹有拘束者,用石膏与阿司匹林配伍,"石膏之性,又最宜与西药阿司匹林并用。盖石膏清热之力虽大，而发表之力稍轻。阿司匹林之原质，存于杨柳树皮津液中，味酸性凉，最善达表，使内郁之热由表解散，与石膏相助为理，实有相得益彰之妙也"（《医学衷中参西录·石膏解》）。

六、详录医案

张锡纯在《医学衷中参西录》中记录石膏临证医案多达 255 个，这些医案采用了方中夹案、病中夹案、药中夹案、论中夹案、方后附案、病后附案、药后附案、论后附案、医话随笔后附案等形式多变的编写方法，涵盖了内、外、妇、儿、五官等各科，给我们留下了宝贵的临床经验。

（1）曾治一叟，年近六旬，得伤寒证，四五日间表里大热，其脉象洪而不实，现有代象，舌苔白而微黄，大便数日未行。为疏方，用生石膏三两，大生地黄一两，野台参四钱，生怀山药六钱，甘草三钱，煎汤三盅，分三次温饮下，将三次服完，脉已不代，热退强半，大便犹未通下，遂即原方减去石膏五钱，加天冬八钱，仍如从前煎服，病遂痊愈（《医学衷中参西录·太阳病炙甘草汤证》）。

按语：本案患者伤寒后表里大热，大便不行，舌苔白而微黄，脉象洪而不实，现有代象，应属阳明腑实之证。张锡纯认为"阳明腑热虽实而脉象无力……又其脉或结代者"，可用白虎加人参汤，并用生地黄、生山药代知母、粳米，防治热邪耗伤气阴，增强退热之效，而且可加强滋阴生津，凉润达下之力，服后脉已不代，热退强半，大便犹未通下，在原方基础上石膏减量以防寒凉过度，又加天冬增强养阴生津，润燥通便之力，遂取效痊愈。

（2）曾治邻村夏姓，年三十余，于冬令感冒风寒，周身恶寒无汗，胸间烦躁，原是大青龙汤证。医者投以麻黄汤，服后分毫无汗，而烦躁益甚，几至疯狂。其脉洪滑异常，两寸皆浮，而右寸尤甚。投以拙拟寒解汤（生石膏一两、知母八钱、连翘一钱五分、蝉蜕一钱五分），覆杯之倾，汗出如洗而愈（《医学衷中参西录·伤寒风温始终皆宜汗解说》）。

按语：本案原为大青龙汤证，误用麻黄汤后，热病热治则病情加重。脉虽洪滑，但两寸皆浮，右寸候肺脏者尤甚，说明邪仍流连在表而未深入于里，用白虎汤加连翘、蝉蜕少许，轻清善于解表，使邪从汗解。

另外，张锡纯还反复告诫不能随意用煅石膏替代生石膏，误则危害极大，指出"医者多误认为大寒而煅用之，则宣散之性变为收敛，以治外感实热者，竟将其痰火敛住，凝结不散，用至一两即足伤人，是变金丹为鸩毒也"，因此治疗实热证力主重用生石膏。但在特殊情况下对煅石膏应用也颇有心得，如用加味越婢汤加半夏汤主治素患劳嗽，因外感袭肺，而劳嗽益甚者，或兼喘逆，痰涎壅滞者，用煅石膏三钱。一方面佐治麻黄热性，另一方面可借其收敛之力，将肺中痰涎凝结成块，易于吐出。另外还可用煅石膏细末敷金疮出血者甚效。

清代名医张璐生平探析

张璐，字路玉，晚号石顽老人，明末清初长洲人，生于明万历四十五年（1617），卒于清康熙三十七年（1698）十一月至翌年（1699）十一月之间。幼年读书，旁通医术，少而颖悟，博贯儒业。尚谓："余自束发授书以来，留心是道"（《医通》自序），可见张璐在 15 岁时即对医药有浓厚的兴趣，在业儒之余，研习岐黄之道。

胡周鼐，字其章，太仓人，明崇祯十三年（1640）庚辰进士。据其《医通》序称"年家张子璐玉"（封建科举制度中同傍登科者互称"年家"）；又据张以柔《进医通疏》称："故父臣张璐"，可见张璐在明末曾参加科举考试，并获功名，只是未能致仕而已。

明崇祯十七年（1644）甲申之变，明清鼎革，张璐时年 27 岁，因避战乱，息居"灵威丈人之故墟"（今江苏省苏州市洞庭西崇山峻岭灵屋洞一带）。西山地处苏州西南百里，乃太湖之中孤岛。张璐深居此地达 15 年，深叹梵子遗，身同匏系，章句荒落，仕途渺茫，遂弃绝科举，励志岐黄，钻研医药，著书自娱。他一方面搜览了大量的医学著作，另一方面对方药也作了长期的考察与验证。如《医通》张大受序云："专心医药之书，自岐黄迄近代方法，无不搜览；金石鸟兽草木，一切必辨其意，澄思妄言，终日不寝，求析其终始"。张璐在西崇山峻岭生活了 15 年，至清顺治十六年（1659）43 岁时遂离开西山，赋归故园。其间整理医学笔记盈箧，因名曰《医归》。

张璐回到苏州，交游极为广泛，近者昆沪，远则徽浙，慕名与交者，大有人在。如当时名医叶阳生、程郊倩、李修之、沈朗仲、尤生洲、马元仪、王公俊、吴雨公、郑月山、汪缵功等，俱与之有往来切磋。

在同道之间，他极力反对相互诽谤和自私保守的作风，提倡广交同道，切磋医术，认为这样有"互资相长之功，切磨相向之益"。由于张璐禀性磊落，不持偏见，加上精湛的医术，故深为医林所重。当时许多医生患病或经名医治而不愈者，常邀他前往诊治。如叶天士表兄，儿科医生汪五符，患"夏月伤食"，进自拟一方，而病加重。请其舅父叶阳生治之，服其药后，病情又见危象。遂急请张璐、新安程郊倩、云间沈明生等名医会诊。然而意见不同，治疗方案争持不决。在诸医欲脱手之时，终于"取证于石顽"。张璐审证辨脉，一剂而立起沉疴，使诸医无不叹服其神技。张璐在繁忙的诊务活动中积累了丰富的临床经验，他"诊病投药，必参古今，断以己意"，反复推论。由于他数十年的努力实践，终于达到了"察脉辨证，辅虚祛实，应如鼓桴，能运天时于指掌，决生死于须臾"的境界，声名卓著，被誉为"国手"，与喻昌、吴廉并称为清初医学三大家。

张璐年进半百，已学验俱富，医名当世，遂将主要精力放在著书立说方面，清康熙三年（1664），张璐将《医归》内容复加整理，草创甫成，同道极力怂恿张璐速予付梓，张璐以为"多数为惬，难以示人"，仅取其中《伤寒缵论》《伤寒绪论》和二卷拟梓，过娄东（今江苏太仓）请同年胡周鼏为之序。清康熙六年（1667）张璐《缵》《绪》二论刊行。

清康熙二十八年（1689），张璐鉴于医界流弊陋习，异端玄说，著成脉学专著《诊宗三昧》一卷，寓以三昧之水涤除尘见。

清康熙三十四年（1695），张璐 79 岁，是其医学生涯达到顶峰阶段。其学术思想之代表作《医通》以及药学专著《本经逢原》刊行于世。

清康熙三十七年（1698）十一月，张璐年已 82 岁高龄，他完成了《千金方衍义》的编著工作，并序之曰："夫长沙为医门之圣，其立法诚为百世之师。继长沙而起者，惟孙真人《千金方》与仲圣诸书颉颃也"，乃"汇取旧刻善本，参互考订，遂一发明……爰名《千金方衍义》"。除著书外，张璐还非常重视医学教育，培养了一批较有成就的人才。除私淑及再传弟子外，已知门人就有十人之多。甚至年逾古稀，行走不便之时，扔"跌坐绳床"，耳提面命，为弟子解疑答难，诲人不倦。

张璐弟有汝瑚、曾余，俱业儒，汝瑚尚于清康熙三十二年（1693）为《医通》作序，曾余"虽列贤书（举人），最留心于医理。"兄弟俱为时医。

张璐子：登、倬、以柔、钠四人。长子张登，字诞先，业医，著《伤寒舌鉴》一卷，刊于清康熙六年（1667）；又与弟张倬共同参订张璐诠次之《伤寒缵论》并《伤寒诸论》各二卷。次子张倬，字飞畴，业医，著《伤寒兼证析义》一卷，刊于清康熙六年（1667）；除与登兄参订《伤寒缵论》《伤寒诸论》二论外，尚补辑《医通》之《目科治例》内容；又《医通》收载医案中，有飞畴治验一十七例，甚为张璐器重可知。三子以柔，字安世，监生，儒且通医，撰《痘学心传》一篇："参入《医通》，弥补佚缺之憾"。清康熙四十四年（1705）四月南巡过吴，以柔伏谒圣上，恭进父璐遗书，深当上意，寻命医院校勘，置之南薰殿。四子张钠，字逊言，与登、倬、以柔诸兄并见于《医通》参订者列。

张璐侄张大受，字曰容，长洲人，清康熙四十八年（1709）进士，居吴郡之干将门，干将门又名匠门（今苏州相门）故以自号，人称匠门先生，清康熙三十八年（1699）尚为《医通》书序。

在张璐生平中有争议的问题是其卒年及籍贯；有关张璐的卒年，史料均无确切之记载，参考其他文献，诸说亦不统一。卒于1698年说，见于杨铭鼎《中国历代名医及其著述简表》；卒于1700年说，见于《中医大辞典·医史文分册》《三百种医籍录》及俞志高《吴中名医录》；卒于1701年说，见于吴考槃《江苏医著》；卒于1698－1705年之间说，见于余瀛鳌等《清初名医张璐生平及著作》。

今据《千金方衍义》清康熙三十七年（1698）岁次戊寅十一月既望八十二老人石顽张璐路玉序，自叹："桑榆在望，欲作蜣螂"，则张璐于1698年11月82岁时仍在世，虽体已衰弱，但思维仍佳。再据张大受清康熙三十八年（1699）岁次己卯仲冬朔序，即称"先伯父石顽先生"，说明张璐此前已寿终谢世。由此可以推知张璐卒年当在清康熙三十七年（1698）十一月至翌年（1699）十一月之间。

有关张璐的籍贯：张氏祖籍昆山，后移居长洲。《清史稿》《苏州府志》《吴县志》《中华大辞典》等均云其"长洲人"，观张璐子以柔《进医通疏》自称："江南苏州府长洲县监生张以柔谨奏"足证璐是长洲人。又据张璐的侄子张大受居匠门，人称匠门先生。匠门即相门，相门在苏州城东，正是长洲县属，张璐与张大受是嫡亲伯侄，照例应居一地，则张璐乃相门人，故张璐为长洲人无疑。而《四库全书》《中国医籍考》及任应秋主编《中医各家学说》编谓其"吴江人"，实属以讹传讹。

苍耳子正名考释

苍耳子作为耳鼻喉科最常用的药物之一，具有通鼻窍、祛风湿、止疼痛的功效。原称"枲耳实"，始见于《神农本草经》，后世将其与枲耳、苍耳、苍耳子并称，因此考察苍耳子正名的沿革与变迁，有利于中药命名的规范化。

一、苍耳子命名之由来

"苍耳子"之名始见于唐代孙思邈《备急千金要方·食治》，并作为本品正名沿用至今，如《备急千金要方·食治》卷二十六："苍耳子，味苦甘温。叶，味苦辛微寒涩有小毒，主风头寒痛，风湿痹，四肢拘急挛痛，去恶肉死肌，膝痛溪毒，久服益气，耳目聪明，强志轻身。黄帝云：戴甲苍耳不可共猪肉食，害人。"关于苍耳子最初的命名缘由，大致有二：一是依据果实颜色命名：《中华字海》中解释为：苍：1.青，深蓝或暗绿色；2. 指灰白色。就苍耳子未成熟时呈现的颜色来看，采用"苍"字形容最为贴切。二是依据植物果实的外观：苍耳子原称"菓耳实"，又名胡菓、地葵、菓耳等。菓耳，《汉语大字典》中解释为：菓耳：1. 即苍耳；2. 同"菓麻"。《本草图经》卷六："菓耳，生安陆川谷及六安田野，今处处有之……"郭璞云："形似鼠耳，丛生如盘。今之所有，皆类此，但不作蔓生耳。"李时珍在《本草纲目》中曰：其叶形如菓麻，又如茄，故有菓耳及野茄诸名……"可见，苍耳子最初的命名法是依据其果实呈青色，形状似耳，叶形如菓麻，且是植物果实而确定。

二、苍耳子正名沿革

在古代本草著作中，从汉至明清时期，作为正名出现的以菓耳实、苍耳子、菓耳、苍耳 4 种命名居多。

苍耳子原称"菓耳实"，始见于汉代《神农本草经》卷二："菓耳实，味甘，性温。主风头寒痛，风湿周痹，四肢拘挛痛，恶肉死肌。久服益气，耳目聪明，强志轻身。一名胡菓，一名地葵。生川谷。"自《神农本草经》后，在后世的本草著作中，以"菓耳实"命名的有南北朝时期陶弘景《本草经集注》、明代陈嘉谟《本草蒙筌》，皆以其作为正名记载。

以苍耳子为正名者多沿用唐代孙思邈《备急千金要方·食治》，自唐以后，命名有所分歧。本草著作中有的以"菓耳"作为正名，首见于宋代苏颂《本草图经》卷六："菓耳，生安陆川谷及六安田野，今处处有之。"明代李时珍在《本草纲目》中沿用这一说法并把菓耳作为正名，《本草纲目》卷十五："菓耳，《本经》中品［释名］胡菓《本经》、常思（弘景）、苍耳《尔雅》、卷耳《诗经》……颂曰：诗人谓之卷耳，《尔雅》谓之苍耳，《广雅》谓之菓耳，皆以实得名也。"这些命名也是依据植物的形状和功能而定。这一时期还有以"菓耳实"为正名者，如明代陈嘉谟《本草蒙筌》卷二："菓耳实，味苦、甘，气温。叶苦、辛，微寒。有小毒。本生蜀川，今发各处。一名苍耳实。"清代陈士铎在《本草新编》中也说："菓耳实（即苍耳子），味苦、甘，气温，叶苦、辛、微寒，俱有小毒。善解大麻风之毒，余病禁用。"自清以后，多沿袭《备急千金要方》，以苍耳子为正名者居多。明代李中梓《雷公炮制药性解》卷四："苍耳子，味甘，性温有小毒，入肺经。主风寒湿痹，头风脑漏，疗肿困重，疥癣搔痒，血崩，大风癫痫，善能发汗。炒令香，杵去刺用，反猪肉，解狗毒。"以后的张志聪《本草崇原》、蒋居祉《本草择要纲目》、汪昂《本草备要》、严西亭等《得配本草》、沈金鳌《要药分剂》、黄宫绣《本草求真》、姚澜《本草分经》、陈其瑞《本草撮要》、张秉成《本草便读》等也见这一命名，另外以"苍耳子"作为本品正名的现代有《中华人民共和国药典》、普通高等教育中医类规划教材《中药学》

《中医大辞典·中药分册》《中药大辞典》等。现代本草著作如《中药志》《中华本草》《中国药材学》《中药材手册》《全国中药炮制规范》等虽记载了不少本品各地的俗称，但也无一例外以"苍耳子"作为本品的正名。

三、苍耳子异名沿革

自唐以后，由于分类标准的不同，苍耳子异名很多，很难归于统一。有以植物的特征命名，如："羊负来，道人头"。有以其形状命名，如"相菜，地葵，蒩，苍耳，只刺"等。《本草纲目》中更有"菜耳、胡菜、常思、苍耳、卷耳、爵耳、猪耳、耳珰、地葵、蒩、羊负来、道人头、进贤菜、喝起草、野茄、缣丝草"等名称。另外还有"甘无毒""莫耳"等名称。在以上异名中，羊负来形象地表现了植物的特性，其他异名大多与植物的外形特点及功能特征有关，但其命名有明显的地域性且各地名称不一，因此流传范围较窄，不能作为统一名称予以确定。

古代把苍耳作为异名记载者居多，如《普济方》曰："一名相菜。一名地葵。一名蒩。一名长思。蜀人名羊负来。秦名苍耳。魏名只刺。"又有以"苍耳实"作异名者，《本草蒙筌》卷二："菜耳实，味苦、甘，气温。叶苦、辛，微寒。有小毒。本生蜀川，今发各处。一名苍耳实。"以苍耳作为正名记载者仅见于《全国中草药汇编》："苍耳别名：苍耳子、老苍子、苍子、苍耳、苍刺头、毛苍子、痴头猛、羊带归。"把"苍耳子"作为别名，"苍耳"为正名。

现代还有"老苍子"（东北）、"刺儿棵"（河南）、"苍耳蒺藜"（陕西）、"牛虱子""苍郎种""棉螳螂""胡苍子""饿虱子""苍棵子""苍耳蒺藜""芦青株"（上海）、"粘粘葵"（福建）、"羊带归"等各地的俗称。

可见在古代本草著作中，以正名者记载多依据其植物的形态、功能等。自明以后，多采用苍耳子作为正名，而以异名记载的因为分类标准不一，没有统一的标准，有的依据特点及外形命名，有的依据功能及地理环境的不同命名，但总的来说被人们所接受的命名中，与耳有关的名称居多，大多是依据其果实形态及主要的植物特征确定。但是古代异名虽多，名称由于地域及习惯的不同难归于统一。因此，从异名的沿革规律中有必要对正名进行统一和规划，以适应现代发展的需要

四、从用药部位看其命名

从古代采取植物的部位来看，有取叶者，有取果实者。取叶时，命名多依据其植物的形状且多作充饥用。《本草纲目》云："弘景曰：伧人皆食之，谓之常思菜。时珍曰：其叶形如菜麻，又如茄，故有菜耳及野茄诸名。"清代张志聪《本草崇原》也记载取嫩苗及去皮果仁做食物。《本草崇原》卷中："苍耳子，……处处有之，七八月开

细白花，结实如妇女耳珰，外壳坚韧，刺毛密布，生青熟黄，中列两仁，其色黄白，嫩苗熟食可以救饥，其仁炒，去皮研为面，可作烧饼食。"在入药用的记载中，大多取其果实，且依据果实的形状命名。清代蒋居祉《本草择要纲目·温性药品》云："入药炒熟，捣去刺用，或酒拌蒸过用。"取其茎叶时名称常有变化，很难归于统一。清代严西亭等《得配本草》卷三："苍耳子，即枲耳。忌猪肉、马肉、米泔……配葶苈子为末，治小便不利。炒熟去刺用，或酒拌蒸过用。根、茎、叶（一名常思草，一名缣丝草）。"《本草求真·上编》云："苍耳子，（隰草）祛肝风除脾湿活血通气。苍耳子（专入肝脾）味苦而甘，气温无毒……或作膏（如采根叶，根名万应膏）。"

《中华人民共和国药典》记载：苍耳子本品为菊科植物苍耳的干燥成熟带总苞的果实。秋季果实成熟时采收，干燥，除去梗、叶等杂质。在现代药物记载中，多采用果实入药这一方法。

总之，苍耳子依据不同的功用采取不同的部位，名称也不尽相同。古时人们用作食物充饥时多采取叶和果仁，因此据植物形状命名；入药时多用其果实，因此据果实形状命名；若用根叶入药时名称也不同。但根据现代入药多采取果实来看，以苍耳子作为正名更为恰当，突出了药物的特征。

综上所述，应以苍耳子作为正名，有以下理由。

（1）苍耳子虽叶似枲麻，但在入药时往往采取植物果实，以苍耳子命名较为贴切和准确。

（2）枲耳之名较难书写与辨认，影响现代传播及发展的需要。

（3）从古至今，苍耳子之名流传广泛，已为人们所接受，有利于信息文化交流的需要。所以认为可将苍耳子作为本草正名，以适应现代发展的需要。

整体观在肥胖症治疗中的应用

肥胖症是由于遗传、环境等各种复杂因素引起的营养代谢性疾病。随着生活水平的提高和生活方式的改变，肥胖问题日趋严重，当前肥胖问题已经成为全世界性的公共健康问题，国际肥胖特别工作组（TOTF）指出，肥胖将成为新世纪威胁人类健康和生活满意度的最大杀手。据国际生命科学学会中国办事处中国肥胖问题工作组联合数据汇总分析协作组（WGOC）通过对全国各地人群调查结果的分析，估计我国目前拥有超重者 2 亿～3 亿，肥胖者 3 000 万～4 000 万。不能否认的是，肥胖已经成为一种疾病，并且一直严重威胁着人类的健康。本文从中医整体观念出发，从五脏一体观，天人相应论，心身统一论，来阐述肥胖症的治疗。

一、人体统一性与肥胖症

中医学在整体观念指导下，认为人体的正常生理活动一方面要靠各个脏腑组织发挥自己的功能，另一方面则又要靠脏腑间相辅相成的协同作用和相反相成的制约作用，才能维持其生理活动的协调平衡。机体整体统一性的形成，是以五脏为中心，配以六腑，通过经络系统"内属于脏腑，外络于肢节"的作用而实现。五脏是代表着整个人体中的 5 个系统，人体的所有组织器官都可以包括在这 5 个系统之中。人体以五脏为中心，通过经络系统，把六腑、五体、五官、九窍、四肢百骸等全身组织器官联系成有机的整体，并通过精、气、血、津液的作用，来完成机体统一的功能活动。这种五脏一体观充分反映了人体内部器官是相互关联的，而不是孤立的，乃是一个统一的有机整体。

各个脏腑组织在生理上相互联系，在病理上也相互影响。中医认为肥胖症病位主要在脾与肌肉，与肾虚关系密切，亦与心肺的功能失调及肝失疏泄有关。脾与胃互为表里，胃主受纳，脾主运化，两者之间的关系是"脾为胃行其津液"共同完成食物的消化、吸收及精微的输布；脾胃为后天之本，肾为先天之本，脾之健运，化生精微，需借助于肾阳的温煦，故有"脾阳根于肾阳"之说。肾中精气亦有赖于水谷精微的培育和充养，才能不断充盈和成熟；脾胃与肝脏也有密切关系，肝藏血而主疏泄，脾统血、主运化为气血生化之源。肝脾两脏的关系，首先在于肝的疏泄功能和脾的运化功能之间的相互影响。若肝失疏泄，就会导致脾的运化功能失常；肝与肾的关系亦极为密切，有"肝肾同源"之说，两者阴阳之间关系密切，肝肾阴阳息息相通，相互制约，协调平衡，肝脏阴阳失调也会导致肾脏阴阳受损等。鉴于各脏腑生理病理上的密切关系，因此在治疗上当相互兼顾。如在治疗肾阳虚衰型肥胖时，在补肾的同时应给与补气健脾的药物，脾健则可滋养先天。

二、天人相应论与肥胖症

中医在长期实践中，已经认识到自然界是人类生命的源泉。《素问·六节藏象论》说："天食人以五气，地食人以五味。气和而生，津液相成，神乃自生。"从这一认识出发，就能理解人与自然界存在着非常密切的关系。也就是说，自然界的运动变化，直接或间接地影响人体，而人体对于这些影响，也必然相应地反映出不同的生理活动和病理变化。所以《灵枢·岁露》说："人与天地相参也，与日月相应也。"人生活在自然界中，自然界存在着人类赖以生存的必要条件，同时自然界的变化又可直接或间接地影响人体，季节气候、地区方域的不同都会影响人体，使机体做出相应的反应。因此治疗时应因时、因地、因人而异。

四季气候的变化对人体的生理功能、病理变化均会产生影响。治疗时应结合不同季节特点，考虑用药原则，称为"因时制宜"。如春夏季节，气温由温渐热，阳气升发，人体腠理开泄，肥胖治疗时不可过用辛温之品，以防开泄太过，耗伤气阴；而秋冬季节，气候由凉转寒，阴盛阳衰，腠理致密，阳气内敛，寒凉之品断当慎用，以防苦寒伤阳。

根据不同地区的地理环境特点，考虑用药原则，称为"因地制宜"。如我国西北地区，地势高而寒冷少雨，故多燥寒，治疗肥胖时应加用辛润之品；东南地区地势低而温热多雨，故多湿热，治疗时应加用有清化作用的药物。

根据患者年龄、体质、性别等不同特点，来考虑治疗用药的原则，称为"因人制宜"。如女性患者，由于月经、怀孕、产后等特殊情况，治疗时必须加以考虑，慎用或禁用峻下破血滑利等药物。年龄不同，生理功能及病变特点亦不同，老年人气血衰少，生机减退，肥胖多虚证或正虚邪实，虚证宜补，而有邪实需攻者应慎重，以免损伤正气。体质方面，有强有弱，亦有偏寒偏热的不同，治疗时应有所区别，肥胖症者多阴寒之体，当慎用寒凉药物。

由于人与自然界存在着既对立又统一的关系，所以因时制宜、因地制宜、因人制宜也就成为中医治疗学上的重要原则。因此，在辨证论治过程中，就必须注意和分析外在环境与内在整体的有机联系，从而进行有效的治疗。

三、心神统一论与肥胖症

人的精神和形体也是一个统一的整体，精神依附于形体而存在，是形体的产物，但对形体也可以产生反向作用。《灵枢·决气》说："两神相搏，合而成形，常先身生，是谓精。"无论精神意识或情志活动皆由五脏精气所化生，是五脏活动的产物。如《素问·宣明五气》说："心藏神，肺藏魄，肝藏魂，脾藏意，肾藏志，是谓五脏所藏。"《素问·阴阳应象大论》也说："人有五脏化五气，以生喜、怒、忧、悲、恐。"说明人的精神意识和情志活动由五脏司控，五脏精气是精神意识和情志活动的物质基础。另外，人的精神情志活动还可对形体产生反向作用，如情志过于激烈，或持续过久，则导致形体发生疾病。中医学整体观念认为，人与社会环境是统一的，相互联系的。社会环境不同，造就了个人的身心功能与体质的差异。良好的社会环境，有力的社会支持，融洽的人际关系，可使人精神振奋，积极进取，有利于身心健康；而不利的社会环境或紧张、恐惧等不良精神心理状态，会对人体产生损伤，故有"怒伤肝""喜伤心""思伤脾""忧伤肺""恐伤肾"之说。肥胖症病程较长，不易治疗，且停药后易出现反弹现象，加上肥胖症带来的严重并发症等，不可避免地给患者带来沉重的精神压力及经济负担。患者会出现抑郁、消沉、自卑等不良情绪，而这种不良的心理状态又能通过五脏作用于机体，使脏腑功能失常，机体水液代谢失常，更加重肥胖症。肥胖患者可见肝郁气滞，主要表现为胸胁苦满、胃脘痞满、月经不调或闭经、失眠多梦，舌质色暗，苔薄，脉细弦。可用疏肝利胆法，代表方剂大柴胡汤（柴胡、黄芩、大黄、枳实、芍药、半夏、生姜、大枣）和逍遥丸（散）（柴胡、当归、芍药、白术、茯苓、薄荷、生姜、甘草）。另外，医护人员应该帮助患者恢复信心，纠正其不良的心理状态，使患者积极配合治疗，早日康复。

口舌干燥验案三则

一、医案举证

医案一

刘某，男，65 岁，南阳市民。2011 年 8 月 14 日初诊。

自述糖尿病十余年，口舌干燥 3 年，伴多尿，消瘦，肢冷，乏力。近年来用胰岛素治疗，血糖控制尚好。唯口舌干燥到处求医，百药不解。口舌干燥，如含锯末，饮水不解。且越饮越干，越饮越尿，昼动口干减轻，夜卧口干加重，整夜口干难眠，眠则口干干醒，干醒即饮，饮后片刻即尿，尿后口舌依然干燥，每晚需饮水排尿十余次，彻夜难眠，苦不堪言。曾服金匮肾气丸、金匮肾气汤加减治疗月余，夜尿稍有好转，仍口舌干燥不解，舌淡脉弱。此乃肾阳不足，肾气不化，肺脾虚弱，水津不布。治宜温肾化气，调补肺脾。方用：金匮肾气汤加减。处方：黄芪 30 g，太子参 15 g，生地黄 20 g，山药 20 g，茯苓 10 g，肉桂 6 g，附子 9 g，石斛 15 g，麦冬 15 g，乌梅 15 g，甘草 10 g，生姜 6 片，大枣 10 枚为引。水煎服，每天 1 剂，服用 7 剂。

二诊（2011 年 8 月 23 日）：口舌干燥轻，夜尿减少，肢冷，乏力好转。效不更方，前方继服，10 剂。

三诊（2011 年 9 月 13 日）：服药后，口舌干燥大有好转，近几天出现尿急、尿频、尿痛。前方加木通 9 g，萹蓄、瞿麦、滑石各 15 g，去肉桂、附子，继服 7 剂。

四诊（2011 年 9 月 20 日）：尿急、尿频、尿痛愈。仍口舌干燥，夜尿多，改服初诊方。继服 2 月余，症状基本消失。后改为 2 天 1 剂。继服月余，再改 3 天 1 剂，继服月余，以善其后。经随访，口舌干燥未再复发。

医案二

崔某，男，76 岁，叶县农民。2014 年 9 月 1 日初诊。

述其口舌干燥 8 个月有余，昼轻夜重，白天活动时口干不甚，夜卧则口舌干燥加重，一夜需起床饮水数次，仍口干不减，或睡中干渴而醒，夜尿频数，伴鼻干、鼻黏，纳差，口舌常烂，牙龈常肿。曾在某市中医院调治数月，未见明显效果而来省城求治。糖尿病已 8 年，血糖控制尚好，糖化血红蛋白 5.1%，舌淡红，少苔，脉弱。此乃肾气不足，肺肾阴阳两虚。治宜温补肾气，滋养肺阴。处方：辽沙参 30 g，麦冬 20 g，生地黄 20 g，石斛 15 g，知母 15 g，生石膏 30 g，黄芪 30 g，山药 30 g，太子参 30 g，山茱萸 15 g，茯苓 15 g，五味子 12 g，乌梅 15 g，肉桂 3 g，附子 3 g。水煎服，每天 1 剂，服用 7 剂。

二诊（2014 年 9 月 17 日）：口干已轻许多，口舌烂愈，齿龈肿消。但便溏或泄，口稍苦，前方去生石膏、知母，加薏苡仁 30 g，继服 7 剂。

2014 年 9 月 23 日来电：泄止，但口干复发，以其首方去知母加薏苡仁 30 g，继服 7 剂。春节相遇，述其口干未再复发。

医案三

袁某，68 岁，许昌农民。2010 年 4 月 18 日初诊。

自述口干干燥一年余，加重 8 个月，伴夜尿多，每晚 3～4 次，肢冷，乏力，消瘦，便溏，下肢水肿，或头晕耳鸣，或腰膝酸软，口舌干燥，昼轻夜重，白天活动时轻，夜卧加重。患糖尿病已 6 年，近年来血糖控制尚好，唯口舌干燥四处求医，不见缓解。苔薄白，舌淡暗，脉沉弱，下肢水肿（±）。此乃肾阳不足，下元不温，肺脾虚弱，津液不布，水湿不化。治宜温肾阳，补肾气，滋肺阴，化水湿。处方：熟地黄 30 g，山药 20 g，山茱萸 15 g，茯苓 15 g，牡丹皮 15 g，泽泻 15 g，肉桂 6 g，附子 6 g，怀牛膝 15 g，车前子 15 g，红参 15 g，石斛 12 g，乌梅 12 g，补骨脂 15 g。水煎服，每天 1 剂，服用 7 剂。

二诊（2010 年 4 月 25 日）：夜尿多减轻，每晚 2～3 次，每次尿量较前增多，水肿，便溏，腰膝酸软均有改善，唯口舌干燥减不足言，前方加乌梅 15 g、石斛 15 g、黄芪 15 g，继服 7 剂。

三诊（2010 年 5 月 8 日）：口舌干燥症状明显减轻，效不更方，前方继服 10 剂。次年春节相遇，自述在省城带回的 10 剂药服完后，在当地又以原方服 20 余剂，病愈，未再复发。

二、验案分析

医案一

糖尿病中医谓之消渴病。此病以阴虚为本，燥热为标。此患者患病十余年，正气已亏，虽为燥热伤阴之病，但病久由阴及阳，由阴虚转化为阴阳两虚，肾阳不足，金水土三脏受损。肾阳不足，命门火衰，无以温肾化气，肾虚固摄失常（肾司二便），故小便频数，尿多夜甚。肾阳不足，无以资助气化，无力蒸腾阴津，肾水不能上承，而口舌干燥。服金匮肾气丸、金匮肾气汤尿频稍减，然口舌干燥不解，若仅靠温肾阳、补肾气，则势单力薄。遂伍以补肺脾之阴，化生津液之味，则阴津生而口渴解（《黄帝内经》云："饮入于胃，游溢精气，上输于脾。脾气散精，上归于肺……水精四布……"），所以本方以肾气汤去牡丹皮、泽泻，温肾阳，补肾气，以资助气化，蒸腾津液，以达肾水上承，布津养肺。加入黄芪、太子参、麦冬、石斛以养肺脾之阴。乌梅性至酸，善生津液，止顽渴。故本方调补肺、脾、肾三脏生津止渴以治本，化气滋阴，相辅相成，顽疾乃愈。

医案二

此案亦为消渴日久，由阴及阳而为阴阳两虚之证，但阳虚程度不如医案一明显，乃属阴阳两虚中偏阴虚较重者，口舌干燥，昼轻夜重，伴口舌糜烂，齿龈肿痛，是在金水不足的基础上兼见燥热之象。故方中以生地黄、山药、山茱萸、茯苓配肉桂、附子（即肾气汤加减）以补肾阳，配麦冬、五味子（即麦味地黄汤加减）以补肾阴。明代汪机在《本草会编》中谓："五味子生津止渴，润肺补肾。"伍辽沙参、麦冬、石斛、知母、生石膏、乌梅，以清热养阴、润肺滋肾、生津止渴。方中温肾药肉桂、附子仅用 3 g 足矣。药后便溏或泄，乃寒凉药偏重。二诊减去生石膏、知母，加薏苡仁以健脾渗湿止泻。电述（三诊）药后口干复发，乃寒凉药减之过多，故重新加入生石膏。用药温凉适中，其病乃愈。

医案三

此案亦为消渴日久，由肺胃燥热发展为肾阳不足、下元不温、气化不行，从而引起人体的津液输布失常，亦即津液代谢失常。人体的津液输布主要由肺、脾、肾三脏完成，同时亦关系到膀胱、三焦。肺主输布津液，脾主运化水湿，肾开窍于二阴，司开阖，主二便，肾阳不足，下元不温，则气化不行，关门开阖失常，即前后二阴，大小便失常，夜尿增多，大便溏泄。患者口舌干燥昼轻夜甚者，乃因昼属阳，动为阳，动则生阳，白天活动多，虚弱之肾阳受其阳气资助，肾气得以恢复；夜属阴，静为阴，夜晚阴盛，夜静安卧，则肾阳更显不足，肾气更显其虚弱，故患者白天口舌干燥轻，夜晚口舌干燥重；活动则口舌干燥轻，静卧则口舌干燥重，此正是肾阳不足的表现，治宜温补肾阳。命门属肾，肾属命门。肾命相关，乃人身先天之本，内藏真水、真火、真阴、真阳，水火同居，阴阳藏于二阴之间。阴阳互根，相互维系，相互制约，阴无阳则不能化，乃为死阴；阳无阴则不能生，不能安居于下焦，完成其蒸化、温养作用。阳主动，当阴虚时，阳就不安居于下焦而上僭；当阳虚时，阳亦不能与真阴相合，则真阴不化，其阴则为死阴、死水、邪水，便起不到相互维系、相互为用的正常作用。阴静阳动，虚阳失掉了阴的维护亦上僭，所以在补阳时，必须考虑到补阴，在补阴的基础上补阳，即张景岳谓："善补阳者，必于阴中求阳。则阳得阴助而生化无穷；善补阴者，必于阳中求阴，则阴得阳助泉源不竭。"（明代张介宾《景岳全书·新方八略》）。方中以熟地黄、山药、山茱萸以补阴，肉桂、附子以补阳，则阳得阴助，阳升阴长，肾气得复，气化乃行。口干愈而舌燥消。怀牛膝、车前子均为行水之味，而各有不同，车前子行气分之水，怀牛膝行血分之水，二药伍前药以行水消肿。红参味甘生津止渴，大补元气，温阳补肾。明代张景岳谓："盖人参之功，随阳药入阳分，随阴药入阴分。""欲补命门之阳，非人参不能捷效。"方中红参温补命门，生津止渴，伍茯苓、泽泻、山药补脾肾，助气化以运水湿，实大便。伍茯苓、泽泻、补骨脂、车前子助气化利前阴以消水肿。诸药相伍，肾气充，气化行，阴津升，口干愈，舌燥消，水肿消，大便实，夜尿减，四肢温。

以上三案之病机，均为肾阳不足，下元不温，气化失常，上不能蒸津濡润，下不能化气摄水，从而引起上有口舌干燥，昼轻夜甚，下有夜尿频多，其辨治用药特点亦有其规律可循，如下表 1-1。

表1-1 三则医案中药物出现频率统计表

药物 \ 医案	医案一	医案二	医案三	出现频率
地黄	1	1	1	3
山药	1	1	1	3
茯苓	1	1	1	3
肉桂	1	1	1	3
附子	1	1	1	3
人参	1	1	1	3
石斛	1	1	1	3
乌梅	1	1	1	3
山茱萸		1	1	2
黄芪	1	1		2
麦冬	1	1		2
其他	甘草、生姜、大枣	辽沙参、五味子、知母、生石膏	车前子、怀牛膝、牡丹皮、泽泻、补骨脂	1

从表中可以看出三案均以金匮肾气汤化裁进行治疗，温肾化气之金匮肾气汤的主

要药物地黄、山药、茯苓、肉桂、附子等三则医案中全部出现，山茱萸仅缺1次。滋阴益气、生津止渴之人参、石斛、乌梅三则医案中一样不缺，其余除黄芪、麦冬三案中出现2次外，其他药物均出现1次。说明以金匮肾气汤加参芪温肾化气，伍麦冬、石斛、乌梅滋阴生津，是治疗糖尿病后期出现口舌干燥、昼轻夜甚、夜尿频多之有效方药。

三、医案总结

早在《黄帝内经》中已经对消渴病有了认识，《素问·奇病论》中记载："有病口甘者，病名为何，何以得之？"也明确了消渴病与肾脏关系密切。袁老师认为三案各有其特点：医案一为消渴日久，病程较长，肾阴肾阳损伤较重，治疗中除用温补肾阳、温肾化气之金匮肾气汤加参芪温肾化气外，又加麦冬、石斛、乌梅滋阴生津，化气滋阴，相辅相成，其病乃愈。医案二亦为肾阳不足，气化失常，津液不行，口舌干燥，昼轻夜甚，夜尿频多。但其肾阳虚损程度较医案一为轻，并伴口舌糜烂，牙龈肿痛等虚火之证，故方中温阳补肾之肉桂、附子仅用3 g，同时加重了滋阴药辽沙参、麦冬、石斛、知母等药的用量。肉桂、附子既能温补肾阳，又可引火归元。医案三仍为肾阳不足，气化失常，除俱以上二案的口舌干燥、夜尿频多外，兼见乏力，肢冷，水肿，便溏之脾阳不足之症。故在温阳补肾的基础上加补骨脂补命门之火以温运脾阳。

希望此文能给中医工作者以帮助，让中医在治疗消渴病及其并发症中发挥更大的优势。

中医辨证治疗慢性肾盂肾炎的临床研究

慢性肾盂肾炎是一种常见临床病证，易反复发作，病情缠绵，治愈困难。在发病初期，主要临床症状是蛋白尿、腰酸、夜尿增多，并伴有低热；晚期逐渐发展成尿毒症。常规西医治疗因长期用药容易产生耐药性及不良反应，效果不理想。慢性肾盂肾炎属于中医"虚劳""劳淋""腰痛"范畴，主要是因肾气不足、久病伤肾，临床治疗主要以温补肾阳、滋补肾阴、疏肝泄热、清热利湿、补益脾肾为主，效果令人满意。笔者选取50例慢性肾盂肾炎患者，给予中医疗法，进一步探讨中医辨证治疗慢性肾盂肾炎的治疗效果，疗效明显，现报道如下。

一、一般资料

选取100例2013—2017年河南中医大学第三附属医院经影像学检查确诊为慢性肾盂肾炎的患者，按照随机数字表法将其平均分为观察组和对照组。观察组男22例，女 28 例；年龄 23 ～ 71 岁，平均（46.3±7.3）岁；病程最短 1 个月，最长 7 年。对照组男 23 例，女 27 例；年龄 22 ～ 72 岁，平均（47.1±6.5）岁；病程最短 1 个月，最长 8 年。两组患者一般资料比较无显著性差异（$P > 0.05$），具有可比性。

二、治疗方法

（一）观察组

1. 气滞血瘀型

临床表现为面色灰暗，排尿不畅，腰酸胀痛，急躁易怒，情绪波动，两胁胀满，脉弦细。以行气活血为治则。处方：丹参 30 g，赤芍 20 g，茯苓 20 g，栀子 12 g，牡丹皮 15 g，川芎 15 g。

2. 脾肾两虚型

临床表现为腰膝酸软，面色萎黄，倦怠乏力，尿急、尿频、尿痛，舌淡红、苔薄白，脉沉细。以健脾补肾为治则。处方：黄芪 30 g，生山药 30 g，熟地黄 20 g，桑寄生 30 g，牛膝 15 g，茯苓 20 g。

3. 肾虚湿热型

临床表现为尿急、尿频，腰酸腰痛，口干口苦，饮水不多，五心烦热，舌薄白，脉沉细。以清热利湿补肾为治则。处方：黄芩 20 g，知母 15 g，生山药 30 g，茯苓 20 g，牡丹皮 15 g，泽泻 12 g，蝉蜕 20 g。

（二）对照组

根据致病菌、药敏结果而谨慎筛选药物，如呋喃妥因肠溶片（山西云鹏制药有限公司生产，国药准字号为 H14023936，规格：50 mg×100 片），口服，每次 50 ～ 100 mg，每天 3 ～ 4 次；头孢克肟胶囊（天津医药集团津康制药有限公司生产，国药准字号为 H20060932，规格：0.1 g×6 片），口服，每次 0.2 g，每天 2 次。14 天为 1 个疗程，每个疗程间隔 1 周。

两组患者在停药后，叮嘱患者多饮水，禁食辛辣食物，规律休息，确保性生活卫生。

三、治疗结果

（一）疗效评价标准

显效为临床症状消失，尿细菌培养呈阴性，疗程结束后 6 个月随访，未复发；有效为临床症状改善，尿细菌培养偶呈阳性，疗程结束后 6 个月随访，有复发；无效为临床症状无变化，尿细菌培养呈阳性。总有效率＝（显效例数＋有效例数）/总例数 ×100%。

（二）结果

观察组患者的显效率、总有效率均明显高于对照组，差异经统计学处理，具有统计学意义（$P < 0.05$），见表 1-2。

表 1-2　观察组与对照组患者治疗效果对比［例（%）］

组别	例数	显效	有效	无效	显效率（%）	总有效率（%）
观察组	50	35（70）	11（22）	4（8）	70△	92△
对照组	50	21（42）	10（20）	19（38）	42	62

注：与对照组比较，△$P < 0.05$

四、讨论

慢性肾盂肾炎是一种常见的肾内科疾病，多因细菌感染而诱发，病变累及肾盏、肾盂及肾间质，并随时间发展，致使肾衰竭，不利于患者的健康状况，影响患者的生活质量。西医学多采取抗感染的方法治疗慢性肾盂肾炎，但是在缓解临床症状及肾脏损害方面，效果不是十分明显，而研究发现，中医治疗具有明显优势。从中医角度分析，慢性肾盂肾炎主要发病因素是情志郁怒、饮食不节、外感湿热等，多数病变在肾及膀胱。笔者认为本病在疾病初期多表现为湿热、瘀血症状，因湿热久留而损伤正气、耗尽津液及肾精，导致患者表现为不同证候，临床常归纳为气滞血瘀型、脾肾两虚型、肾虚湿热型。

中药治疗慢性肾盂肾炎更重视宏观调理，在中医理论中，慢性肾盂肾炎属"劳淋"范畴，但是临床上对于"劳淋"诊断不是很清晰，多和结石、尿路感染及尿道综合征相混淆，若患者表现为虚损、腰痛，则易混淆成其他慢性疾病，对此，临床上对于慢性肾盂肾炎的诊断仍采取西医的诊断方法，争取早期诊断，及时治疗。在本研究中，根据中医辨证理论，结合慢性肾盂肾炎患者的实际情况，给予针对性治疗。本研究结果显示，应用中医治疗的观察组患者，无论是在治愈率方面，还是在总有效率方面，均明显高于对照组（$P < 0.05$）。因此，慢性肾盂肾炎可全程使用中药治疗，因中药可充实脾气，改善机体运动功能，充足正气，活血化瘀，促使血液循环，改善内环境，药效佳，使得肝肾功能得到改善。

综上所述，慢性肾盂肾炎的临床诊断和治疗都比较困难，采取中医治疗，可补肾清热、行气活血、健脾补肾，增强机体抗病能力，保护肾脏，避免复发。

瘿痛（亚急性甲状腺炎）中医诊疗方案

亚急性甲状腺炎是一种发病率较高的甲状腺疾病，临床表现主要有发热，一侧或双侧甲状腺肿痛及甲状腺功能异常。其病因尚未完全阐明，一般认为与病毒感染及自身免疫有关。根据其临床表现，可归为中医"瘿痈""瘿瘤""结喉痈"范畴。

一、诊断

（一）疾病诊断

1. 中医诊断

中医证候的诊断标准以《中药新药治疗亚急性甲状腺炎的临床研究指导原则》为参考标准或参照高等医药院校《中医内科学》《中医外科学》。

（1）瘿肿质硬。

（2）瘿痛明显。

（3）发热、心悸、汗出。

（4）发病前多有感冒、咽痛病史。

2. 西医诊断

亚急性甲状腺炎急性期诊断标准（根据《现代甲状腺疾病的诊断与治疗》为诊断标准）。

（1）病发前一般有上呼吸道的感染史或腮腺炎的病史。

（2）甲状腺有明显的肿大、疼痛，压痛伴质硬。

（3）红细胞沉降率加快。

（4）甲状腺 ^{131}I 摄取率与甲状腺激素呈典型的分离现象。

（5）一过性甲状腺功能亢进症。

（6）甲状腺抗体：TG-Ab、Tm-Ab 或 TPO-Ab 阴性或低浓度。

（7）甲状腺的穿刺活检可以看到多核巨细胞或者是肉芽肿的改变。

符合以上 4 点即可诊断。

（二）证候诊断

1. 外感风热证

症见一侧或双侧甲状腺肿痛，恶寒发热，咽痛头痛，颈项痛，舌苔薄黄，脉浮数。

2. 火郁痰阻证

症见颈前明显肿大，疼痛，压痛明显，颈部可有明显的压迫感，严重者出现放射性疼痛，心悸，发热，多汗及烦躁，多食易饥，大便频，消瘦，肢体震颤。舌质红，舌苔黄腻，脉滑数。

3. 心肝阴虚证

颈前肿大，或疼痛隐隐，质软或稍硬，起病较缓，心悸，头晕目眩，手指颤动，易出汗，失眠，目胀干涩，口干颧红，腰酸乏力，舌质红，苔少或无苔或薄黄，脉弦细或细数。

4. 气阴两虚证

颈前肿大、疼痛消失，肢体困重，眼睑、面颊虚肿，大便或秘结或无力，舌质嫩红，有齿痕，苔少，脉细弱或细数。

（三）鉴别诊断

1. 中医鉴别诊断

消渴病多饮、多食、消瘦等症状与瘿痈火郁痰阻、阴虚火旺症状相似，但瘿痈除上述症状外有情绪激动、心悸、颈部一侧或两侧肿大疼痛等特征。

2. 西医鉴别诊断

单纯性甲状腺肿除甲状腺肿大外，并无上述症状和体征。虽然有时 ^{131}I 摄取率增高，T_3 抑制试验大多显示可抑制性。血清 T_3、rT_3 均正常。

二、治疗方法

（一）辨证选用口服中药汤剂

1. 外感风热证

治则：疏风清热，凉血解毒。

处方：银翘散加减（金银花、连翘、薄荷、牛蒡子、豆豉、芥穗、桔梗、甘草等）。

2. 火郁痰阻证

治则：疏肝清热，泻火解毒，软坚散结。

处方：银翘消瘿汤（金银花、连翘、牛蒡子、豆豉、芦根、薄荷、竹叶、生甘草、桔梗、柴胡、黄芩、清半夏、羌活、防风等）。

3. 心肝阴虚证

治则：滋阴降火，宁心柔肝。

处方：天王补心丹（酸枣仁、柏子仁、当归、天冬、麦冬、生地黄、人参、丹参、玄参、茯苓、五味子、远志、桔梗等）。一贯煎（北沙参、麦冬、当归、生地黄、枸杞子、川楝子等）。

4. 气阴两虚证

治则：健脾益气，养阴生津。

处方：生脉散合四君子汤加减（黄芪、党参、麦冬、五味子、白术、茯苓、当归、浙贝母、甘草等）。

（二）辨证选用中成药治疗

柴胡疏肝颗粒、丹栀逍遥丸、天王补心丹、补中益气丸、夏枯草胶囊、清热解毒口服液等。

（三）静脉滴注中药注射液

1. 黄芪注射液

功效：益气养元，扶正祛邪。用法：20～80 mL 加入液体静脉点滴，每天 1～2 次。

2. 灯盏花素注射液

功效：活血化瘀，通络止痛。用法：1～2 支加入液体静脉点滴，每天 1 次。

3. 血塞通注射液

功效：活血祛瘀，通脉活络。用法：200～400 mL 加入液体静脉点滴，每天 1 次。

4. 双黄连注射液

功效：清热解毒。用法：每天 20～40 mL 加入液体静脉点滴，每天 1 次。

（四）中医特色治疗

1. 针灸

主穴：气瘿、三阴交、复溜、上天柱、风池。痰结血瘀者加气瘿、丰隆；阴虚火旺者加间使、神门、太冲、太溪等。

操作方法：患者取卧位，常规消毒后，斜刺所选穴位，用平补平泻法，得气为度，每次治疗留针 30 分钟，每天 1 次，7 天为 1 个疗程，一般进行 2 个疗程。

2. 艾灸

主穴：大杼、风门、肺俞、大椎、风池。

操作方法：实按灸，每穴 3～5 壮，每天 1 次，每次共约 30 分钟，每天 1 次，7 天为 1 个疗程，一般进行 2 个疗程。

3. 消瘿散局部贴敷

消瘿散贴敷药物组成：龙骨粉 20 g，煅牡蛎 20 g，延胡索（醋）20 g，细辛 20 g，土鳖虫 20 g，木鳖子 20 g，冰片 3 g，金银花 20 g，夏枯草 20 g，鳖甲细粉 9 g，浙贝粉 20 g，柴胡 10 g，炮穿山甲粉 2 g。适用于火郁痰阻证。

操作方法：将上述所有药物混合研成细粉，兑入蜂蜜适量，搅拌均匀成糊状，将糊状的药物平摊于穴位敷贴上，制成大约 3 cm，厚度为 0.5 cm 左右的圆饼状，贴敷于患者颈部甲状腺处，左右各一个，并用胶带将其固定，4～6 小时后即可将穴贴去除，1 天 1 次。14 天为 1 个疗程，一般进行 2 个疗程。

4. 耳穴贴压

操作方法：取耳穴耳轮 1～6、耳门、内分泌、甲状腺点用王不留籽贴耳穴，每 3 天 1 次，14 天为 1 个疗程。

（五）健康宣教

（1）保持心情舒畅，避免各种不良精神刺激。

（2）避免剧烈活动，注意休息。

（3）忌烟酒，尽可能戒烟、戒酒。

（4）常随诊，如有不适，及时来诊。

（六）护理

1. 基础护理

（1）按内分泌科疾病一般护理常规护理。

（2）保持室内空气清新，定时通风。

2. 用药护理

（1）向患者及家属说明药物的作用及不良反应、治疗的重要性及服用方法，配合注意事项。

（2）中药汤剂宜温服，若有胃部不适者可饭后服用。

3. 饮食护理

（1）发病初期应饮食清淡。合并甲状腺功能亢进症者，应进食高热量、高蛋白，富含糖类、B 族维生素及营养丰富的食物。

（2）忌食煎炸、生冷、肥厚食物。

（3）忌饮酒、咖啡、浓茶，以减少环境和食物中对患者的不良刺激。

（4）辨证调护：对热毒壅盛型和气郁火旺型患者鼓励其多饮水，以补充丢失的水分，可用夏枯草、菊花或石决明泡水代茶饮，有清热除烦之效。

4. 生活护理

增强机体抵抗力，避免上呼吸道感染及咽炎，对预防本病发生有重要意义。发病初期应注意休息，减少不良刺激，合理安排作息时间，保持居室安静和轻松的气氛。平时慎防与感冒患者接触以预防发病。

（七）名老中医袁占盈教授治疗瘿痈学术思想

袁老师认为本病多因情志久郁不舒，加之素体气虚，卫表不固，风热邪毒乘虚入侵，热毒蕴结、气血壅滞所致，久则成肝郁热蕴、痰气瘀结、瘿络瘀滞等症，"热""毒""瘀"是其病机关键，其病势变化会随情志的变化而变化。袁老师认为本病应该以疏肝解郁，化痰散结为主，进行辨证施治。

（八）袁占盈教授治疗瘿痈实践经验及继承

根据名老中医袁占盈学术思想及结合我科实际情况，我们继承袁老师治疗瘿痈实践经验，掌握外感风热证、火郁痰阻证、阴虚火旺证的临床不同证候，具体辨证方药同上。

三、疗效评价

（一）评价标准

1. 中医证候疗效评价标准

参照 2002 年《中药新药临床研究指导原则》。

临床痊愈：中医临床症状、体征消失或基本消失，证候积分减少≥90%。

显效：中医临床症状、体征改善明显，证候积分减少≥70%。

有效：中医临床症状、体征均有好转，证候积分减少≥30%。

无效：中医临床症状、体征无明显改善，甚或加重，证候积分减少＜30%。

注：计算公式为［（治疗前积分－治疗后积分）÷治疗后积分］×100%（采用尼莫地平法）。

2. 西医疗效判断标准

参照《中药新药临床研究指导原则》制订并结合临床提出。

临床控制：甲状腺肿大恢复正常，所有症状消失，FT_3、FT_4、TSH、ESR、CRP 检查恢复正常。

显效：甲状腺疼痛消失，甲状腺肿至少减轻Ⅰ度，FT_3、FT_4、TSH、ESR、CRP 检查基本正常。

有效：甲状腺疼痛有所改善，甲状腺肿减轻Ⅰ度，FT_3、FT_4、TSH、ESR、CRP 检查有所改善。

无效：症状、体征、FT_3、FT_4、TSH、ESR、CRP 检查均无好转。

（二）随访（6 周后）疗效

1. 良好控制

症状、体征消失，血清 FT_3、FT_4、TSH 正常、红细胞沉降率基本正常（低于或等于治疗结束时）。

2. 复发

症状及体征再次出现，血清 FT_3、FT_4、TSH、红细胞沉降率回复到治疗前。

中药内服外敷治疗火郁痰阻型亚急性甲状腺炎的临床研究

亚急性甲状腺炎（subacute thyroiditis，SAT）分为亚急性肉芽肿性甲状腺炎和亚急性淋巴细胞性甲状腺炎，该病多见于中青年女性。近年来，由于患者自我保健意识的增强以及检测手段的普及，发病率呈明显上升趋势。其发病原因尚不完全明确，目前大多数认为其与病毒感染诱发的变态反应有关。其临床主要症状表现是放射性疼痛和转移性疼痛，是最常见的甲状腺疼痛疾病，给患者的日常生活带来很多不良的影响。但目前，西医治疗主要是选用肾上腺皮质激素及非甾体抗炎药，临床疗效较快但不良反应相对较大，而且极容易复发。中医治疗也往往采用中药内服的治疗方法，有疗效但不甚理想。本研究充分挖掘传统中医治疗方法，采用中药内服外敷治疗火郁痰阻型亚急性甲状腺炎，观察 FT_3、FT_4、TSH、ESR 等指标的变化及中药内外合治 SAT 的临床疗效，为临床应用提供客观依据。

一、研究概述

（一）研究背景

亚急性甲状腺炎又称为"巨细胞性甲状腺炎""肉芽肿性甲状腺炎"，以 20 ～ 50 岁发病率最高，女性多于男性。病因目前多认为与病毒感染有关，临床表现主要以上呼吸道感染、甲状腺肿块触痛、甲状腺功能异常、甲状腺 ^{131}I 摄取率下降、红细胞沉降率增快为特点。严重者常有严重的头痛、颈痛或咽痛，甚至影响进食，常伴发热等，严重影响患者的日常生活。本病病程较长，一般 4 ～ 8 周，重者长达半年。临床上对于 SAT 引起的疼痛没有确切的治疗药物，西医多采用非甾体抗炎药或糖皮质激素治疗，虽起效迅速，但减量或停药易引起病情反复，复发率可达 33.3%。为达到使患者症状快速缓解的目的，糖皮质激素的用量往往较大，疗程往往较长、易复发，而且长期使用激素治疗不仅不良反应较多，还可诱发高血压、糖尿病、结核病、消化道溃疡等疾病，把不必要的痛苦带给了患者。而 SAT 的自然病程并不因糖皮质激素治疗而得到改变，反而延长了本病的恢复时间。所以，不良反应小、不易复发是中医中药在治疗本病方面所具有的优势，如今越来越引起人们的关注。如何治疗本病及预防其复发，仍然是目前治疗上的一个棘手问题，中医中药在抗病毒方面有独到之处，既可避免激素引起的不良反应，又能显著降低该病的复发率。

根据其发病特点及其临床表现，SAT 在中医归属"瘿病""瘿气""瘿痈"范畴。

1. 中医对 SAT 病因病机认识

现代医家对于本病病因病机的认识颇不一致。马德权认为其机制多因情志久郁不舒，加之素体气虚、卫表不固，热毒之邪乘虚入侵，气机郁遏，血行不畅，以致气结毒聚而成。计学理等认为其发病与外感六淫、内伤七情及遗传因素有关，由于情志不舒，肝气郁滞，脾胃失常，气虚血少，水湿凝聚而成"瘿瘤"。赵麦焕等认为 SAT 的发病机制多为气滞血瘀、邪毒内侵和五脏失调。伍锐敏等认为病毒感染是亚急性甲状腺炎最主要的原因，其病毒病因学主张强调病毒学说对防（预防流感）治（首选中药治疗）SAT 的重要意义，为临床治疗 SAT 采用治本（使用中药抗病毒）、不治标（不采用抗生素、抗甲状腺药、肾上腺皮质激素、非甾体抗炎药等对症治疗）提供了可参考的依据。张军文等则从"痰""瘀"立论，认为痰瘀是 SAT 的致病病机，又是其发生、发展及加重的病理基础，肝郁痰瘀，滞于颈前则发为病。杜明等认为本病与外感之邪及七情内伤有关，最终导致气滞血瘀痰凝，气、血、痰、热互结于颈前而发"瘿瘤"，与"痰""虚""瘀"关系尤为密切。

2. 中医对 SAT 的治疗

（1）辨证论治：SAT 的中医辨证分型目前尚未统一。医家们根据个人的临床经验进行辨证论治实践，如牛瑾瑜将 SAT 分为四型进行辨证论治。①风热上犯型：治以疏风清热、解毒散结，方拟银翘散加减；②肝胃郁热型：治以清肝泻火、散结止痛，方拟龙胆泻肝汤加减；③痰瘀互结型：治以理气活血、化痰散结，方选二陈汤合桃红四物汤加减；④脾肾两虚型：治以健脾补肾、益气散结，方选四君子汤合六味地黄丸加减。曹仕兵等结合多年临床经验将 SAT 分为风热外感、肝胆蕴热、久病阴虚及阳虚痰滞等四型进行辨证论治。魏华等在临床实践中根据患者临床表现将 SAT 分为两型。风热外袭、热毒壅盛型：方药以银翘散加减；肝胆火旺：方药以龙胆泻肝汤加减，并在上述辨证用药基础上局部用四黄水蜜加羚羊角粉混匀外敷颈前甲状腺区进行治疗。郭建辉等运用柴胡疏肝散合五味消毒饮加减辨证治疗气郁痰阻兼外感热毒证亚急性甲状腺炎，30 例总有效率为 100% 与 90%，临床甲状腺功能减退症发生率低、疗效确切、安全。

（2）分期治疗：SAT 在临床上通常分为 3 期，即甲状腺毒症期、甲状腺功能减退期和恢复期，医家们根据其不同分期的临床特点进行中医辨证分期治疗，如伍锐敏等认为亚急性甲状腺炎早期因感受风邪（流感病毒）兼夹内热所致，故亚急性甲状腺炎早期中医辨证当属外感风邪、肝郁胃热，治宜散风解表、疏肝清胃；当亚急性甲状腺炎进入甲状腺功能减退期，当属脾阳不振、水湿停滞证，治宜健脾益气，以利水湿。索莉等根据其病情进展进行分期治疗，初期药用温胆汤和连翘败毒汤加减治疗，中期药用肉蔻四神丸加减，恢复期药用逍遥丸加味，随症加减，总有效率达 96%。赵翠芳根据其病变过程分为以下 3 期。①初期：风热痰瘀互结、气血壅滞，治宜清热解毒、活血化瘀；②中期：脾阳不振、水湿痰饮内停，治宜健脾温阳、行气利水；③恢复期：肝郁气滞、痰瘀互结，治宜疏肝理气、化痰散结。

（3）单方验方：临床医家根据 SAT 临床症状特点进行自拟方药的临床研究，如姚平等自拟香远合剂治疗 68 例，显效 25 例，有效 38 例，无效 5 例，总有效率为 92.6%。

丁继全自拟黄芩消甲汤以清热解毒、行气化痰、活血软坚、消肿散结，治疗 60 例，总有效率为 95%。夏仲元等自拟柴胡牛蒡汤治疗亚急性甲状腺炎 100 例，结果痊愈 96 例，有效 4 例，总有效率为 100%。

（4）内外合治：SAT 的中医治疗强调整体与局部相结合的治疗原则，医家们通过甲状腺局部穴位贴敷治疗与中医辨证治疗相结合进行临床实践。如沈广礼应用中药内服、外用治疗痰火郁结证 30 例，显效 17 例，有效 11 例，无效 2 例，总有效率为 93.3%，治疗中全部病例未见明显不良反应，且服用、外用方便。左莹莹应用凉血解毒化瘀法配合中药外敷治疗早期亚急性甲状腺炎 50 例，显效 36 例，有效 8 例，无效 6 例，总有效率为 88%，缓解症状疗效较好，且复发率低。魏华等将 53 例 SAT 患者根据临床辨证分为风热外袭型、热毒壅盛型及肝胆火旺型进行辨证施治，同时配合四黄水蜜（大黄、黄芩、黄柏、黄连各等分研末）加羚羊角粉，治愈 33 例，好转 20 例，总有效率为 100%。郑黎等在亚急性甲状腺炎的治疗过程中配合使用夏枯草及土豆泥外敷，可以减少泼尼松用量，同时明显减轻甲状腺疼痛及压痛，有助于甲状腺肿胀的消退，降低复发率，亦未发现严重的不良反应，取得了较好的临床疗效。

SAT 的早期预防与治疗是非常重要的，而抗炎和缓解疼痛是西医此时仅有的治疗手段，通常给予非甾体抗炎药及糖皮质激素进行相应的治疗，但临床实践结果证明了其复发率较高，并且治疗时患者可出现明显的不良反应，因此治疗 SAT 的新领域要从降低不良反应，降低复发率，从根本上治疗此病出发，这也成为当今治疗 SAT 的新课题。

（二）研究内容

本研究在系统回顾了中西医对 SAT 认识的基础上，根据临床经验，根据患者就诊先后顺序，采用随机数字表法随机分为 3 组，分别为中医治疗组（银翘消瘿汤口服与消瘿散外敷组）31 例、西医对照组 30 例、中西医结合（中医内服外敷加西医组）组 32 例。6 周 1 个疗程，共观察 1 个疗程，随访 1 年。治疗前后检测 FT_3、FT_4、TSH、红细胞沉降率及甲状腺彩超的变化情况，观察中药内外合治的临床疗效。1 年后随访 SAT 复发情况及甲状腺功能减退症的发生率。

（三）研究目标

（1）通过观察 FT_3、FT_4、TSH、ESR、C 反应蛋白（CRP）等指标的变化及激素引起的不良反应等，观察中药内外合治 SAT 的临床疗效，为临床应用提供客观依据。

（2）通过观察 SAT 复发情况及甲状腺功能减退症的发生率，形成中医内外合治 SAT 的临床治疗方案。

二、研究方法

（一）研究对象

1. 病例来源

本研究病例均来源于河南中医大学第一附属医院及第三附属医院内分泌科的门诊及病区。自 2016 年 1 月－2018 年 12 月，共 93 例。以就诊先后顺序采用随机数字表法随机分为 3 组，西药治疗组 30 例（西医对照组），中药口服联合中药外敷组 31 例（中医治疗组），西药治疗加中药口服联合中药外敷组 32 例（中西医结合治疗组）。中医组 31 例，男 7 例，女 24 例，年龄 21～50 岁，年龄平均（30.22±7.65）岁，病程 15～30 天，病程平均（18.16±2.12）天；西医组 30 例，男 6 例，女 24 例，年龄 20～49 岁，年龄平均（29.33±7.21）岁，病程 15～31 天，病程平均（17.98±2.64）天；中西医结合组 32 例，男 7 例，女 25 例，年龄 19～50 岁，年龄平均（31.12±7.05）岁，病程 14～31 天，病程平均（17.86±2.71）天。西医组和中西医组患者在治疗 1 年后各脱落 1 例。

2. 病例选择

（1）西医诊断标准：亚急性甲状腺炎急性期诊断标准（根据《现代甲状腺疾病的诊断与治疗》为诊断标准）。①病发前一般具有上呼吸道的感染史或腮腺炎的病史；②甲状腺明显肿大、疼痛，压痛伴质硬；③红细胞沉降率加快；④甲状腺 ^{131}I 摄取率与甲状腺激素呈典型的分离现象；⑤一过性甲状腺功能亢进症；⑥甲状腺抗体：TG-Ab、Tm-Ab 或 TPO-Ab 阴性或低浓度；⑦甲状腺的穿刺活检可以看到多核巨细胞或者是肉芽肿的改变。符合以上 4 点即可诊断。

（2）中医诊断标准：中医证候的诊断标准以《中药新药治疗亚急性甲状腺炎的临床研究指导原则》为参考标准。

证候：火郁痰阻证。

主症：颈前明显肿大，疼痛，压痛，颈部可有明显的压迫感，严重者出现放射性疼痛、心悸、发热、多汗及烦躁症状。

次症：多食易饥，大便频，消瘦，肢体震颤。

舌脉：舌质红，舌苔黄腻，脉滑数。

（3）纳入标准：①符合以上中西医诊断标准者；②中医辨证属于火郁痰阻型者；③签署知情同意书者；④年龄在 18～50 岁者；⑤已应用肾上腺皮质激素治疗无效者，在完全停药 2 周后，再纳入试验病例。

（4）排除标准：①年龄在低于 18 岁或超过 50 岁以上，以及妊娠期和哺乳期的妇女；②合并有严重的心脑血管病，肝、肾及造血系统等疾病，以及精神疾病患者；

③过敏体质及对多种药物过敏者；④正在应用皮质激素药物进行治疗者；⑤长期一直服用其他药物治疗并且无法立即停用者；⑥晚期畸形、残疾、丧失劳动力者；⑦未按本研究的治疗规定用药，不能评估其疗效者与病例资料阙如者。

（5）病例的剔除和脱落：①在试验过程中，受试者依从性差影响有效性和安全性评价者；②发生严重不良事件、并发症和特殊生理变化，不宜继续接受试验者；③实验过程中自行退出者；④因其他各种原因疗程未结束退出试验、失访或死亡的病例；⑤资料不全影响有效性和安全性判断者。

（6）脱落病例的处理：①当患者脱落后，应采取登门、预约随访、电话、信件等方式，尽可能与患者联系，询问理由、记录最后一次服药时间、完成所能完成的评估项目。②因过敏或其他不良反应、治疗无效而退出试验病例，应根据患者实际情况，采取相应的治疗措施。③脱落病例均应妥善保存有关试验资料，作为留档。

（二）治疗方案

1. 常规治疗

对 SAT 患者进行宣传教育，高热量、高维生素饮食以补充机体的高消耗，避免精神刺激，保持良好心态，树立战胜疾病的信心和勇气。

2. 药物治疗

（1）对照组：以泼尼松片每天 20 ～ 30 mg（厂家：浙江仙琚制药股份有限公司；批准文号：国药准字 H33021207；规格：5 mg×100 片），1 次或 3 次口服，1 ～ 2 周症状缓解后开始减量，之后每天用量按周递减，减至维持剂量每天 2.5 mg 至停药。发热、颈痛明显者，可加用非甾体抗炎药布洛芬缓释胶囊 0.3 g，每天 2 次。伴有心悸、心率明显加快者，酌情加用 β 受体阻滞剂普萘洛尔 30 mg，分 3 次口服。总疗程为 6 周。

（2）中药口服联合中药外敷组：在常规治疗的基础上，加用银翘消瘿汤口服及消瘿散外敷治疗。

银翘消瘿汤药物组成：金银花 15 g，连翘 15 g，牛蒡子 10 g，豆豉 9 g，芦根 10 g，薄荷 6 g，竹叶 10 g，生甘草 10 g，桔梗 9 g，柴胡 6 g，黄芩 12 g，清半夏 12 g，羌活 12 g，防风 10 g。并在此方基础上辨证加减，煎成汤剂，每天 1 剂，早晚 2 次温服。

消瘿散穴位贴敷药物组成：龙骨粉 20 g，煅牡蛎 20 g，延胡索（醋）20 g，细辛 20 g，土鳖虫 20 g，木鳖子 20 g，冰片 3 g，金银花 20 g，夏枯草 20 g，鳖甲细粉 9 g，浙贝粉 20 g，柴胡 10 g，炮穿山甲粉 2 g。将上述所有药物混合研成细粉，兑入蜂蜜适量，搅拌均匀成糊状，将糊状的药物平摊于穴位敷贴上，制成大约 3 cm，厚度为 0.5 cm 的圆饼状，贴敷于患者颈部甲状腺处，左右各 1 个，并用胶带将其固定，4～6 小时后即可将穴贴去除，每天 1 次。

（3）中西医结合治疗组：上述两种方案联合治疗。

3. 合并用药

（1）研究期间一律不得加用除研究规定外的药物。

（2）合并其他疾病必须合用其他药物者，须详细记录。

4. 疗程

两组均以 6 周为 1 个疗程，共观察 1 个疗程，随访 1 年。

（三）观察指标

1. 安全性观测指标

（1）一般体检项目检查：包括心率、呼吸、血压、体温。

（2）三大常规：其中的尿、便常规及心电图检查治疗前与治疗后各测 1 次。

（3）炎症性指标：血常规、红细胞沉降率、CRP 治疗前和治疗后的 2 周、4 周、6 周各测 1 次；FT_3、FT_4、TSH、甲状腺彩超、肝功能治疗前和治疗后的 6 周、1 年各测 1 次。

（4）可能出现的不良反应（本病可有轻度的白细胞降低，不应视为排除病例，要注意其动态变化）。

2. 疗效性观察

（1）主要相关症状：甲状腺疼痛，发热，咽痛，心悸，多汗，震颤，乏力等症状有无改善。

（2）相关体征：甲状腺肿大程度是否改变以及心动过速等症状有无改善。

（3）舌、脉变化。

（4）相关的理化检查：包括 FT_3、FT_4、TSH、ESR、CRP 及甲状腺彩超的变化情况。

（5）治疗后不良反应、复发率及甲状腺功能减退症的比较。

（四）疗效判定标准

1. 西医疾病疗效判定

参照《中药新药临床研究指导原则》制订并结合临床提出。

（1）临床控制：甲状腺肿大恢复正常，所有症状消失，FT_3、FT_4、TSH、ESR、CRP 检查恢复正常。

（2）显效：甲状腺疼痛消失，甲状腺肿减轻 I 度以上，FT_3、FT_4、TSH、ESR、CRP 检查基本正常。

（3）有效：甲状腺疼痛有所改善，甲状腺肿减轻 I 度，FT_3、FT_4、TSH、ESR、CRP 检查有所改善。

（4）无效：症状、体征、FT_3、FT_4、TSH、ESR、CRP 检查均无好转。

2. 中医证候疗效判定

参照《中药新药临床研究指导原则》制订。

（1）临床痊愈：中医临床症状、体征消失或基本消失，证候积分减少 $\geq 95\%$。

（2）显效：中医临床症状、体征改善明显，证候积分减少 $\geq 70\%$。

（3）有效：中医临床症状、体征均有好转，证候积分减少 $\geq 30\%$。

（4）无效：中医临床症状、体征无明显改善，甚或加重，证候积分减少 $< 30\%$。

注：计算公式为［（治疗前积分－治疗后积分）÷ 治疗后积分］×100%（采用尼莫地平法）。

（五）安全评价标准

参照《中药新药临床研究指导原则》。

1 级：安全，没有任何不良事件。

2 级：比较安全，如发生不良事件，不需要任何处置可以继续用药。

3 级：有安全问题，发生中等程度不良事件，处置后可以继续用药。

4 级：因为不良事件而中止用药。

（六）终止和撤除试验的标准

（1）由于各种原因不能坚持治疗者。

（2）在治疗的过程中应试者出现了非常严重的不良反应。

（3）治疗的过程中应试者出现了其他的并发症或并发了其他疾病。

（4）在试验过程中，患者的症状、体征等未见好转，反而加重，一定要采取相关的紧急措施治疗者。

（七）统计分析

采用 SPSS17.0 统计软件进行分析计算。计量资料以均数 ± 标准差（$\bar{x} \pm s$）表示，组间比较采用方差分析，计数资料以例数和百分比［n（%）］表示，组间比较用卡方检验，多组间两两比较用 bonferroni 校正分析（$P < \alpha = 0.05/n$）。所有统计资料均采用双侧检验，$P < 0.05$ 或 $P < \alpha$ 为差异有显著性，有统计学意义。

（八）技术路线

见图 1-1。

三、结果

（一）治疗前 3 组血清学指标及证候积分情况比较

治疗前中医组、西医组、中西医结合组 3 组间甲状腺功能水平、红细胞沉降率水平、CRP 水平、证候积分比较，差异均无统计学意义（$P > 0.05$），见表 1-3。

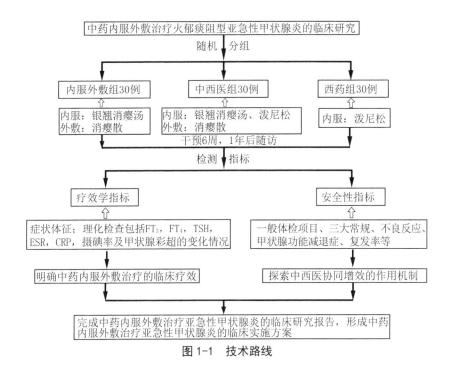

图 1-1 技术路线

表 1-3 治疗前 3 组间甲状腺功能水平、红细胞沉降率水平、CRP 水平、证候积分的比较 ($\bar{x} \pm s$)

组别	n	FT$_3$ (pmol/L)	FT$_4$ (pmol/L)	TSH (mIU/L)	红细胞沉降率 (mm/h)	CRP (mg/L)	证候积分
中医+西医	32	12.05±3.23	30.95±7.93	0.16±0.1	70.87±4.94	34.21±8.27	21.5±3.01
西医	30	12.41±4.86	31±7.79	0.13±0.05	71.58±4.05	37.67±4.39	22.3±4.36
中医	31	13.74±5.01	30.48±8.88	0.13±0.06	70.03±4.25	35.9±6.79	21.94±4.13
P		0.287	0.963	0.366	0.399	0.400	0.720

（二）治疗 6 周后 3 组血清学指标及证候积分情况比较

治疗 6 周后中医组、西医组、中西医结合组 3 组间甲状腺功能水平、红细胞沉降率水平、CRP 水平比较，差异有统计学意义（$P < 0.05$）；治疗 6 周后中西医结合组和中医组两组证候积分比较无统计学意义（$P = 0.138$），两组证候积分均低于西医组（$P = 0.00$），见表 1-4。

（三）治疗 6 周后 3 组综合疗效改善情况比较

3 组治疗方法治疗亚急性甲状腺炎总有效率不同（$X^2 = 12.985$，$P = 0.002$），其中西医治疗组总有效率最低为 53.3%，较高者为中医治疗组为 87.1%，中西医结合组总有效率最高为 87.5%，成对比较结果提示：西医治疗组总有效率分别与中医治疗组和中西医结合治疗组相比总有效率差异均有统计学意义（bonferroni 校正，$\alpha = 0.05/n$，$n = 3$，$\alpha = 0.0167$，$P < \alpha$），而中医治疗组和中西医结合治疗组相比总有效率差异无统计学意义（bonferroni 校正，$\alpha = 0.05/n$，$n = 3$，$\alpha = 0.0167$，$P > \alpha$），见表 1-5。

表 1-4　治疗 6 周后甲状腺功能水平、红细胞沉降率水平、CRP 水平、证候积分的比较（$\bar{x} \pm s$）

组别	n	FT$_3$ (pmol/L)	FT$_4$ (pmol/L)	TSH (mIU/L)	红细胞沉降率 (mm/h)	CRP(mg/L)	证候积分
中医＋西医	32	5.14±0.31	12.58±1.78	3.79±0.83	7.26±1.52	6.27±1.46	13.19±1.47#
西医	30	8.38±2.57	14.4±1.11	2.88±1.22	11.45±2.69	9.07±1.31	17.30±1.82
中医	31	10.55±3.77	16.34±2.49	1.7±1.52	26.42±3.24	13.06±3.01	14.35±3.51#
P		0.000	0.000	0.000	0.000	0.000	0.000

注：# 表示两组间比较差异无统计学意义

表 1-5　治疗 6 周后 3 组综合疗效改善情况比较

组别	n	治愈	好转	未愈	总有效率	X^2	P
中医＋西医	32	12（37.5%）	16（50%）	4（12.5%）	87.5%	8.773	0.03
西医	30	5（16.7%）	11（36.6%）	14（46.7%）	53.3%	8.355	0.004
中医	31	12（38.7%）	14（45.2%）	5（16.1%）	87.1%	0.002	0.962

（四）治疗 1 年后甲状腺功能水平、红细胞沉降率水平、CRP 水平、证候积分的比较

治疗 1 年后中医组、西医组、中西医结合组 3 组间甲状腺功能水平、红细胞沉降率水平、CRP 水平、证候积分比较，差异均无统计学意义（$P > 0.05$），见表 1-6。

（五）治疗 1 年后 3 组甲状腺功能减退症发生率

治疗 1 年后 3 组治疗方法治疗亚急性甲状腺炎后甲状腺功能减退症的发生率不同（$X^2 = 10.926$，$P = 0.004$），其中西医治疗组甲状腺功能减退症的发生率最高为 41.4%，其次为中医治疗组为 12.9%，中西医结合组为 9.7%，成对比较结果提示：西医治疗组甲状腺功能减退症的发生率分别与中医治疗组和中西医结合治疗组相比甲状腺功能减退症发生率差异均有统计学意义（bonferroni 校正，$\alpha = 0.05/n$，$n = 3$，$\alpha = 0.016\,7$，$P < \alpha$），而中医治疗组和中西医结合治疗组相比甲状腺功能减退症发生率差异无统计学意义（bonferroni 校正，$P > \alpha$），见表 1-7。

表1-6 治疗1年后甲状腺功能水平、红细胞沉降率水平、CRP水平、证候积分的比较（$x \pm s$）

组别	n	FT$_3$ （pmol/L）	FT$_4$ （pmol/L）	TSH （mIU/L）	红细胞沉降率 （mm/h）	CRP （mg/L）	证候积分
中医＋西医	31	4.57±0.68	11.28±2.46	3.07±0.75	5.41±1.63	5.55±1.76	3.52±1.75
西医	29	4.29±0.69	10.96±2.47	3.39±0.8	5.68±2	5.53±3.08	3.07±1.07
中医	31	4.58±0.8	10.76±1.79	3.16±0.76	6.13±2.03	6.43±1.65	3.42±1.26
P		0.223	0.727	0.267	0.325	0.33	0.36

表1-7 治疗1年后3组甲状腺功能减退症发生率

组别	n	甲状腺功能减退症发生率	X^2	P
中医＋西医	31	3（9.68%）	8.031	0.005
西医	29	12（41.38%）		
中医＋西医	31	3（9.68%）	0.161	0.688
中医	31	4（12.90%）		
西医	29	12（41.38%）	6.213	0.013
中医	31	4（12.90%）		

（六）治疗1年后3组复发率比较

3组治疗方法治疗亚急性甲状腺炎复发率不同（$X^2 = 6.100$，$P = 0.031$），其中西医治疗组复发率最高为20.7%，其次为中医治疗组为3.23%，中西医结合组为3.23%，中医治疗组和中西医结合治疗组复发率相同，西医治疗组复发率分别与中医治疗组和中西医结合治疗组相比复发率差异均有统计学意义（$X^2 = 4.434$，$P = 0.049$），见表1-8。

表1-8 治疗1年后3组复发率比较

组别	n	1年内复发率	X^2	P
中医＋西医	31	1（3.22%）	4.434	0.049
西医	29	6（20.69%）		
西医	29	6（20.69%）	4.434	0.049
中医	31	1（3.22%）		

（七）安全性评价

中西医结合治疗组有1例腹胀不适，对症处理后坚持治疗，1例出现皮疹比较严重退出治疗；中医治疗组 1 例出现大便质稀、次数增加（每天 2～3 次），坚持用药治疗症状消失；西医组 1 例使用激素过汗亡阳、汗出不止，退出研究，中药住院治疗并对症处理后消失，1 例皮疹，皮肤瘙痒，处理后继续坚持治疗。

四、结论

亚急性甲状腺炎的发病与外感、劳累、多言、情致不畅等密切相关，患者或因长期性急、情志失调，而致肝失疏泄，气机郁滞，日久化火，热盛灼伤津液，炼液成痰，交阻于颈前，发为本病；或因外感热毒，郁结于颈前，发为本病。《医宗金鉴·瘿瘤》中亦提出"瘿者，如缨络之状；瘿者，随气留住，故有是名也。多外因六邪，荣卫气血凝郁；内因七情，忧恚怒气，湿痰瘀滞，山岚水气而成"，故本病以火郁痰阻型居多。

研究采用中药内服与外敷相结合的治疗方法，其中内服中药以银翘散加味清热解毒为主；以柴胡、黄芩清泄肝经郁火；生甘草、桔梗、清半夏化痰消痞散结、解毒利咽；羌活、防风疏风止痛并兼清热之效，诸药相和，共奏清热疏肝泻火、解毒化痰散结的作用。外敷中药以龙骨粉、煅牡蛎、延胡索（醋）、细辛、土鳖虫、木鳖子、冰片、金银花、夏枯草、鳖甲细粉、浙贝粉、柴胡、炮穿山甲粉等药敷于患处，方中浙贝清热化痰，散结解毒，延胡索疏肝行气以止痛，夏枯草、二花清热解毒，祛上焦头面热毒为臣药；再佐以细辛、鳖甲、木鳖子、土鳖虫以增强祛瘀消肿止痛之功效，最后以冰片后下引药入经，通过皮肤渗透到达皮下组织，在局部直接作用于病患部位，从而起到较强的清热、化痰、散结作用。中药外敷也是中医方剂的制剂形式之一，临床应用广泛。清代名医徐灵胎言："若其病既有定所，在皮肤筋骨之间，可按而得之者，用膏药贴之，闭塞其气，使药物从毛孔而入腠理，通经贯络或提而出之，或攻而散之，较服药尤有力。"内服外敷中药均以柴胡为主药，主要基于现代药理研究发现柴胡具有解热、镇痛、抗炎、抗病毒的作用，因此可抑制甲状腺组织内的免疫反应。

中医在治疗 SAT 上能从整体出发，采用辨病与辨证、整体与局部相结合及标本兼治等多种方法，尤其是众多医家以自拟经验方辨病治疗本病已积累了较多经验，目前已成为中医治疗亚急性甲状腺炎的主要手段。中医疗法独有的安全性和有效性，为其临床的广泛应用奠定了坚实基础，在 SAT 的早期采取积极有效的治疗措施，阻止其向下进一步发展，是当今治疗 SAT 的重中之重。

研究结果显示：治疗 6 周后中医组、西医组、中西医结合组 3 组间甲状腺功能水平、红细胞沉降率水平、CRP 水平比较，差异有统计学意义（$P < 0.05$）；治疗 6 周后中西医结合组和中医组两组证候积分比较无统计学意义（$P = 0.138$）两组证候积分均低于西医组（$P = 0.00$）。3 组治疗方法治疗 SAT 后总有效率不同（$X^2 = 9.991$，$P = 0.007$），其中西医治疗组总有效率分别与中医治疗组和中西医结合治疗组相比总有效率

差异均有统计学意义（bonferroni 校正，$\alpha = 0.05/n$，$n = 3$，$\alpha = 0.0167$，$P < \alpha$），而中医治疗组和中西医结合治疗组相比总有效率差异无统计学意义（bonferroni 校正，$P > \alpha$）。单纯西医组甲状腺功能减退症的发生率及复发率相对其他加中医组都高，差异有统计学意义。

研究证明：由于中药辨证施治，针对性较强，在治疗 SAT 方面，采用内服加外敷的中医传统治疗方法，在治疗的总有效率方面优于单纯西医组，在中医证候改善方面也优于单纯西医组，相对 SAT 的西药治疗，在保证安全性、减少不良反应、降低复发率等方面都比较有优势，而且在临床有效控制等方面不输中西医结合组，具有很好的临床研究及市场推广价值。

消渴病（糖尿病）证治临证体会

消渴病，西医谓之糖尿病，现代医学认为它是由人体胰岛素相对或绝对不足导致血液中糖浓度异常增高并伴有糖、蛋白质及脂肪代谢紊乱的一种慢性疾病，其与消渴症有概念上的不同。

其病因多与饮食、体质有关。中医认为消渴病由饮食不节、劳欲过度、情志失调，或素体阴虚，或痰湿肥胖，或家族遗传所致，而并非单纯食糖所引起。饮食不节：《素问·奇病论》云："此肥美之所发也，此人必数食甘美而多肥也，肥者令人内热，甘者令人中满，故其气上溢，转为消渴。"即膏粱厚味→损伤脾胃→运化失常→脾胃燥热→消谷灼津，发为消渴病。劳欲过度：劳欲伤精→相火妄动→脾胃津伤，发为消渴病。情志失调：气郁化火→灼伤肺胃→津亏化燥，发为消渴病。情志可随时影响血糖：如在气象局工作的刘某，48 岁，患糖尿病近 10 年，血糖控制平稳，某天在家生气后来检查血糖，因怒气未消，说话气盛，又与检验科医师争执起来，随吵随采血，结果空腹血糖升至 12.2 mmol/L，多年来从未出现这么高，余当即让其调节情绪平稳心态，1 小时后气消情舒，再测血糖为 6.4 mmol/L，由此可见情志变动随时可影响血糖。

其病机是阴虚燥热，即阴虚为本，燥热为标。张从正《儒门事亲》所谓："三消当从火断"。

其病变脏腑主要在肺、脾（胃）、肾三脏，其治法为清热生津、益气养阴。

消渴病久，阴津耗伤，经脉失养，气血逆乱，脏腑受损。易生疮疡、痈疽、心悸、胸痹、眩晕、水肿、耳聋、视物昏蒙、肢体疼痛、麻木、偏瘫等多种兼症（如糖尿病并发心血管病之冠心病、心律失常、期前收缩、心肌缺血、心绞痛、心肌梗死；脑血管病变之脑血栓、脑梗死；微血管病变之糖尿病眼病、眼底出血、视网膜病变；糖尿病周围神经病变、糖尿病肾病、糖尿病足等）。

本文从以下 5 个方面浅谈个人的临证经验与体会。

一、消渴病，异于消渴症

消渴病与消渴症，一字之差而概念不同，消渴病是指以多饮、多尿、多食、消瘦、尿甜为主要特征的一种疾病。其病名最早见于唐代甄立言的《古今录验方》中（该书已佚失，后见于唐代王焘的《外台秘要》中），其云："消渴饮水多，小便数，有脂似麸片甘者，皆是消渴之病也"。尿有甜味，多饮、多尿也正是我们现在所说的"消渴病"（糖尿病）。至于消渴症，它是描述除包括消渴病外的一种症状或一组症状，如《伤寒论》五苓散证中所谓的"消渴"，是指口渴饮水不止，而并非消渴病。临床常用"消渴"来描述口渴、多饮、多尿等的症状，如现代医学所说的，糖尿病、甲状腺功能亢进症、肾小管疾病、尿崩症等，均可出现消渴症。如口渴：口渴只是消渴症中的一种症状，不论外感、杂病、热盛伤津、阴虚火旺或湿阻气机、津液输布失常等，均可出现口渴症状，并非消渴病所独有。再如多尿：亦是如此，《黄帝内经》云："心移热于肺，肺消。肺消者，饮一溲二"，饮一溲二，即多尿严重，这个症状在消渴病中并不常见，而在急性肾小管坏死、肾衰竭的多尿期或尿崩症患者中较为多见。又如多食：《黄帝内经》云："大肠移热于胃，善食而瘦人"即多食而消瘦。在甲状腺功能亢进症患者中极为多见，而非消渴病患者所独有。从以上论述可以看出消渴病与消渴症并非一个概念。因此，中国中医学会消渴病（糖尿病）学会在总结中医学有关消渴病论述的基础上，认为消渴病的概念有其特定的内涵，并充分认识到消渴病病名的合理性，认为作为特定病种之一的"消渴病"，就是现代医学所谓的"糖尿病"。

二、辨消渴，八纲为先

消渴病（糖尿病）是以多饮、多食、多尿、消瘦为主要特征。古人认为多饮者，为上消；多食者，为中消；多尿者，为下消，并依据"三多"症状的主次而按上、中、下三消分别治之。但"三多"症状往往同时互见，且又互为因果，临床症状很难分清孰重孰轻，同时又有部分患者"三多"症状不典型，或不明显，或出现变证，因此按三消进行辨证分治就有一定的局限性。所以本病应以八纲辨证，将其分为阴虚型、阴虚热盛型、气阴两虚型、阴阳两虚型。

三、治消渴，中医优势

中医治疗糖尿病的优势有 4 个方面的内容。

（一）辨证施治燮理阴阳，优于单纯降糖

目前，西医治疗糖尿病主要是注射胰岛素和服用磺胺类、双胍类等降糖药物，这些药物的远期疗效较差，长期应用有一定的不良反应和部分继发性失效。用胰岛素治疗又易引起患者对它的依赖性，一旦停药，血糖随之复升。不少患者血糖虽然基本控制，但是并发症依然继续出现或继续进展，致使患者常因并发症的发展而导致残疾或死亡。胰岛素的长期注射，又给患者带来了痛苦和不便。本人通过长期临证观察，充分认识到中医治疗糖尿病可以较快地消除症状、减轻患者的痛苦、改善实验室指标。辨证施治燮理阴阳是中医治病的一大特色，通过辨证施治燮理阴阳，在解决了病痛之后，即起到了良好的降糖作用。这种不专降糖而糖降的治疗方法，标本兼顾，疗效稳定持久，少有停药反应，亦少有厌食、恶心、呕吐等胃肠反应，并具有改善消化功能、促进新陈代谢、降低胰岛素抵抗的良好作用。用中医治疗，患者不会因服药出现低血糖或变态反应。

（二）中医防治糖尿病并发症、合并症疗效明显优于西药

在临床观察中发现糖尿病单用西药治疗，不但容易出现合并症、并发症，而且其合并症、并发症的西药治疗更为棘手。以中医辨证施治，燮理阴阳治之，对糖尿病的合并症、并发症的治疗效果明显。它可使合并症、并发症得到较快的控制，尤其是对并发心脑血管病、周围神经病变、糖尿病足等效果更优。

（三）活血化瘀、贯穿始终

活血化瘀是中医治病的一大特色。不论何型何期，若有瘀血者，均需适当加入活血化瘀药物。近年来，现代医学研究证实，糖尿病的各个时期均有不同程度的瘀血现象存在。早期：阴虚火旺，煎熬津液，血稠黏滞，则见瘀血；中期：气虚运血无力，血行缓滞，则见瘀血；晚期：阴虚及阳，阴阳两虚，阳虚生寒，寒凝血脉，则见瘀血。瘀血则津行不畅，并发症频发。病久血脉失利，津液不畅，则又为瘀血。往往消渴形成瘀血，瘀血加重消渴，瘀血既为致病因素，又为病理产物。瘀血与消渴二者相互影响，互为因果，如图1-2所示。

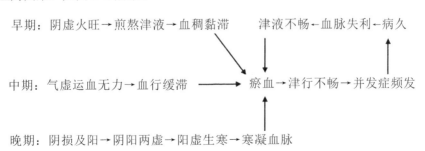

图1-2 瘀血与消渴的关系

同时瘀血与脂质代谢紊乱密切相关，尤其是在合并症、并发症中，其瘀血程度更为严重。最常见的慢性并发症包括糖尿病眼病、糖尿病肾病、糖尿病性神经病变、糖尿病心脑血管系统病变、糖尿病足等，无一不与瘀血有关。所以活血化瘀、改善糖尿病患者血液的高凝状态，是治疗糖尿病及其并发症的一个重要手段，尤其是对于血糖已基本控制，而依然伴有脂质代谢紊乱的患者更为适宜。如合并心血管疾病用血府逐瘀汤加减，合并脑血管疾病用补阳还五汤加减等。

（四）全面调理，综合治疗

糖尿病是一种慢性疾病，在它的发生、发展过程中受饮食、精神及机体内外环境等各方面因素的影响，因此治疗必须全面调理，中医的多种疗法均对本病有一定的治疗效果，临床除内服药物外，尚有针灸、推拿、气功、运动、辟谷及药物外敷等多种疗法，若能将上述疗法有机地结合起来应用，则会收到更理想的治疗效果。

四、分证型，四类为宜

（一）阴虚型

症状：口渴喜饮，咽干口燥，五心烦热，潮热盗汗，形体消瘦。

舌脉：舌红无苔或少苔乏津，脉细数。

此型多见于糖尿病早期，病情较轻，约占各型总数的10%，疗效与预后较好。

治法：养阴生津。

方用：一贯煎加减。

处方：沙参30 g，生地黄20 g，麦冬、玄参、天花粉、知母、黄精各15 g，地骨皮30 g，黄连6～12 g。

方义：方中沙参、麦冬滋养肺胃，养阴生津；玄参不仅能滋阴清热还能引肾水上行，滋养肺胃；天花粉配知母降糖见效快，作用强，持续时间持久（通过对天花粉与知母、苍术与玄参、黄芪与山药、生地黄与牡丹皮、五味子与麦冬等五对对药的实验研究，发现上述五对对药中以天花粉配知母效果最佳），天花粉味甘性寒，能清热润燥，生津止渴，且具有胰岛素样活性成分。黄连味苦性寒，清热泻火。黄连配天花粉：黄连厚肠胃，以防天花粉之润肠；天花粉润肠燥，以防黄连之便秘，二者相辅相成。黄连主要成分为小檗碱，亦称黄连素，能抑制肝糖原的异生，促进外周组织的糖酵解，从而达到降低血糖的作用，小檗碱同时还具有降压、降脂作用。

加减：兼见肾阴虚，如腰膝酸软者，加杜仲、续断；多尿者加桑螵蛸。兼见肝阴不足，如视物昏花、两目干涩者，加菊花、枸杞子。兼见肢体麻木者，加黄芪、鸡血藤、木瓜（活血通络，益气止麻）。兼见心阴虚，如失眠健忘者，加女贞子、炒枣仁

（养心安神）。兼见胃阴不足，如胃脘隐痛者，加白芍、甘草、石斛（滋养胃阴，缓急止疼）。兼见干呕、呃逆者，加半夏、竹茹。

医案举证：李某，女，52岁，工人，初诊2012年4月15日。

患者口渴、多饮、多食、消瘦月余，近半个月上述症状加重，并伴有两目昏涩，口干、口苦，舌红，苔薄白，脉细数。空腹血糖10.89 mmol/L，餐后2小时血糖12.58 mmol/L，尿糖（＋＋）。中医诊断：消渴病；西医诊断：糖尿病。此乃肝肾阴虚，津液不足所致。治法：养阴生津，滋补肝肾。方用：一贯煎加减。处方：辽沙参30 g，麦冬15 g，生地黄20 g，元参15 g，天花粉15 g，知母15 g，黄精15 g，黄连12 g，枸杞子15 g，菊花15 g。水煎服，服7剂，并嘱其控制饮食，适当运动。

二诊（2012年4月22日）：症状减轻，但便溏。宗前方加山药30 g。

三诊（2012年5月23日）：继续调治3周，空腹血糖6.4 mmol/L，餐后2小时血糖8.9 mmol/L。病情稳定后改服杞菊地黄丸合知柏地黄丸以巩固疗效。

按语：本案乃肺胃阴虚兼肝肾不足，用一贯煎加减兼滋养肺胃、调补肝肾。患者口渴、口苦、口干、消瘦，阴虚也。肝开窍于目，两目昏花者，肝阴不足，加枸杞子、菊花以滋阴清肝明目。方中天花粉配知母，黄精、黄连临床观察均有降糖作用，尤其是黄连作用更为明显。

（二）阴虚热盛型

症状：口渴多饮，多食易饥，形体消瘦，尿频量多，口干舌燥，头痛眩晕，面红目赤，或大便秘结，潮热盗汗，五心烦热。

舌脉：脉滑数，舌红，少津。

此型阴虚与热盛症状并见，亦多见于本病的早期，病情较阴虚型为重，占各型总数的10%左右，治疗与预后也较好。此型由阴虚发展而来，阴虚与热盛症状并见，热盛症状比较突出，治疗宜在养阴的基础上加清热之药。清热药与养阴药相伍，相辅相成，因阴虚甚者则火旺，火旺者必耗伤阴津而阴更虚。阴虚与火旺是同一病机的两种不同的表现。正如朱丹溪所谓的"滋阴必兼泻火"。

治法：清热养阴，生津止渴。

方用：清热益阴煎（即人参白虎汤合一贯煎加减）。

处方：生地黄20～30 g，沙参30 g，天花粉15～20 g，知母15 g，玄参15 g，麦冬15 g，石斛15 g，生石膏30～45 g，黄连12～15 g，生晒参9～12 g（或太子参30 g）。

方义：方中以生地黄为主，伍以沙参养肺阴，石斛养胃阴，玄参养肾阴，复加麦冬以生津止渴，伍白虎汤、天花粉以清热。全方共奏清热养阴，生津止渴之功效。其中生石膏辛甘大寒，清热生津。无形之热，内耗津液，有形之热，内蒸汗出，外耗伤津，汗出越多，津伤越甚。石膏清热有余，生津不足，而知母入肺、胃、肾三经，能滋阴生津，二药相伍，肺胃同治，清热滋阴效果更佳。（前面讲过天花粉配知母，降糖效果好，此次再讲白虎汤中石膏、知母的配伍应用：20世纪70年代，日本学者曾对白虎汤进行实验研究，发现单用石膏、知母、甘草、粳米降糖效果均不明显，而用石膏配知母，或石膏配知母、甘草，或白虎汤，均有明显降糖效果。证明石膏在白虎汤中起到了至关重要的作用，这充分说明每味中药在配伍中都非常重要。上述药物在白虎汤中的降糖作用，很可能是石膏中的钙离子在处方中起到了协同作用。）

加减：兼见心烦失眠（心火盛）者，加夜交藤、栀子。兼见烦躁易怒、目赤头痛（肝火盛）者，加黄芩、菊花、夏枯草。兼见便秘者加大黄。

医案举证：王某，男，42岁，农民，初诊2010年9月18日。

患者口渴多饮、多食、多尿月余，伴大便干燥，咽干、口苦。近日上述症状加重，舌苔黄燥，脉滑数。空腹血糖12.5 mmol/L，餐后2小时血糖15.8 mmol/L，尿糖（＋＋），尿酮（＋）。中医诊断：消渴病；西医诊断：糖尿病。此乃阴虚热盛，燥热伤津所致。方用：人参白虎汤合一贯煎加减。处方：生晒参15 g，生石膏45 g，知母15 g，辽沙参30 g，生地黄20 g，麦冬15 g，元参15 g，天花粉30 g，黄连15 g，大黄12 g（后下）。水煎服，服7剂。

二诊（2010年9月25日）：多饮、多食、多尿减其大半，大便软，咽干、口苦已减轻。宗前方去大黄，继服4周，共服药30余剂，"三多"症状消失，空腹血糖6.8 mmol/L，餐后2小时血糖9.6 mmol/L，尿糖转阴，病情稳定，改服知柏地黄丸以巩固疗效。

按语：口渴多饮者肺燥，多食者胃热，伴以苔黄、便干、脉滑数者肺胃热甚也，口苦、咽干者燥热伤阴也，以人参白虎汤清肺胃燥热、育阴生津。消渴病患者阴虚为本，燥热为标，方中大堆清热养阴药中加大黄，以泻火清热釜底抽薪，防其热甚伤阴耗气。

（三）气阴两虚型

症状：口渴喜饮，多食消瘦，咽干口燥，五心烦热，潮热盗汗，疲乏无力，气短懒言，动则汗出。

舌脉：舌红，苔薄白或少苔，脉细数无力。

即阴虚与气虚症状并见。此型比较多见，是糖尿病最常见的证型，占各型总数的70%～80%。多见于糖尿病的中期。

治宜益气养阴，但有偏脾虚与偏肾虚之不同。偏脾虚者，用自拟养阴益气健脾汤：黄芪 45 g，山药 30 g，苍术 20 g，玄参 15 g，生地黄 20 g，黄精 15 g，茯苓 15 g，太子参 30 g，五味子 12 g，麦冬 15 g，黄连 12 g，益气养阴健脾；偏肾虚者，用自拟参芪地黄汤：六味地黄汤加生晒参 12 g，黄芪 45 g，黄连 12 g，益气养阴滋肾。

前方（养阴益气健脾汤）黄芪配山药降尿糖，苍术配玄参降血糖，乃施今墨先生之经验。苍术"敛脾精"，其性虽燥，但伍以玄参之润，则可制其短而用其长。玄参伍苍术，养阴而不腻，二药相辅相成，合用乃有降血糖之效。

气阴两虚型，即气虚与阴虚症状并见，治之宜养阴益气并用，然疾病在发生、发展过程中是不断变化的，变化是客观的，分型是人为的，治之既要益气又要养阴，那就必须依据气阴二者之孰重孰轻程度来调整不同之用药分量。

医案举证：王某，男，45 岁，干部，初诊 2012 年 8 月 9 日。

患者口渴喜饮，气短乏力，自汗、盗汗 2 年，加重半月，并伴有口干、舌燥，动则汗出，胃脘不适等症状。在当地医院以糖尿病治疗，服肠溶二甲双胍、达美康等药物，症状不见缓解，舌苔薄白，舌质淡红，脉细。空腹血糖 11.2 mmol/L，餐后 2 小时血糖 13.6 mmol/L，糖化血红蛋白 7.2%，尿蛋白 18 mg/L，尿糖（＋＋）。中医诊断：消渴病（气阴两虚）；西医诊断：糖尿病。治法：益气养阴。方用：自拟益气养阴健脾汤加减。处方：黄芪 45 g，山药 30 g，苍术 20 g，元参 15 g，生地黄 20 g，黄精 15 g，茯苓 15 g，太子参 30 g，五味子 12 g，麦冬 15 g，陈皮 15 g，砂仁 9 g。水煎服，服 7 剂。

二诊（2012 年 8 月 16 日）：自述口干、乏力、自汗均减，胃不适止，仍盗汗，宗前方去陈皮、砂仁，加知母 15 g、黄柏 12 g。

三诊（2012 年 9 月 7 日）：上药继服 3 周，诸症消失，空腹血糖 7.2 mmol/L，餐后 2 小时血糖 9.6 mmol/L，尿糖（一）。改服知柏地黄丸、补中益气丸调理半年，病情稳定。

按语：自汗者阳虚，盗汗者阴虚，自汗、盗汗者，阴阳两虚。自汗甚者阳虚重，盗汗甚者阴虚重，二诊患者诸证悉减，唯盗汗仍作，说明益气之药尚可，而养阴之药不足，故以前方加知母、黄柏以助养阴之功。知母配黄柏为一对药：黄柏苦寒沉降，清热燥湿，长于清肾经相火，泻下焦湿热而坚阴，知母苦寒质柔性润，能上清肺热下泻肾火，兼退胃家实热，并能滋阴润燥。黄柏清热除湿以保阴，知母泻火以助坚阴，二药相须为用，养阴而不助湿，二药共奏清热燥湿、养阴降火之功。此方以养阴为主，知母用量一定要大于黄柏，以防黄柏之过燥伤阴。

（四）阴阳两虚型

症状：饮多溲多，尿频尿浊，五心烦热，畏寒肢冷，自汗盗汗，但喜热饮，头晕耳鸣，倦怠乏力，或阳痿早泄。

舌脉：舌淡苔白，或舌胖嫩少津，脉沉细无力等。

此即阴虚与阳虚症状并见。多见于糖尿病的后期，占各型总数 10% 左右，病情多重，并发症常已出现，治疗亦须兼顾其并发症。

治法：益阴扶阳。

方药：常用金匮肾气汤加枸杞子、淫羊藿。

加减：若偏阳虚者，加荔枝核 30 g（荔枝核甘温，能提高机体及周围组织对葡萄糖的利用率而降低血糖，并能降低肝糖原含量及调节血脂）。偏阴虚者，加地骨皮 30 g（地骨皮甘寒，清热凉血，有显著的降糖及降脂作用）。尿中出现蛋白，可加益母草 30 g、蝉衣 12 g（消渴病日久伤肾，肾脏亏损，脉络瘀滞，气化不行，水湿潴留。蝉衣宣肺行水，益母草补肾、活血、化瘀，扩张肾脏血管，提高肾血流量，增加肾小管的排泄作用，二药相伍，活血、祛瘀、利水，改善微循环血流，改善肾脏之"微癥瘕"状态，从而降低尿蛋白）；尿中出现酮体，可加白术、茯苓。

医案举证：赵某，男，44 岁，经商，初诊 2012 年 5 月 7 日。

罹患糖尿病 5 年余，经服二甲双胍、糖适平等药物治疗，病情仍不稳定，口渴口干，多饮多尿，腰酸乏力，头晕耳鸣，昼则肢冷，夜则烦热，下肢水肿。空腹血糖 9.8 mmol/L，餐后 2 小时血糖 14.5 mmol/L，糖化血红蛋白 7.6%，尿糖（＋＋），尿蛋白（＋＋），尿蛋白 200 mg/L，舌质淡红，苔薄白，脉沉细无力。中医诊断：消渴肾病（肾阴肾阳俱虚）；西医诊断：糖尿病肾病。治法：益阴温肾，化气行水。方用：济生肾气汤加减。处方：熟地黄 30 g，山药 30 g，萸肉 15 g，茯苓 15 g，牡丹皮 15 g，泽泻 15 g，桂枝 6 g，附子 6 g，牛膝 15 g，车前子 15 g（包煎），黄芪 30 g，益母草 30 g，蝉衣 12 g。水煎服，服 7 剂。

二诊（2012 年 5 月 14 日）：多饮多尿、口干口渴、肢冷均减，水肿渐消，仍入夜烦热。空腹血糖 7.2 mmol/L，餐后 2 小时血糖 8.2 mmol/L，尿糖（＋－），尿蛋白（＋），宗前方加生地黄 30 g。

三诊（2012 年 7 月 15 日）：继服 2 月余，诸症基本消失，空腹血糖 6.6～6.9 mmol/L，餐后 2 小时血糖 8～9.6 mmol/L，尿糖转阴，尿蛋白消失。改服金匮肾气丸调理半年，病情稳定。

按语：患者口干口渴，多饮多尿，腰酸乏力，肢冷水肿者，肾阳亏损，肾气不化也。头晕耳鸣入夜燥热者，肾精不足肾阴亏损也。肾气不化者，温阳益气，化气行水；肾精不足者，益阴填精补肾。方中以六味地黄汤滋补肾阴，桂枝、附子以温肾化气、利水消肿，牛膝、车前子加强金匮肾气汤的利水功能。牛膝、车前子是一对利水对药，一个行血分，一个行气分，血分之水在里，是聚的，气分之水在浅层，是散的，牛膝是行血分之水，车前子是行气分之水，二者有气分又有血分，二药相伍，相得益彰，就更能使水肿从小便排出。二诊药后肾中阳气渐渐回生，气化得以运行，诸症悉减而入夜燥热仍作者，乃肾阴不足，肾精亏虚。方中加生地黄佐熟地黄以益阴清热，填精补肾，育阴和阳。诸药相伍，阴复阳和，其病乃愈。

前面已经讲过，糖尿病自始至终都有不同程度的瘀血存在，尤其是在中、后期的气阴两虚与阴阳两虚二型中，其瘀血表现更为明显，治疗亦应依据其瘀血表现的不同程度，适当加入活血化瘀之药，如丹参、赤芍、桃仁、红花、水蛭等。

在临床实践中，常有无明显症状的糖尿病患者，给辨证治疗带来一定的困难，遇此无证可辨者，应依据患者的体质状况，考虑治疗方案，选用辨病与辨体质相结合的治疗思路。

糖尿病的临证分型，医者各持己见，分型繁多，少则几型，多则十几型。分型繁多，从理论上讲似乎治疗贴近病情，但病情千变万化，分型再多，也难以囊括千变万化之病情。本人认为应依据本病的病因、病机、临床表现，将本病分为阴虚型、阴虚热盛型、气阴两虚型、阴阳两虚型较为合适，此则执简驭繁，学者易学，用者易用。

所谓本病阴虚燥热之病机，即阴虚为本，燥热为标，阴虚与燥热是同一病机的两个方面，阴虚必导致燥热，燥热又耗伤阴津，阴津越亏则燥热越甚，燥热越甚则阴津越亏，二者互为因果，因此滋阴大家朱丹溪早已提出"滋阴必兼泻火"，亦即养阴有助于泻火润燥，泻火润燥则有助于养阴生津。

五、增疗效，中西合参

中西医结合治疗本病，较单纯用中药或西药疗效更好。一般在辨证分型运用中药的基础上适当加用降糖西药，中西药合用，则降糖效果更加快速平稳，且能防止并发症、合并症的发生。中西互补，对提高本病的治疗效果更为理想。

杂病中的中西医合参：中西医是两个不同的理论体系，不能死搬硬套，人云亦云，应以中医理论思想指导为主，中西医认识一致的，可以参用，中西医认识不同的，应以中医认识为主，坚持中医辨证施治，不可盲目对号入座，如肠痈的辨治，西医忌用泻剂，中医常用大黄牡丹汤。

袁占盈教授中西医结合治疗消渴病临床经验总结

消渴病的病因较为复杂，《灵枢·五变》曰："五藏皆柔弱者，善病消瘅……此人薄皮肤，而目坚固以深者，长冲直扬，其心刚，刚则多怒，怒则气上逆……转而为热，热则消肌肤，故为消瘅"。这里提出"五藏皆柔弱者"，先天禀赋不足，脏腑虚弱，加之性格刚烈，情志易怒，化为内热，易成消渴病。《素问·阴阳应象大论》中，"怒伤肝、思伤脾、悲伤肺、恐伤肾""暴怒伤阴，暴喜伤阳"。长期过度的情志失调，可致肝失疏泄，使人体气机逆乱，犯肺、克脾、伐胃、耗肾、伤津、损血和挟痰，从而使人体气血津液输布失调发生消渴。《素问·奇病论》曰："肥者令人内热，甘者令人中满，故其气上溢，转为消渴。"这从饮食角度探讨饮食失节，过于肥甘，内热中满，转为消渴。故消渴病的病因与先天禀赋不足、脏腑虚弱、情志失调、饮食不节有关。中医认为消渴的病机主要在于阴津亏虚、燥热偏盛，而以阴虚为本，燥热为标，两者互为因果。

那么糖尿病如何诊断呢？2013 年 ADA 糖尿病诊疗标准指出目前糖尿病的诊断标准为 A1C ≥ 6.5%。试验应按美国糖化血红蛋白标准化计划组织认证的方法进行，并与糖尿病控制和并发症研究的检测进行标化。或空腹血糖（FPG）≥ 7 mmol/L。空腹的定义是至少 8 小时未摄入热量。或口服糖耐量试验（OGTT）2 小时血糖 ≥ 11.1 mmol/L。试验应按世界卫生组织（WHO）的标准进行，用相当于 75 g 无水葡萄糖溶于水作为糖负荷。或在有高血糖典型症状或高血糖危象的患者中，随机血糖 ≥ 11.1 mmol/L。如无明确的高血糖，结果应重复检测确认。符合以上诊断标准即可诊断为糖尿病。

中医将糖尿病称之为消渴病，并提出较为传统的"三消"疗法来治疗，《丹溪心法》将三消分为上消、中消、下消 3 种。虽然这种治疗方法疗效显著，但越来越不适应 2 型糖尿病，因 2 型糖尿病患者常常不一定伴有"三多一少"症状：多尿、多饮、多食、消瘦。传统的"三消辨证"，将消渴病分为上消、中消和下消具有一定的局限性。一方面，消渴病虽有在肺、胃、肾的不同，但常相互影响。如肺燥津亏，津亏失于输布，则脾胃不得濡养，肾津不得滋助；脾胃燥热偏盛，可上灼肺津，下可耗伤肾阴；肾阴不足则阴虚火旺，亦可上灼肺胃，终致肺燥胃热肾虚，故"三多"之症常可相互并见。另一方面，消渴日久则容易发生变症，阴阳互根互用，阴损及阳，导致阴阳两虚；另外消渴病日久可以影响多个脏腑，导致气血运行失常，加上阴虚内热耗伤阴津，最终会导致血行不畅而致血脉瘀阻。临床上多数患者会同时出现多饮、多食、多尿等上、中、下三消症状，还有一部分患者临床表现并不突出，而是在体检中发现血糖升高，另外还有出现视网膜病变、神经病变等的并发症及其他变症，临床上很难分清孰轻孰重。袁老师认为本病应该从八纲辨证较为合适，并将其分为阴虚型、阴虚热盛型、气阴两虚型、阴阳两虚型。具体临床表现、治法方药、随症加减如下。

一、阴虚型

临床上多表现为口干，口渴，眼干涩，盗汗，乏力，大便稍干、小便可，舌质红，苔白稍黄，脉细。

治则：养阴生津。

方药：一贯煎加减。

医案举证：王某，女，56岁，发现血糖升高8年，现服用二甲双胍、格列苯脲，查空腹血糖6.7 mmol/L，餐后2小时血糖11.8 mmol/L，口干，口渴，眼干，纳眠可、大便干结，小便可，舌质红，苔白少津。西药加用阿卡波糖，餐时随第一口饭嚼碎服。中药处方如下：生地黄20 g，沙参15 g，当归15 g，麦冬20 g，玄参15 g，黄精20 g，枸杞子12 g，菊花10 g，甘草6 g。

7剂后，患者口干、口渴、眼干症状明显缓解，仍有大便干症状，患者自测空腹血糖5.8 mmol/L，餐后2小时血糖8.1 mmol/L。西药按原方案进行，中药在原方基础上加郁李仁10 g、火麻仁10 g。7剂后患者大便通畅，口干、口渴症状消失，血糖控制良好。嘱患者勤测血糖，发现异常及时来诊。

二、阴虚热盛型

临床上多表现为口干咽燥，渴喜凉饮，饮水较多，多食易饥，心烦口苦，大便干结，小便短赤，舌干红，苔黄燥，脉细数。

治则：清热养阴、生津止渴。

方用：人参白虎汤合一贯煎加减。

医案举证：李某，男，45岁，发现血糖升高5年，现服用二甲双胍和吡格列酮，血糖控制尚可，近几天出现口干、口渴、口苦、多饮、烦躁、小便黄、大便干结等症状，舌苔黄燥，脉细数。处方：生石膏30 g，沙参20 g，生地黄20 g，玄参15 g，麦冬15 g，知母12 g，天花粉15 g，黄连6 g，栀子9 g，大黄10 g，甘草6 g。

7剂后患者症状明显改善，无其他不适，原方继服7剂。7剂后患者自述血糖控制平稳，口干、口苦等症状消失，建议患者定期复查空腹血糖、餐后2小时血糖和糖化血红蛋白，发现问题及时就诊。

三、气阴两虚型

此类证型，临床上较为常见。多表现为咽干口燥，口渴多饮，神疲乏力，气短懒言，形体消瘦，腰膝酸软，自汗盗汗，五心烦热，心悸失眠，舌红少津，苔少，脉弦细数。

治则：益气养阴。

方用：玉液汤加减。

医案举证：朱某，女，63 岁，发现血糖升高 16 年，现服用二甲双胍、格列吡嗪、比格列酮，空腹血糖 7.6 ～ 8 mmol/L，餐后 2 小时血糖 8.2 ～ 9.3 mmol/L。近半个月出现乏力，口渴，多饮，自汗，面部出汗较多，腰膝酸软。舌红少津，脉细数无力。处方：黄芪 30 g，葛根 30 g，知母 20 g，五味子 15 g，山药 20 g，天花粉 20 g，杜仲 20 g，牛膝 10 g，桑寄生 20 g，甘草 6 g。

7 剂后患者口渴等症状改善，仍自汗出，在原方基础上加用麻黄根 20 g、浮小麦 30 g，将黄芪改为 45 g。7 剂后，患者自汗明显减轻，口渴等症状明显改善，嘱再用 5 剂以巩固疗效。

四、阴阳两虚型

此型多见于疾病后期，病情较重，多有合并症、并发症，临床上多表现为小便频数，夜尿增多，尿浑浊，五心烦热，口干咽燥，神疲乏力，腰膝酸软，畏寒肢冷，四肢欠温，下肢水肿，甚则全身皆肿，舌质淡，苔白而干，脉沉细无力。

治则：滋阴补养。

方用：金匮肾气汤加减。

医案举证：李某，男 67 岁，发现血糖升高 20 余年，现用长效胰岛素注射治疗，患者自述空腹血糖控制尚可，餐后 2 小时血糖波动在 11 ～ 12 mmol/L，糖化血红蛋白 7.6%。患者自述最近半年出现腰部酸软、怕冷、下肢水肿、视物模糊、夜尿多，小便时泡沫多，在外院检查蛋白尿：3 ＋。西药在胰岛素注射基础上加用阿卡波糖餐时服用，以降低餐后血糖。处方：制附子 10 g，桂枝 12 g，熟地黄 20 g，山药 20 g，山茱萸 15 g，泽泻 20 g，茯苓 30 g，大腹皮 30 g，牡丹皮 12 g，枸杞子 20 g，菊花 20 g，益母草 15 g，蝉衣 15 g，甘草 6 g。

7 剂后，患者餐后 2 小时血糖 8.1 mmol/L，腰部酸软改善、尿泡沫减少、下肢水肿减轻、视物模糊改善，上方改益母草 30 g，加用三七粉 3 g^{（冲服）}、杜仲 20 g、续断 20 g，7 剂后患者症状明显改善。因患者不愿再服汤药，将其改为肾气丸长期服用。

并嘱患者不适随诊。

消渴病的形成与多种因素有关，其中过食肥甘厚味及饮食结构或质量改变为主要病因。以阴虚或气虚为本，痰浊血瘀为标，虚实夹杂。发病初期多为食、郁、痰、湿、热、瘀等相兼为病，郁久化热伤阴，阴损及阳导致气血阴阳俱虚。气虚鼓动无力，痰浊等阻滞，血脉不利形成血瘀，另外阴虚内热，煎灼津液阴血，血液黏滞，血脉瘀塞而为血瘀，正如《医林改错》中所说："血受热，则煎熬成块"，袁老师认为血瘀贯穿于疾病始终。糖尿病血管病变是糖尿病并发症的病理基础，活血化瘀药是糖尿病二级预防最重要的药物，包括活血散瘀药与破血逐瘀药。患病初期没有并发症或并发症轻微时，可以以活血化瘀药为主，病程日久或已有血管并发症者，可以破血逐瘀药为主，以增强疗效。糖尿病患者，尤其是兼有并发症的患者，大多伴有血液流变学障碍。如血小板聚集功能增高，血流减缓，肢体麻木、视力减退、眼底出血、舌质紫暗或有瘀点等血瘀表现，要在辨证治疗的基础上，加用丹参、当归、三七、桃仁、红花、赤芍、水蛭等活血化瘀药，来改善患者高血凝状态，缓解或延迟其合并症和并发症的产生。

西医认为糖尿病是由遗传和环境因素共同引起的一组以糖代谢紊乱为主要表现的临床综合征。并将糖尿病分为1型糖尿病、2型糖尿病、其他特殊类型糖尿病和妊娠糖尿病4种类型。治疗上采用口服药物如磺胺类、双胍类、格列奈类、格列硅酮类等和胰岛素注射。

临床实践证明西医在降低血糖方面具有相对优势，但是在改善患者症状和缓解并发症方面的作用并不明显。中医治疗重在标本兼治和整体治疗，在辨证论治的基础上选择合适的方药，可较快消除患者症状，减轻患者痛苦，延缓和缓解并发症的发生。糖尿病按中医辨证论治确有较满意的疗效，尤其是在治疗慢性并发症方面，取得了可喜的进展。所以在消渴病治疗时，袁老师认为应该在辨证分型运用中药的基础上，同时根据西医分型加用西药，中西医结合来迅速降糖，防治消渴病的并发症及合并症。另外《素问·四气调神大论》说："圣人不治已病治未病，不治已乱治未乱。"对于糖尿病高危人群，袁老师建议通过调整饮食习惯，改善生活方式，必要时配合中药，纠正不良体质，最大限度地减少糖尿病的发生。对于已诊断为糖尿病的患者，强调综合治疗，尽可能减少糖尿病并发症的发生、发展，提高糖尿病患者的生存质量，体现了中医"未病先防，既病防变"的思想。希望在不久的将来，在医务人员的共同努力下，能早日找到糖尿病的根治方法，为糖尿病患者带来福音。

内托生肌散联合西医治疗糖尿病足经验分享

糖尿病足是糖尿病晚期慢性并发症之一，患者从皮肤到骨与关节的各层组织均可受累。住院糖尿病患者中糖尿病足溃疡的发生率为4%～10%，糖尿病患者发生足溃疡的风险高达25%。糖尿病足是引起糖尿病患者肢体残疾的主要原因，严重威胁着糖尿病患者的健康及生活质量，同时给患者及家庭带来了沉重的经济负担和精神压力。

托生肌散出自清代医学大家张锡纯所著《医学衷中参西录》："治瘰疮疡破后，气血亏损不能化脓生肌。或其疮数年不愈，外边疮口甚小，里边溃烂甚大，且有串至他处不能敷药者。"笔者将此方用于糖尿病足溃疡患者，取得了较好的临床疗效。现将近期收集的2例病例报道如下，供医者参考。

李某，男，60岁，河南南阳新野县人，以"发现血糖升高12年，左侧足踝部溃烂1周"为主诉入院。入院症见：神志清，精神可，口干，口渴，乏力，双下肢水肿，右侧膝关节疼痛，纳可，眠差，大便干，小便可，舌质暗，苔少，脉沉细数，舌下脉络迂曲。查体：患者左下肢痛觉、温度觉、触觉丧失，局部皮肤色暗红、皮温明显升高，溃烂处有黄色分泌物，直径约3 cm，深约2 cm。西医诊断为糖尿病足；中医诊断为消渴病，气阴两虚、瘀血阻络证。患者入院时测随机血糖28.6 mmol/L，入院后检查：血常规白细胞计数及中性粒细胞计数明显升高，空腹血糖及餐后2小时血糖明显升高。给予胰岛素注射控制血糖，头孢哌酮舒巴坦及左氧氟沙星抗感染，溃烂部位清创，并给予康复新液填充伤口。治法：托毒生肌、活血化瘀。方用：内托生肌散加减，具体处方如下：生黄芪30 g，乳香15 g，没药215 g，白芍12 g，天花粉20 g，丹参20 g，夜交藤20 g，醋延胡索12 g，合欢花15 g，火麻仁12 g，甘草6 g等。5剂后患者溃烂处明显好转，脓性分泌物明显减少，伤口处可见新生肉芽组织，伤口直径约为2 cm，深度约为1.5 cm，局部皮温明显降低，患者触觉恢复，口干，口渴，乏力，纳眠可，二便调。给予调整处方：生黄芪30 g，乳香15 g，没药215 g，白芍12 g，醋延胡索12 g，天花粉20 g，丹参20 g，生地黄12 g，麦冬12 g，葛根15 g，甘草6 g。继续服用7剂后，患者伤口基本愈合，局部结痂，未见脓性分泌物，肤色及皮温恢复正常，伤口直径约为1 cm，深约为0.5 cm。给予内托生肌散原方7剂后伤口愈合。

麻某，男，52岁，河南安阳华县人，以"发现血糖升高20年，右侧足部烫伤3天"为主诉入院。入院症见：神志清，精神可，口渴，口苦，视物模糊，右侧足部疼痛，纳眠可，小便频，大便可。舌质暗，苔黄腻，脉滑数，舌下脉络迂曲。查体：溃烂处皮温明显升高，溃烂部有黄色分泌物，直径约为 5 cm，深约为 0.5 cm。患者入院时测随机血糖 20.6 mmol/L，入院后急查血常规、尿常规、电解质、肝肾功能等，结果显示其存在感染及酮症酸中毒。西医诊断为糖尿病足、糖尿病酮症酸中毒；中医诊断为消渴病，湿热困脾、瘀血阻络证。西医给予抗感染、控制血糖、降尿酮体、局部清创换药等对症处理；中医给予内托生肌散加减内服，具体处方如下：生黄芪 30 g，乳香 15 g，没药 215 g，白芍 12 g，天花粉 20 g，丹参 20 g，醋延胡索 12 g，生薏苡仁 30 g，黄柏 20 g，炒苍术 12 g，甘草 6 g 等。7 剂后，患者溃烂处明显好转，未见脓性分泌物，局部结痂，大部可见新生肉芽组织，直径约 3 cm，深约 0.2 cm。继续守原方 10 剂，患者溃疡处愈合，局部无渗出，皮温恢复正常。

2004 年，我国 14 家三甲医院的调查显示：51～80 岁的糖尿病足患者占 85.1%，糖尿病病程 5 年以上的患者占 69%。随着糖尿病患者数量的不断增加，糖尿病足患者也呈上升趋势。肖婷等发现糖尿病下肢血管病变与截肢明显相关，提示下肢缺血是截肢的重要危险因素。对于糖尿病足的治疗，同仁们可在西医控制血糖、改善下肢循环、抗感染、局部清创换药等对症治疗的基础上，运用传统的中医中药治疗，将收到良好的临床疗效。

浅析桂枝汤在糖尿病汗证中的运用

糖尿病汗出异常，可发生于糖尿病的任何时期。文献报道患病率为 17%～78%，约 60% 患者最终将出现汗出异常。一般认为，糖尿病汗出异常是自主神经紊乱所致，西医无特效疗法，主要是调节自主神经及降低血糖，疗效并不理想。汗出异常属中医"汗证"范畴，基本病机为阴阳失调、腠理开阖失司。大致分为：①因火热郁蒸，迫津外泄所致；②因阴虚火旺，表虚不固所致；③因气虚表弱，腠理空疏所致；④因营卫不和所致。临床常见汗出多，或为冷汗，或为热汗，或夜间汗多，或昼夜均多，还可见半身汗出。中医以辨证论治为基本准则，运用桂枝汤治疗因营卫不和所致糖尿病汗证疗效显著。

徐彬称"桂枝汤，外证得之，解肌和营卫；内证得之，化气调阴阳。"其后世临床应用广泛，被誉为"仲景群方之冠"。桂枝汤由桂枝、芍药、生姜、大枣、甘草 5 味药组成。方中桂枝为君，善于宣阳气于卫分，畅营血于肌表；芍药为臣，益阴敛营，敛固外泄之营阴。桂枝、芍药等量合用，寓意有三：一为针对卫强营弱，体现营卫同治，邪正兼顾；二为相辅相成，桂枝得芍药，使汗而有源，芍药得桂枝，则滋而能化；三为相制相成，散中有收，汗中寓补。此为本方外可解肌发表，内调营卫、阴阳的基本结构。生姜辛温，即助桂枝辛散表邪，又兼和胃止呕；大枣甘平，既能益气补中，且可滋脾生津；炙甘草调和药性，合桂枝辛甘化阳以实卫，合芍药酸甘化阴以和营。整方发中有补，散中有收，邪正兼顾，阴阳并调。因其散中有收，散中寓补，一治卫强，二治营弱，双向调节，使卫气外固而营阴内守，营卫调和而津不外泄，因而其加减用于多种非生理性汗出。现代研究表明，在不同的功能状态下，本方能发汗也能止汗，对汗腺分泌起到双向调节作用。本方对汗腺的双向调节作用可能是方中"桂枝散治卫强、白芍敛治营弱"中医理论的药理体现。今举一例阐明之。

李某，男，65岁，2016年5月10日初诊。3年前体检时发现血糖升高，空腹血糖为8.4 mmol/L，遂入当地医院住院治疗，诊断为2型糖尿病。出院后口服二甲双胍每次0.85 g，2次/天治疗至今。4个月前无明显诱因出现上半身汗出异常，下半身少汗或无汗，时时汗出，常因饮食或紧张加重，眠差易醒，舌暗，苔薄白，脉沉细。中医诊断为消渴病汗证。证属营卫不和、瘀血阻络，治以调和营卫、活血化瘀。桂枝汤加减：桂枝15 g，白芍45 g，煅龙骨30 g，煅牡蛎30 g，酸枣仁30 g，当归15 g，桃仁15 g，甘草10 g，生姜3片，大枣5枚。水煎服，每天1剂，连服10剂，继续口服二甲双胍。二诊时，上述症状缓解，继服原方10剂。三诊时，诸症皆消。

按语：营卫者，"阴阳相随，外内相贯"，营卫失和，不相贯通，营独行，卫不固，则汗出多；卫独行，肌表闭，则无汗出。故以调和营卫之代表方桂枝汤加减。桂枝解肌发表，白芍酸敛和营，且白芍用量较大，意在敛阴止汗。营不外泄，卫不独行，则汗多者减少，无汗者汗出。生姜、大枣助桂枝、白芍以和营卫，甘草调药和中。桂枝汤加煅龙骨、煅牡蛎重镇固涩、潜阳入阴；加酸枣仁养心安神；加当归、桃仁活血化瘀通络。诸药合用，有效缓解患者症状。

糖尿病周围神经病的中医研究概况

糖尿病周围神经病变（diabetic peripheral neuropathy，DPN）是糖尿病最常见的慢性并发症之一。有文献报道DPN发病率可高达90%。本病起病隐匿，可出现于糖尿病症状之前，易被忽视。其临床表现分为对称性多神经病变与非对称性多神经病变，而前者是其最常见的类型，占全部糖尿病性神经病的 70%。本病临床症状复杂，主要表现为肢体疼痛和感觉异常，特点是对称出现远端感觉障碍，下肢多于上肢。对称性多神经病变的发病机制尚未完全明了，但普遍认为其发生与高血糖引起代谢紊乱、微血管病变和神经营养因子缺乏、自由基损伤及基因表达异常等多种因素有关。该病虽不是糖尿病患者致死的主要原因，但却是致残的主要因素，成为当前医学界的重大研究难题之一。目前西医临床缺乏特异的有效治疗方法，多采用控制血糖、调节代谢及改善微循环，以期纠正神经缺血缺氧，增加神经传导功能。还有抗氧化、补充神经营养因子、免疫抑制剂、理疗及高压氧等方法。近年来中医治疗显示了一定的优势，受到医学界重视，值得深入研究，现综述如下。

一、病因病机的认识

糖尿病周围神经病变在中医古籍中没有专门病名，根据其临床特征应属于中医"痹证""消渴""痛证"范畴。近代多数学者认为本病是由于消渴日久，气阴亏耗，血行凝滞，脉道瘀阻，阳气不能达于四末而致。其中医病机可归纳为以下几种。

（一）气阴两虚说

许成群认为糖尿病初期多为阴津亏耗，燥热偏盛，日久不愈，每致阴损气耗，而成气阴两虚之证候，气虚血行无力而致血瘀，阴虚脉管空虚，滞而为瘀，瘀血痹阻，筋脉失养而致此病。气阴两虚贯穿糖尿病周围神经病变始终，燥热、湿热、寒湿、痰浊、瘀血等病理演变皆有其阶段性。孙春英认为糖尿病周围神经病变为本虚标实之疾，气阴两虚为本，气阴两虚痰瘀阻络是其病理基础。邹如政认为消渴日久，阴津亏耗，燥热偏盛，伤阴耗气，致脾肾气虚，肝肾阴虚，气虚不能载血运行，阴亏不能荣达肌肤而致本病发生。

（二）阳虚血瘀说

王亚娟等认为本病多属中医阳虚血瘀范畴。其病理基础是气阴两虚，日久兼瘀，气虚可加重阳虚，故当用温阳活血通络之法。徐生生认为糖尿病周围神经病变病因病机为消渴日久、阴阳失调、脾肾阳虚，由于阳气的衰减，脏腑功能活动和气血运行无以温煦和推动，血脉迟缓而成瘀血，发为血痹，脾肾阳虚在前，血脉瘀阻在后。

（三）痰瘀互结说

玉山江认为痰瘀俱为脏腑功能失调产生的病理产物，二者单独或相兼为病，几乎贯穿疾病的整个过程。元气亏虚，血行无力，脉络失于煦养，痰瘀互结，阻于经脉，血脉失和，经脉不通则发为本病。王志学认为血脉痹阻，脾肾湿盛，聚湿生痰，痰瘀互结是导致本病的病理基础。衡先培认为消渴基本病机为阴虚燥热，继而气阴两虚，气虚不化水,水停则为痰;阴虚不养液,液凝则痰成。痰瘀互生,痰与瘀结而脉络瘀阻,发为本病。

(四)瘀血说

吴兆利等认为糖尿病周围神经病变的发病基础无不与气血阴阳有关,而瘀血是本病的基点和主要病机所在。气虚血行无力;阴虚内热耗伤阴血,脉络失养;亦可炼液成痰;阳虚寒凝等均可导致血瘀。因此从血瘀论治是治疗本病的关键。此外尚有肝风入络,湿热壅盛等认识。近年来,我们通过大量的临床观察,认为该病为本虚标实证,乃因消渴日久,耗伤正气,阴阳气血、脏腑受损,不荣则痛且痿;另久病入络,痰瘀痹阻则痛。阴阳气血脏腑受损是谓本虚;四末脉络失养不荣则痛,瘀血痰浊阻络不通则痛是谓标实。瘀血为病理基础,阳虚络瘀是病机关键。

二、中医治疗方法

(一)内治法

1. 辨证分型论治

众多医家以中医理论为依据,辨病与辨证相结合,在辨病的基础上予以辨证施治。邹如政分五型治疗:气虚血瘀型以益气活血为治则,处方:黄芪、陈皮、党参、生地黄、赤芍、丹参、地龙、木瓜、水蛭等;阴虚血瘀型以养阴活血为治则,处方:生地黄、玄参、麦冬、葛根、当归、丹参、桃仁、地龙、鸡血藤等;肾虚血瘀型以补肾活血为治则(肾气丸加减),处方:山药、生地黄、山芋、黄芪、桑寄生、附片、肉桂、当归、僵蚕、杜仲、地龙、丹参等;肝郁血瘀型以疏肝理气活血为治则,处方:柴胡、佛手、郁金、枳实、延胡索、丹参、川芎、牛膝等;脾虚痰阻型以健脾化痰为治则,处方:苍白术、山药、茯苓、陈皮、黄芪、红花、麦芽、水蛭等。吕仁和教授采用分期论治:早期以气阴两虚为主,多兼瘀血阻络,处方:太子参、牛膝、狗脊各 15 g,麦冬、五味子、续断各 10 g,生地黄 20 g,丹参、木瓜、赤芍各 30 g;中期以肝肾阴虚、血脉瘀阻为主,处方:桑寄生、续断、地龙各 10 g,狗脊 15 g,乌梢蛇、蜈蚣各 6 g,黄精 20 g,丹参 30 g,生地黄 30 g;晚期以脾肾阳虚、痰瘀阻络为主,处方:党参 15 g,人参、地龙各 10 g,肉桂、䗪虫各 3 g,熟地黄、黄芪、山药各 20 g,牛膝、附子[先煎]、乌梢蛇、蜈蚣各 6 g。赵进喜教授分四型治疗:气虚血瘀型予补阳还五汤加减;气阴两虚型予参芪地黄汤、顾步汤加减;阴虚血少型予归芍地黄汤、补肝汤加减;阴阳俱虚型予肾气丸加减。临床在以上四型基础上,兼气郁者加用四逆散,兼湿热下注者加用四妙散,痰湿阻滞者加二陈汤,风寒湿三气杂至者则仿三痹汤、独活寄生汤加减。

2. 以法论治

中医治疗方法主要有益气、养阴、活血、通络、温阳、益肾、化痰等，近年来在这些方面报道较多。

（1）益气活血通络法：唐基楠等用补阳还五汤加味治疗本病 64 例。方法：全部患者入院后按糖尿病饮食，予降糖药物控制血糖，同时予补阳还五汤加味：黄芪 60 g，当归、赤芍、鸡血藤各 15 g，川芎、红花、地龙、木瓜各 10 g。水煎服，每天 1 剂，1 个月为 1 个疗程。若上肢麻痹重者加桑枝引药上行以祛风通络；下肢重者加川牛膝引气血而下行；身重发热、舌苔黄腻者加苍术、黄柏以清热除湿、通经活络；寒湿凝滞、四肢发凉者加威灵仙、附子以温经散寒、祛湿通络；肾气亏损者加杜仲、怀山药、肉苁蓉以补肾生精、强筋健骨；津枯液竭者加人参、五味子、生地黄、玉竹以生津增液。结果：痊愈 38 例，显效 15 例，有效 9 例，无效 2 例，总有效率为 96.88%。马茂芝用降糖通络汤治疗本病 30 例。方法：将 56 例患者随机分为治疗组 30 例，对照组 26 例。2 组均采用西药降糖及对症治疗，同时，对照组配服 B 族维生素，腺苷辅酶 B_1、腺苷辅酶 B_{12} 各 2 片，每天 3 次。在此基础上，治疗组给予降糖通络汤：黄芪、太子参、路路通各 30 g，川芎 10 g，丹参 24 g，白芍 15 g，当归、葛根各 20 g，水蛭 9 g，怀牛膝 12 g。加减：足趾冷痛者加乳香、没药各 6 g，附子 10 g[先煎]；麻木明显者加僵蚕 10 g，鸡血藤 30 g；肢端灼热疼痛者加钩藤 24 g，赤芍 20 g。每天 1 剂，水煎 2 次分服，并配合静脉滴注复方丹参注射液，连续观察 2 个疗程。结果：2 组主要症状好转情况，临床有效率，血糖、血液流变学指标改善等，治疗组均优于对照组。张效科用消渴通痹颗粒（由黄芪、当归、葛根、桑白皮、威灵仙、祖师麻各 6 g）治疗本病 36 例。结果：消渴通痹颗粒可明显改善手足麻木症状，降低红细胞中山梨醇含量，降低糖化血红蛋白，加快感觉神经传导速度。结论：消渴通痹颗粒可通过抑制多元醇代谢亢进和改善血液流变学等途径来实现对糖尿病对称性多神经病变的治疗。衡树学用糖神通方治疗本病 60 例。治疗组采用西药对症处理的基础上给予糖神通方（黄芪 90 g，赤芍 20 g，徐长卿 30 g，当归 15 g，鬼箭羽 15 g，白芍 10 g，水蛭 6 g，地龙 10 g，僵蚕 10 g），每天 1 剂，水煎服，连续治疗 8 周。结果显示，2 组的主要症状好转情况、临床疗效、神经传导速度的变化、血液流变学指标改善等，治疗组均优于对照组（$P < 0.05$ 或 $P < 0.01$）。刘兰芳用通心络胶囊（主要成分为人参、水蛭、全蝎、土鳖虫、蜈蚣、蝉蜕、赤芍、冰片等，每粒 0.38 g，石家庄以岭药业股份有限公司生产）4 粒，每天 3 次，餐后口服，治疗本病，疗程 4 周。治疗组 33 例中显效 7 例，有效 20 例，无效 6 例，总有效率为 81.8%。

（2）活血化瘀法：王晓平等应用黄芪桂枝五物汤加减（生黄芪 8 g，桂枝 4 g，赤白芍 12 g，当归 12 g，丹参 15 g，甘草 5 g，大枣 7 枚，生姜 3 片）治疗本病，瘀血甚者加桃仁、红花，麻木甚者加蜈蚣，每天 1 剂，水煎口服，以维生素 B_1 100 μg、维生素 B_{12} 500 μg，每天 1 次肌内注射作对照组，结果 2 组分别显效为 53 例、12 例，有效 28 例、32 例，无效 12 例、31 例，总有效率分别为 87%、52.3%（$P < 0.05$）。刘克冕以活血化瘀、祛风通络法治疗本病 30 例，处方：桃仁、红花、当归、白附子、续断、天麻各 10 g，生黄芪 20 g，伸筋草 20 g，每天 1 剂，水煎口服。结果：治疗组与对照组分别显效 90% 和 50%。吴兆利从血痹论治，自拟糖末宁煎剂（延胡索、苏木、鸡血藤、三七、丹参、赤芍、红花、没药、当归），每次 50 mL，分早、中、晚服药，控制饮食、服用西药调控血糖，4 周为 1 个疗程，连续治疗 2 个疗程，治愈 11 例，好转 33 例，未愈 6 例，总有效率为 92%。钱琪治给予自拟蛭归化瘀汤治疗本病 42 例，基本方：水蛭 4 g，川芎、牛膝、姜黄各 10 g，当归 15 g，炒延胡索 20 g。随症加减：肺胃热盛者，加石膏、知母、天花粉、黄连、生地黄、麦冬；肾阴亏虚者，加六味地黄丸；气阴两虚者，加人参、黄芪、麦冬、天冬、知母、茯苓；阴阳俱虚者，加金匮肾气丸。结果：显效 17 例，有效 23 例，无效 2 例，总有效率为 95.24%。

（3）益气养阴，活血化瘀法：苏文龙在糖尿病基础治疗同时，治疗组加服消渴除痹汤，处方：黄芪 60～120 g，白芍 30 g，生地黄、山茱萸、桂枝、鸡血藤、牛膝、当归各 15 g，全虫、地龙、甘草各 12 g，穿山甲 10 g。每天 1 剂，水煎分 2 次口服。对照组肌内注射维生素 B_{12}，口服维生素 B_1、维生素 B_6。结果：治疗组总有效率为 91.2%，对照组总有效率为 53.3%，2 组比较有显著性差异（$P < 0.01$）。结论：消渴除痹汤对 DPN 能明显改善临床症状，提高神经传导速度。李国庆采用益肾活血汤（黄芪、生地黄、黄精、山药、山茱萸、牡丹皮、枸杞子、当归、丹参、牛膝、地龙、全蝎）益气滋阴活血，治疗本病 34 例，并设对照组 31 例。结果：2 组治疗前后的血流变学、血糖、血脂及肌电图神经传导速度均有不同的变化。治疗组有效率为 94.12%，对照组总有效率为 70.97%，两组比较有显著性差异（$P < 0.01$）。

（4）温阳化瘀法：刘华用益肾补阳还五汤 [生黄芪 30 g，生晒参 3 g（研末），怀山药、当归各 12 g，丹参、生葛根各 15 g，桃仁、红花、赤芍、白芍、地龙各 9 g，淫羊藿 15 g，桂枝 9 g，炙细辛 3 g；挟痰浊者加绞股蓝、佛手各 15 g] 治疗本病，显效 26 例，有效 16 例，无效 6 例，总有效率为 88.5%。结论：益肾补阳还五汤治疗本病的作用机制与抗氧自由基损伤及改善血液流变学有关。肾阳气虚血瘀证氧自由基损伤程度较重，为微观辨证提供了依据。王灵霞以温阳补肾、通经活血止痛法治疗本病 36 例，处方：黄芪 30 g，制附子 6 g，肉桂 8 g，牛膝 15 g，乌梢蛇 6 g，蜈蚣 3 条，地龙 10 g，荔枝核 10 g，当归 12 g，紫丹参 30 g，木瓜 30 g，川芎 10 g。

结果：显效 14 例，有效 16 例，无效 6 例，总有效率为 83.3%。王志同用川乌合剂（川乌合剂重用制川乌，佐以桂枝共为君药，温经活血通络；以六味地黄汤方为臣药，滋阴补肾；黄芪大补中气，活血为佐；牛膝导药下行循经为使，并配以他药。全方共奏温经活血、滋阴补肾、通络止痛之功）治疗本病 165 例。结果：观察组临床总有效率为 67.9%，观察组腓浅神经感觉神经传导速度（BCV）治疗后明显提高（自身对照 $P < 0.05$）。

（5）化痰祛瘀法：潘继兵以自拟通脉饮（黄芪 30 g，黄精 15 g，葛根 30 g，天花粉 15 g，黄连 10 g，桃仁 10 g，红花 10 g，白芍 10 g，穿山甲 15 g，威灵仙 10 g，地龙 15 g，土鳖虫 10 g，白芥子 10 g，胆南星 10 g。上肢重者加桂枝，下肢重者加牛膝）治疗本病 30 例，临床痊愈 8 例，好转 20 例，无效 2 例，总有效率为 93.3%。

3. 单味中药研究

实验证明刺五加有扩张血管、疏通微循环、增强免疫功能、消除自由基等多种作用，可促进神经病变的尽快修复。丹参能抗氧自由基、阻止钙离子向细胞内流动、扩张血管改善微循环、降低血黏度、改善血管和营养神经，达到治疗目的。当归及其有效成分阿魏酸钠能明显抑制血小板聚集、降低血浆纤维蛋白原浓度、延长凝血酶原时间、改善微循环。黄芪、熟地黄、桃仁、桂枝有抑制醛糖还原酶的作用，从而有抑制山梨醇的产生和蓄积、维持正常的肌醇浓度、改善神经传导功能。葛根、细辛可明显减少糖尿病大鼠坐骨神经 AGES 含量，从而对 DPN 有一定防治作用。山茱萸、佛耳草、淫羊藿含有维生素 A、维生素 E，人参、半夏含有亚油酸，对抗氧自由基损伤，改善代谢障碍均起到有益的作用。

4. 中药提取单体成分研究

川芎嗪有多方面的药理作用：①扩张心脑血管及周围血管；②改善组织微循环，提高组织血流灌注；③抑制血小板黏附聚集；④抑制平滑肌细胞和成纤维细胞增生。黄芩苷在体内具有明显的 AR 活性抑制作用，可有效地缓解临床症状，改善其神经传导速度，从而有助于防止 DPN 的发生与发展。络泰（三七总皂苷）具有增加血小板内环磷酸腺（cAMP）的含量而有明显的抑制血小板聚集作用，并使血小板膜微黏度减少而改善微循环，从而改善经纤维的营养；尚因其使红细胞膜微黏度减少、变形性增加、流动性增加，使红细胞顺利地通过毛细血管，改善微循环而改善神经营养。葛根素主要成分是异黄酮化合物，研究证明其能降低血液黏度、抑制血小板聚集、降低 TXA_2 含量，并能使增高的血浆内皮素、血管紧张素 II 及肾素活性降低，扩张微动脉，改善微循环，增加神经周围血流量，改善缺血缺氧，提高神经传导速度。金纳多为第四代银杏叶提取物，能增加缺血组织的血流量，清除自由基，防止血小板聚集，显著降低全血黏度、血浆黏度，从而改善周围神经循环和血流，保护神经组织。此外，临床报道还有络泰、川芎嗪、灯盏花素、蝮蛇抗栓酶、丹参注射液等药物通过钙通道阻滞、改善血液流变性，拮抗血小板活化因子，抑制血小板聚集、扩张血管、增加红细胞变形性、改善微循环等不同机制，促进神经组织血液供给，减轻临床症状，增快神经传导速度。有报道《本草纲目》金石部所载的"乌金石"中提取的有效成分黄腐酸钠、富含黄酮苷的软蒺藜、中药水飞蓟中提取的水飞蓟宾、槐米中提取的槲皮素、灯盏花中提取的灯盏花素等均能够使糖尿病大鼠神经组织山梨醇含量明显降低、神经传导速度改善，这些作用在临床亦得到了证实。

（二）外治法

1. 中药外洗

王凤云予熏洗方（鸡血腾 30 g，制川乌 45 g，桂枝 30 g，生地黄 30 g，红花 20 g，丹参 20 g，茯苓 20 g，苦参 30 g，黄芪 30 g，当归 30 g，泽泻 15 g，牛膝 15 g。局部红肿、热痛者加金银花 30 g，败酱草 30 g，紫花地丁 30 g；合并溃疡及伤口久治不愈者加党参 30 g，白术 30 g，升麻 30 g 等），辅助治疗糖尿病合并下肢周围神经病变 366 例，疗效满意。成志锋认为中药外洗疗法以药力和热力的作用，使皮肤毛孔扩张，药气和药液自毛孔而入，使药直达病所。用末梢灵熏洗剂治疗本病 104 例。处方：延胡索、白芍、桃仁、甘草等，结果总有效率为 98.1%。周潮以四通散熏洗治疗本病 218 例，由黄芪、桂枝、赤芍、鬼箭羽、透骨草、防风等组成，总有效率为 88.1%。卜献春用中药足浴疗法治疗本病 107 例，处方：豨莶草、红花、没药、鸡血藤、五加皮等，总有效率为 91.59%。

2. 穴位贴敷

中药穴位贴敷治疗疾病由来已久。王焕英予温阳辛散贴敷膏配合针刺治疗 DPN 112 例，显效 103 例，有效 6 例，无效 3 例，总有效率为 97.32%。此外还有中药穴位贴敷、压耳穴三联疗法治疗本病等，疗效满意。

（三）针灸治疗

卢保平用针刺配合耳穴治疗本病。治疗方法：2 组患者在基础降糖同时，对照组：维生素 B_1 100 μg，维生素 B_{12} 500 μg，每天 1 次肌内注射。治疗组：针刺：下肢症状为主取解溪、悬钟、承山；上肢症状为主取合谷、外关、曲池。中强刺激，留针 20～40 分钟，每天 1 次，10 次为 1 个疗程，一般治疗 5～6 个疗程为宜。耳穴贴压：取趾（或指）、肝、脾、内分泌，每 3～7 天 1 次，早晚各按压 2～3 分钟，以酸麻感为度，两耳交替。结果：治疗总有效率为 78.1%，对照组 30.7%（$P < 0.05$）。唐赤蓉用针刺走罐法治疗本病，将患者按就诊顺序随机分为 2 组。治疗组 33 例，采用针刺加背

部膀胱经走罐的方法治疗；对照组 32 例，只用单纯针刺方法治疗。结果：2 组总有效率无明显差异，但治疗组临床治愈率优于对照组临床治愈率（$P < 0.05$），说明针刺加背部膀胱经走罐较单纯针刺有更好的疗效。

（四）其他疗法

朱志坚运用中医推拿按揉胰俞、三阴交等穴，推擦背部膀胱经，以调整阴阳、通利血脉，也获得较好疗效。

三、中药复方的实验研究

陈剑秋用双红通（红花、红参、麦冬等）治疗本病 28 例。观察双红通治疗前后症状以及神经电生理变化。对链脉佐菌素（STZ）诱导的 DPN 大鼠给予同样药物治疗。结果：治疗 4 周后 DPN 患者肢端疼痛、麻木、无力改善率分别达 80.9%、73.7% 和 76%，感觉神经传导速度增快，与治疗前比较，有显著性差异（$P < 0.05$）；糖尿病大鼠的神经传导速度明显加快，醛糖还原酶活性明显降低，与对照组相比差异有统计学意义（$P < 0.05$）。结论：双红通具有益气养阴、活血之功，能改善临床症状，加快神经传导速度，抑制醛糖还原酶活性，从而达到减轻神经损伤和改善病情。张文风观察九虫丹对链脉佐菌素 DPN 大鼠血液流变学的影响。方法：采用链脉佐菌素糖尿病大鼠模型，将糖尿病大鼠随机分为模型组和九虫丹低、中、高剂量组，并设正常对照组。观察九虫丹对并发 DPN 的大鼠糖化血清蛋白、血液流变性各参数的影响。结果：九虫丹能明显降低糖尿病大鼠血清中糖化血清蛋白含量、调节不同切变率下的全血黏度、对红细胞聚集指数、红细胞刚性指数有明显的改善作用，且能降低血浆纤维蛋白原，与糖尿病模型组比较有显著差异。

四、结论与展望

糖尿病周围神经病变的发生机制十分复杂，目前西医对本病的治疗无特效药。临床以弥可保、神经妥乐平应用最多，但其价格昂贵，疗程较长，不易被广大患者所接受。中医重视整体调节，宏观的辨证论治，可能作用于糖尿病神经病变的多个环节，其前景是可喜的。临床观察，中药有着一定的降低血糖作用，中药在调脂、改善血液循环方面有着良好作用。中药可增强患者体质，提高患者免疫力，对合并症的预防与协同治疗有积极意义，在自觉症状方面有明显疗效，中药极少有不良反应。但目前研究多侧重于某一侧面的个体认识，且比较肤浅，疗效标准不统一，缺乏严格的科研设计，只是停留在症状的改善及某些指标的观察上，缺乏病因、病理、功能检查等系统的研究，难以评价优劣。如何发挥中医多种疗法（针灸、推拿、气功、中药外洗、敷贴、耳穴等方法）的优势，提高临床疗效并阐明作用机制，将是面临的艰巨任务。

益气补肾活血汤联合弱激光治疗糖尿病肾病早期的临床研究

糖尿病肾病（DN）是由于糖尿病代谢紊乱或血流动力学改变而引起的微血管损害后出现的肾小球硬化症，是糖尿病继发的最常见最严重的慢性微血管并发症之一，DN发病隐匿，早期常无明显症状，仅表现为尿微量白蛋白增多，若在 DN 早期给予有效干预可阻止患者尿微量白蛋白持续增多，明显延缓甚至逆转 DN 病程的进展。若得不到有效治疗，随着病情的发展最终导致肾衰竭及终末期肾病，是糖尿病患者致残致死的重要原因之一，严重威胁其生活质量和生命健康，因此对早期 DN 进行防治具有非常重要的意义。目前临床上西医多采用控制血糖、血压、血脂、减少蛋白尿等措施来干预和治疗早期 DN，但疗效欠佳。因此，寻求一种科学有效治疗 DN 早期的新策略和新方法成为内分泌系统领域亟须解决的难题。近年来中医在治疗 DN 方面积累了许多宝贵经验，中医以其特有的整体观念为理论指导，从多角度、多途径、多靶点进行综合辨证施治，以其较好的疗效受到医患重视和认可。我院采用益气补肾活血汤联合弱激光治疗 DN 早期患者 36 例，取得满意疗效，现总结报道如下。

一、资料与方法

（一）一般资料

选取 2017 年 4 月—2018 年 10 月期间在我院收治并明确诊断 DN 早期患者 72 例为观察对象，采用 SAS 软件生成的随机表平均分为研究组和对照组。研究组 36 例，男 19 例，女 17 例，年龄 32.2～71.8 岁，平均年龄（53.16±7.13）岁，病程 5.3～15.5 年，平均病程（9.43±2.87）年。对照组 36 例，男 20 例，女 16 例，年龄 33.7～72.6 岁，平均年龄（53.06±7.51）岁，病程 5.6～14.3 年，病程平均（9.37±2.64）年。2 组病例一般基线资料状况对比未见统计学差异（$P > 0.05$），数据具有可比性。

（二）纳入标准

（1）所有病例均符合《糖尿病肾脏病的诊断和治疗》中相关诊断标准，并经临床检查确诊为 DN。

（2）符合《中药新药临床研究指导原则》中糖尿病"血瘀脉络证"的中医诊断

标准。

（3）DN早期：连续2次尿微量白蛋白排泄率（UAER）为20～200 μg/min 或尿蛋白定量30～300 mg/24 h。

（4）年龄范围在30～75岁。

（5）所有患者或家属已签署知情同意书，且自愿参与本研究。

（三）排除标准

（1）酮症酸中毒所致糖尿病并发症。

（2）其他病因引起的肾脏损害。

（3）合并严重肝肾功能异常、恶性肿瘤、脑血管意外等严重疾病。

（4）妊娠期或哺乳期妇女。

（四）治疗方法

基础治疗：所有病例依旧按原方法口服降糖药物或皮下注射胰岛素进行治疗，定期监测血糖，使空腹血糖≤7 mmol/L，餐后2小时血糖≤10 mmol/L。并同时给予健康知识教育、饮食指导、运动疗法。对于合并症（如高血脂、冠心病、高血压）的治疗不做特别限定，但治疗药物需记录在病例观察表中。

对照组：在基础治疗上给予厄贝沙坦片（修正药业集团股份有限公司，国药准字 H20053912，每片0.15 g）1片/次，1次/天，早饭前口服。

研究组：在对照组的基础上给予益气补肾活血汤＋弱激光血管外照射。①益气补肾活血汤：黄芪40 g，党参20 g，虎杖30 g，丹参20 g，川芎15 g，三七粉3 g^{（冲服）}，麦冬20 g，山茱萸12 g，茯苓15 g，泽泻15 g，熟地黄15 g，怀牛膝20 g，甘草6 g。每个患者根据情况适当化裁，每天1剂，水煎服，分2次早晚温服。②弱激光血管外照射：激光治疗仪（郑州邦泰生物科技有限公司，规格型号：BXN100-ⅡB型），波长为650 nm，输出功率为25 mW。具体用法：将激光治疗仪戴在患者左手腕部，照射时间为每次30分钟，早晚各1次。

2组均以4周为1个疗程，连续治疗3个疗程后判定疗效。

（五）观察指标

（1）中医证候积分：2组治疗前后参照文献标准对患者症状进行评分，主证按无、轻、中、重分别计0、2、4、6分，次证按无、轻、中、重分别计0、1、2、3分。

（2）治疗前后24小时尿蛋白定量、尿微量白蛋白（UMA）、尿 β_2 微球蛋白（β_2-MG）、尿白蛋白排泄率（UAER）、血尿素氮（BUN）及血肌酐（SCr）。

（3）治疗前后空腹血糖（FBG）、全血低切（3 s）黏度、高切（200 s）黏度、血浆黏度、红细胞聚集指数、纤维蛋白原。

（4）治疗前后高敏 C 反应蛋白（hs-CRP）、转化生长因子 – β（TGF-β）、肿瘤坏死因子 – α（TNF-α）。

（5）安全性指标：主要为肝、肾功能异常情况及药物不良反应。

（六）疗效评定标准

参照《中药新药临床研究指导原则》中疗效评定标准拟定。

显效：患者临床症状和体征较治疗前明显改善，中医证候积分减分率≥70%，24 小时尿蛋白定量或尿微量蛋白下降≥40%，UAER 正常或下降≥50%；有效：患者临床症状及体征较治疗前均有好转，中医证候积分减少率≥30% 且＜70%；24 小时尿蛋白定量或尿微量蛋白下降≥15% 且＜40%，UAER 水平有所改善，下降＜50%；无效：患者临床症状及体征无明显改善，甚至加重，中医证候积分减少率＜30%，实验室指标无变化或加重。中医证候积分减少率＝（治疗前证候积分－治疗后证候积分）/治疗前证候积分 ×100%；总有效率＝（临床控制＋显效＋有效）/总例数 ×100%。

（七）统计学方法

全部数据采用 SPSS23.0 统计软件进行分析。计量资料以（$\bar{x}\pm s$）表示，若符合正态分布采用 t 检验（组间比较予独立样本 t 检验，组内比较予配对 t 检验），非正态分布则用 Wilcoxon 秩和检验；计数资料用［n（%）］表示，采用卡方检验。$P < 0.05$ 为差异具有统计学意义。

二、结果

（一）2 组临床疗效比较

2 组 DN 患者治疗 3 个疗程后，临床总有效率研究组为 88.89%，明显优于对照组 69.44%，组间比较，差异有统计学意义（$P < 0.05$），见表 1-9。

表 1-9　2 组临床综合疗效对比表［n（%）］

组别	例数	显效	有效	无效	总有效
对照组	36	10（27.78）	15（41.67）	11（31.56）	25（69.44）
研究组	36	20（55.56）	12（33.33）	4（11.11）	32（88.89）[#]

注：与对照组治疗后对比，$X^2 = 4.126$，[#]$P < 0.05$

（二）2 组尿蛋白和肾功能比较

治疗前，2 组患者的 24 小时尿蛋白定量、UMA、β_2-MG、BUN、SCr、UAER 水平比较无明显差异（$P > 0.05$）。治疗后，2 组患者的上述指标均较治疗前显著降低（$P < 0.05$），组间比较，研究组各项指标降低程度明显优于对照组（$P < 0.05$），

见表1-10。

表1-10　2组尿蛋白和肾功能指标比较（$n = 36$，$\bar{x} \pm s$）

分组	时间	24小时尿蛋白定量（g/L）	UMA（g/L）	β_2-MG（mg/L）	UAER（μg/min）	BUN（mmol/L）	SCr（μmol/L）
对照组	治疗前	1.35±0.23	2.51±0.66	6.79±1.36	97.36±14.57	6.79±1.36	80.16±8.64
	治疗后	0.92±0.26*	2.04±0.47*	6.52±1.04*	62.16±12.46*	6.52±1.04*	74.61±7.55*
研究组	治疗前	1.32±0.29	2.53±0.72	6.75±1.54	96.06±15.26	6.75±1.54	80.34±9.11
	治疗后	0.61±0.33*#	1.72±0.54*#	6.13±1.19*#	49.29±11.33*#	6.13±1.19*#	70.03±7.43*#

注：与同组治疗前对比，*$P < 0.05$；与对照组治疗后对比，#$P < 0.05$

（三）2组患者血糖和血液流变学指标比较

治疗前2组患者的血糖和各项血液流变学指标比较无明显差异（$P > 0.05$）；治疗后2组FBG、全血黏度、血浆黏度、纤维蛋白原、红细胞聚集指数较治疗前均显著改善（$P < 0.05$），组间比较，研究组各项指标降低程度明显优于对照组（$P < 0.05$），见表1-11。

（四）2组TGF-β及炎性因子指标比较

治疗前2组患者的TGF-β、hs-CRP和TNF-α水平比较无明显差异（$P > 0.05$）；治疗后2组TGF-β、hs-CRP、TNF-α和IL-6水平较治疗前均显著改善（$P < 0.05$），组间比较，研究组各项指标降低程度明显优于对照组（$P < 0.05$），见表1-12。

表1-11　2组血糖和血液流变学指标比较（$n = 36$，$\bar{x} \pm s$）

分组	时间	FBG（mmol/L）	全血黏度高切（mPa/s）	全血黏度低切（mPa/s）	血浆黏度（mPa/s）	纤维蛋白原（g/L）	红细胞聚指数（%）
对照组	治疗前	6.79±1.13	6.04±0.95	8.11±1.72	2.11±0.31	4.53±0.73	74.27±7.36
	治疗后	5.93±1.26*	5.52±0.84*	7.56±1.59*	1.76±0.18*	4.02±0.67*	65.46±6.51*
研究组	治疗前	6.75±1.29	6.11±1.03	8.19±1.83	2.19±0.44	4.59±0.79	74.31±7.39
	治疗后	5.34±1.39*#	5.19±1.23*#	7.15±1.33*#	1.41±0.13*#	3.54±0.65*#	58.09±6.18*#

注：与同组治疗前对比，*$P < 0.05$；与对照组治疗后对比，#$P < 0.05$

表1-12　2组TGF-β及炎性因子指标比较（$n = 36$，$\bar{x} \pm s$）

分组	时间	TGF-β（ng/L）	hs-CRP（mg/L）	TNF-α（ng/L）
对照组	治疗前	132.27±18.61	8.95±1.26	3.18±0.47
	治疗后	95.43±10.16*	6.04±1.12*	1.76±0.34*
研究组	治疗前	134.16±19.11	9.07±1.46	3.16±0.51
	治疗后	72.08±9.19*#	3.54±0.93*#	1.21±0.29*#

注：与同组治疗前对比，*$P < 0.05$；与对照组治疗后对比，#$P < 0.05$

（五）2 组安全性比较

2 组在在治疗期间均无不良反应及并发症发生。

三、讨论

糖尿病是多病因引起的以高血糖为特征的全身慢性代谢性疾病，DN 是糖尿病微血管病变最常见的并发症，亦是导致终末期肾衰竭最重要的病因。近年来，随着我国经济社会的发展、人口老龄化日益加重、人们饮食习惯及生活习惯的改变等诸多因素，导致我国糖尿病患者数量不断增长，DN 发病率亦呈逐年升高的趋势。据国际糖尿病联合会数据估计，到 2030 年全球糖尿病患者约为 5.11 亿，中国约有 1.3 亿，在糖尿病人群中 DN 患病率高达 34.7%，且其导致的死亡率占糖尿病患者死亡率的 30% 左右。DN 发病机制与长期糖代谢紊乱、脂代谢紊乱、血液流变学异常、细胞因子、氧化应激、炎性反应、微血管病变等多种因素相关。其中高血糖是诱发 DN 的独立危险因素，长期持续的高血糖状态会引发肾小球基底膜糖基化蛋白及糖蛋白沉积，肾血流动力学改变、血管内皮细胞损伤以及肾小球滤过屏障受损，导致细胞增生及血管基膜增厚，基膜滤过功能明显降低，使血浆蛋白的通透性增加，造成血浆蛋白大量漏出，引发蛋白尿。研究发现微循环障碍是引起 DN 肾组织损伤的重要病理生理基础，微循环障碍与高血糖毒性作用、血液高黏高凝高聚状态、氧化应激反应增强及各种细胞因子作用均有关联。因此，控制体内紊乱的糖代谢过程，改善血液的高凝状态、抑制体内氧化应激和炎性反应，改善微循环，对于预防、延缓及治疗 DN 患者具有重要意义。炎症反应与 DN 关系密切，二者互相影响。现代医学研究表明，TGF-β、hs-CRP、TNF-α 等炎性因子参与 DN 的整个发生、发展过程。hs-CRP 可通过造成肾血管内皮细胞损害等多种途径致使肾脏损伤。TNF-α 过度释放会促进大量巨噬细胞浸润，降低肾小球滤过率，加重肾小球硬化，TNF-α 可用于判断 DN 进展程度。TGF-β 被认为是肾小球硬化和致纤维化最核心的细胞因子，早期 DN 的发展与血清 TGF-β 水平有密切关系，且与尿白蛋白呈正相关。血肌酐和尿素氮的含量取决于肾脏的排泄能力，可反映肾功能受损的程度。尿白蛋白排泄率是 DN 早期肾脏损伤最灵敏的指标，不仅为疗效监控和预判病情提供依据，也可反映糖尿病血管内皮功能障碍的程度，尿微量白蛋白是临床上诊断 DN 和评估病变阶段的关键性指标。

中医学认为 DN 属于"肾消""肾劳""尿浊""关格"等范畴，中医学认为 DN 早期病位在肾，后期可累及脾、肺、肝等五脏六腑，常因消渴日久，耗气伤阴而致气阴两虚、肾气不固，气虚则无力推动血行而致血瘀，瘀血内阻更使气血津液运行敷布障碍，痰、郁、热、瘀互相搏结沉积于肾之络脉。加之风湿内扰，致肾气亏虚，下元不固，封藏失职，使精微随尿泄漏，则出现蛋白尿。其病机多为本虚标实之证，本虚以脾肾两虚为主，标实以痰湿、毒邪、瘀血阻络为要。胡筱娟等认为"瘀阻肾络"是DN发病发展的重要病理基础，与西医关于微循环障碍是导致DN发生、发展的重要原因相一致，故从DN主要发病机制及致病因素入手，从源头干预疾病的发展是防治早期DN病程进展的最有效措施。我院中药内服采用益气补肾活血汤，方中黄芪、党参补中益气、健脾益肺、生津固表；虎杖清热化痰、散瘀利湿；三七配伍丹参活血祛瘀、通经消肿，川芎活血行气；熟地黄配伍山茱萸滋补肝肾、养血益精填髓；泽泻、茯苓利水渗湿、健脾和胃；麦冬健脾补气、滋阴生津；怀牛膝既可补肝肾、逐瘀通经，又可引药下行。诸药合用共奏益气养阴、健脾补肾，活血祛瘀、化痰利湿之效，充分体现了中药从多靶点、多环节、多途径治疗DN的综合优势。现代药理研究表明三七总皂苷和虎杖总蒽醌联合应用可有效控制血糖、抗氧化应激损伤、减少尿微量白蛋白、降低尿白蛋白排泄率、减轻肾组织病变。黄芪多糖可双向调节血糖、降低血液黏稠度及血浆纤维蛋白原的含量、改善微循环、减少炎性介质、降低SCr和BUN含量、抑制系膜增生，缓解肾小管间质纤维化和基质沉积，延缓肾小球硬化。现代临床研究证实：弱激光血管照射寸口和内关穴能增加体内抗氧化酶活性、活化纤维蛋白溶解系统，降低红细胞聚集性，改善血液高凝状态，降低血液黏度，改变血液中对糖代谢重要酶类的活性，改善糖尿病患者糖化血红蛋白和血糖，长时间弱激光血管外照射具有降糖降脂效果。厄贝沙坦是一种血管紧张素Ⅱ受体抑制剂，可抑制系膜细胞增殖及系膜基质产生，预防肾间质纤维化，提高肾小球滤过率，降低尿微量蛋白，延缓病情进展，因此确定厄贝沙坦为对照组治疗药物。

本研究结果显示：研究组的临床总有效率为88.89%，明显优于对照组69.44%（$P < 0.05$），2组治疗后的24小时尿蛋白定量、UMA、β_2-MG、UAER、BUN、SCr、TGF-β、hs-CRP、TNF-α、FBG及血液流变学指标均较治疗前降低，且研究组各项指标改善程度明显优于对照组，差异有统计学意义（$P < 0.05$）。综上所述，益气补肾活血汤联合弱激光治疗早期DN疗效显著，可降低血糖和血液黏稠度，减少蛋白尿，改善肾功能，降低炎性反应、延缓疾病进展，且安全可靠，值得临床进一步研究探讨。

糖尿病肾病临证经验

糖尿病肾病（DN）是临床常见的继发性肾病，是糖尿病心、脑、肾三大并发症之一，临床以蛋白尿、水肿、高血压和肾衰竭为主要表现，是终末期肾病的首要致病因素，也是糖尿病患者重要的死亡原因。据统计，我国糖尿病患病率高达 11.6%，其中，30%～40% 会进展至 DN。目前对 DN 的治疗尚缺乏特效药物。中医治疗本病从类似的记载来看已有近千年的历史，虽然文献资料记载中已积累了较丰富的经验，但仍缺乏系统、显效、覆盖面广的方法。

一、病因病机

DN 应属于中医学"消渴""水肿""肾消""虚劳""关格"等范畴。中医学认为本病多由先天禀赋不足，体质偏颇，五脏柔弱，过食肥甘，醇酒厚味，辛辣香燥，情志所伤，过违其度，肾精亏损，而致阴虚内热。久之，不仅可伤阴，又可耗气，则成为气阴两虚证，此为 DN 的发病基础。其病机为本虚标实，正虚可见气、阴、阳之不足，邪实可见水、湿、浊、毒、瘀之不同。证候表现虚实错杂。由于 DN 的发生、发展、变化等的错综复杂，所以中医治疗方法也多种多样。然而，因其病机的基本问题相对稳定，所以治疗也有相应的规律可循。本文总结出常用五法，供同道参考。

二、辨证论治

（一）补益气阴为基础

糖尿病的发病之本，为气虚和阴虚。因气虚和阴虚之别，糖尿病患者有肥胖和消瘦之分。在禀赋气虚和阴虚基础上，加之情志不畅、膏粱厚味、劳欲过度等因素而诱发本病。因糖尿病迁延日久，病久不愈，气损及阴、阴损及气，"穷必及肾"，以致肾的功能活动失司而并发肾病。因此，气阴虚弱是 DN 的基础病机，所以治疗也以补益气阴为基础。临证常选用黄芪、太子参、天冬、麦冬、石斛、天花粉、生地黄等治疗。此法多用于 DN 初期和中期阶段。

（二）升清降浊贯始终

DN 的主要临床表现是水肿、蛋白尿、肌酐、尿素等的增高，以及贫血等。这些都与肾主水、藏精、肾精生血、开阖等功能失常有关。而这些基本的病机变化都关系到肾的泌别清浊、升清降浊失调。当肾脏气机升降失常，则水湿浊毒等诸邪产生；而水湿浊毒等邪内生又反过来伤及脏腑，影响脏腑功能，阻碍气机升降，形成恶性循环，互为因果。清气不升，精微下泄而漏出则出现蛋白尿、血尿、贫血等变化；浊毒不降，留于体内则出现水肿、血肌酐、尿素氮、尿酸等的升高。由于升降失常贯穿于 DN 的始终，所以升清降浊法也贯穿于 DN 治疗的始终。临证常选用升清的方药，如：补中益气汤补气升阳、封髓丹固摄精微外漏、金匮肾气丸少火生阳等；常选用降浊的方药，如：五苓散化气行水等，所有这些都是通过升清降浊，以恢复气机的正常升降，达到治疗 DN 的目的。

（三）活血通络是关键

《临证指南医案》曰："初病气结在经，久则血伤入络""初病湿热在经，久则瘀热入血""其初在经在气，其久在络在血""络病五脏六腑皆有"。这是叶天士提出的久病入络的著名论点。久病入络是指某些慢性疾患迁延日久，病邪深入，血络受病，络脉瘀滞。DN 也是这样，病变日久或因气虚无力行血，致血行不畅，肾络瘀滞；或因阴虚燥热，血液黏滞，血行不畅，致血液瘀滞；或因水湿浊毒阻于肾络，以致肾络瘀滞等。肾络瘀滞，肾之络脉不通，则肾之泌别清浊、升清降浊等功能失司，则造成出现 DN 的异常变化。所以治疗 DN，活血通络就成为关键的治法。临证常选用当归、红景天、丹参、泽兰、赤芍，重者选用虫类走蹿的药物如水蛭、鳖甲、地龙、全蝎等。此法可用于 DN 各阶段。

（四）常配伍健脾燥湿

脾主运化水谷精微和输布水湿，主升清，为后天之本。若禀赋气虚，脾气虚弱，运化失司，脾虚湿困，痰湿内生，日久痰湿内盛，则形体肥胖，加之脾不升清，精微下泄，亦可致蛋白漏出，发生肥胖型 DN。正如《灵枢·口问》曰："中气不足，溲便为之变。"所以消渴病，中医又叫"脾瘅"。因此，治疗肥胖型 DN，常辅以健脾燥湿法。临证常选用党参、炒苍术、炒白术、法半夏、茯苓等。此法多用于肥胖型 DN。

（五）温补脾肾收后功

DN 后期常见脾肾阳虚。而造成脾肾阳虚的原因主要有二：一是因为 DN 日久，阴损及阳，气虚及阳，伤及脾肾、损伤阳气，致脾肾阳虚；二是 DN 早期、中期阶段迭进清滋寒凉药物，损伤脾肾阳气，以致脾肾阳虚。以致病情发展，进入 DN 后期阶段，呈现水肿、蛋白尿、肾病综合征、慢性肾衰竭等表现。因此，温补脾肾是治疗 DN 后期常用的方法，也是延缓和阻止慢性肾衰竭进程的主法。临证常选用金匮肾气丸加减，以"少火生气"，取其"善补阳者必于阴中求阳，使阳得阴助而生化无穷"。此法多用于 DN 后期阶段。

三、验案举隅

（一）肾虚血瘀、水湿阻滞案

徐某，女，56 岁，2010 年 2 月 23 日初诊。主诉：肢体水肿 3 个月，加重 1 周。患者发现糖尿病 5 年余。3 个月前出现肢体水肿，在当地医院就诊，诊断为 DN，给予二甲双胍、呋塞米等药治疗，疗效不佳。来诊时，全身水肿，晨起头面水肿较重，午后下肢水肿严重，按之凹陷难起，口干舌燥，口渴饮多，倦怠乏力，形体肥胖，小便短少，大便偏干，舌质偏红，苔薄黄，舌底络脉瘀暗，脉弦细尺弱。尿常规检查：尿糖（＋2），蛋白（＋3），透明管型3～5个。24小时尿蛋白定量示：2.5 g/d。空腹血糖：13.9 mmol/L。西医诊断：DN Ⅲ期。中医诊断：水肿，消渴。治法：利水消肿，通腑泄热，清热止渴。处方：猪苓20 g，茯苓20 g，泽泻10 g，滑石20 g，冬葵子30 g，萹蓄15 g，玉米须30 g，冬瓜皮20 g，生地黄15 g，白芍30 g，天冬12 g，天花粉10 g，牡丹皮10 g，芦根20 g，炒大黄10 g。

二诊（2010年3月16日）：上方随症加减服用3周，水肿明显减轻，口干、便秘好转，体重减轻3.5 kg。尿常规检查：尿糖（＋2），蛋白（＋3），透明管型3～5个。24小时尿蛋白定量示：2.6 g/d。空腹血糖：11.2 mmol/L。继以益气养阴，化瘀通络，利水消肿为法。处方：黄芪30 g，生晒参10 g，生地黄15 g，山茱萸10 g，麦冬12 g，芦根20 g，水蛭6 g，地龙15 g，绞股蓝12 g，红景天12 g，猪苓15 g，炒白芍30 g，玉米须20 g，车前草20 g。

三诊（2010年4月26日）：上方随症加减服用13个月，水肿、口渴饮多、倦怠乏力、便秘等症状逐渐消退，体重恢复到发病前的体重，自我感觉一切良好。尿常规检查未见异常。24小时尿蛋白定量示：0.15 g/d。空腹血糖：6.9 mmol/L。

按语：DN的主要病理改变为肾小球硬化。引起肾小球硬化的主要原因是在高血糖环境下，血管活性物质、促纤维化细胞因子、蛋白激酶C等的增加，以及血流动力学等的改变所致。中医认为由于阴虚燥热，血液黏滞，血流不畅，致血液瘀滞。本病患者既往患糖尿病5年余，多年来对糖尿病未予重视，因长期肢体倦怠乏力，体力活动少，加之饮食没有控制，所以身体渐渐发胖，并发症出现较早。证属肾虚络阻，水湿停留。因热伤气阴，络脉瘀阻，肾虚水停，肾失封藏所致。治疗先以利水消肿，通腑泄热，清热止渴为治则。经辨证调制3周，同时控制饮食，坚持运动，患者水湿停留减轻，肠胃燥热好转，体重减轻，血糖下降。自此患者信心增强，合理饮食、坚持运动。继以益气养阴，化瘀通络，利水消肿为法治之。1年后患者体重恢复至发病前的体重，水肿等症消退，体力恢复，蛋白尿转阴，血糖接近正常。

（二）脾肾阳虚、水湿内停案

蔡某，男，56岁，2017年3月16日初诊。主诉：多饮消瘦9年，肢体水肿3个月。患者于9年前口渴多饮，饮水量每天2 500～3 000 mL，形体消瘦，体重下降10 kg，到当地市医院诊治。诊断为2型糖尿病，给予消渴丸等药物治疗。9年间血糖波动在7～12 mmol/L，自觉症状逐渐消退。3个月前因劳累出现肢体水肿，晨起颜面水肿，午后下肢水肿重，经低盐饮食和中药治疗2月余，水肿时好时差。来诊时，全身水肿，按之凹陷，精神疲倦，腰膝酸困，食欲缺乏，四肢不温，口淡不渴，大便稀溏，舌淡胖边有齿痕，苔白水滑，脉沉细。尿常规检查：尿糖（＋2），蛋白

（＋2）。空腹血糖：9.6 mmol/L，餐后 2 小时血糖：16 mmol/L。查肾功能各项指标无异常。眼底成像示：双眼底糖尿病改变。西医诊断：DN，糖尿病视网膜病变。中医诊断：消渴，水肿。治法：温补脾肾，利水消肿。处方：生晒参 15 g，生白术 30 g，干姜 10 g，淡附子 10 g$^{（先煎）}$，桂枝 10 g，黄芪 30 g，菟丝子 15 g，茯苓 20 g，熟地黄 10 g，山茱萸 10 g，怀山药 30 g，泽泻 10 g，牡丹皮 10 g，炒苍术 15 g，玉米须 30 g，冬瓜皮 50 g。

二诊（2017 年 3 月 30 日）：上方随症加减服用 2 周，水肿明显减轻。治疗以温补脾肾、升阳化湿为治则。方用：金匮肾气丸、补中益气汤加减。处方：淡附子 10 g$^{（先煎）}$，肉桂 10 g，茯苓 20 g，熟地黄 10 g，山茱萸 10 g，怀山药 30 g，泽泻 10 g，黄芪 30 g，菟丝子 15 g，炒白术 15 g，陈皮 10 g，当归 10 g，柴胡 6 g，升麻 5 g，玉米须 30 g，炒苍术 15 g。

三诊（2017 年 4 月 28 日）：上方随症加减服用 4 周，水肿、舌边齿痕消退；精神疲倦，大便稀溏，四肢不温等症好转。尿常规检查：尿糖（＋1），尿蛋白（＋1）。空腹血糖：7.9 mmol/L。治以温补脾肾，固肾涩精为法。方用：金匮肾气丸、四君子汤合秘元煎加减。处方：淡附子 10 g$^{（先煎）}$，肉桂 10 g，茯苓 20 g，熟地黄 10 g，山茱萸 10 g，怀山药 30 g，泽泻 10 g，牡丹皮 10 g，生晒参 6 g，炒白术 10 g，芡实 15 g，金樱子 10 g，炒远志 6 g，菟丝子 10 g，沙苑子 15 g，炙甘草 5 g。

四诊（2017 年 10 月 27 日）：上方随症加减服用半年（加减法：水肿严重时加车前子 30 g，玉米须 30 g，冬瓜皮 30 g，去熟地黄、山茱萸；腰部酸困、腰痛时加炒杜仲 15 g，续断 10 g；食欲差时加陈皮 10 g，砂仁 10 g；蛋白尿久不消退时加桑螵蛸 10 g、楮实子 30 g），诸症消退。查尿常规无异常。空腹血糖：6.1 mmol/L。

按语：糖尿病早起多宗阴虚燥热，恒以养阴清热润燥为治，而 DN 则由糖尿病日久不愈，或因糖尿病日久失治误治，阴损及阳，而致气阴虚弱、阳气虚弱、阴阳两虚。所以治疗常用温补阳气之法。本案是脾肾阳虚、水湿停留。其脾肾阳虚的成因主要有二：一是因糖尿病日久，阴损及阳，伤及脾肾；二是糖尿病早期迭进清滋寒凉药物，损伤脾肾阳气，导致脾肾阳虚，运化、主水、固摄、升降、温煦等功能失常，以致 DN 形成。所以治疗宜温补脾肾。因清阳宜升，浊水宜降，精气宜固。本案始终在温补脾肾的基础上，先以利水消肿降浊；继以补中益气升清；后以固肾涩精固摄，取得了满意的疗效。

四、体会

DN 是糖尿病最常见的并发症，是糖尿病患者死亡的主要原因之一。现代医学多采用降糖、降压、调脂、改善微循环等对症治疗，效果缓慢，不能有效缓解肾功能恶化。但我们通过长期临床观察表明：中医治疗 DN 可以显著改善患者的症状、降低蛋白尿的排出、改善肾功能、延缓慢性肾衰竭进程。这对治疗 DN 来说具有重要的意义。李培旭教授经过多年临床实践，归纳总结出"五法"治疗 DN，疗效确切，不良反应少，值得在临床上推广和应用。

慢性肾衰竭治疗经验浅谈

慢性肾衰竭是指慢性肾脏病进行性进展引起肾单位和肾功能不可逆地丧失，导致以代谢产物和毒物潴留、水电解质和酸碱平衡紊乱以及内分泌失调为特征的临床综合征。根据其临床表现，归属于中医的"关格""虚劳""癃闭""溺毒""哕逆"等范畴，为本虚标实之证。在长期医疗实践活动中，从补虚、降浊、化瘀、通络等方面论治该病，可明显减轻患者症状、保护健存肾单位、延缓肾功能持续恶化，现总结如下。

一、以益气养血，健脾补肾为基础

气血是构成和维持人体生命活动的物质基础，气血充则正气足，《黄帝内经》云："正气存内，邪不可干……邪之所凑，其气必虚……"。《医宗必读·虚劳》曰："夫人之虚，不属于气，即属于血，五脏六腑，莫能外焉"意指正气是维持机体健康的重要因素，而气血则是正气的基础。结合临床症状，慢性肾衰竭常伴有严重的贫血、蛋白尿、血尿等。其病机有二：其一，患者罹病日久，病情迁延不愈，邪正相争，气血暗耗；其二，病邪阻滞致脏腑亏虚而诸虚又以脾肾亏虚为主。脾虚运化不足，不能升清阳而失濡养之功；肾虚，封藏失司，精微之物外泄，发为蛋白尿、血尿，久则精亏血少。《医学真传·气血》曰："气之与血，异名同类，两相维和，气非血不和，血非气不运，但气为主，血为辅，气为重，血为轻"。故治之重在益气养血，健脾补肾，常用药有黄芪、党参、白术、白芍、当归、茯苓、黄精、制首乌、枸杞子、山茱萸等。而气与血，则重在补气，因气可生血、行血，尤其提出"补气之药以黄芪用重"的理念，一般选 40～60 g，甚至可达 120 g。黄芪联合当归能够利水消肿，改善患者蛋白质、脂质和糖代谢紊乱，延缓肾小球硬化、肾小管萎缩及间质纤维化进程，近年的循证医学研究亦显示黄芪配当归可以明显改善慢性肾衰竭患者的一般状况。其次，黄芪当归配伍还有抗氧化自由基作用，可以减轻肾组织细胞在缺血、缺氧和炎症反应时的损伤，延缓肾功能进一步损伤。肾性贫血是慢性肾衰竭患者常见的主要并发症之一，严重影响患者的生存质量，是引起慢性肾衰竭患者死亡的主要原因之一。对于肾性贫血的治疗，取当归黄芪汤加味疗效更确切，其机制可能与诱导造血干细胞生成，促进造血干细胞的增殖与分化，保护造血干细胞免受损伤，改善尿毒症毒素对骨髓的抑制有关。

任何疾病的发生均与正气不足密切相关，故而对慢性肾衰竭的治疗以益气养血，健脾补肾为基础，实质为扶正以祛邪。《奉亲养老集》亦曰："有胃气则生，无胃气则死"，因此，顾卫后天之本在治疗慢性肾衰竭的过程中应予以重视。而脾胃功能正常与否，则关系到药物的吸收情况，只有脾胃功能正常，药物才能被很好地吸收，后天滋先天，达到治疗目的。

二、注重通腑和胃，泄浊解毒

慢性肾衰竭患者由于蛋白质代谢障碍，肌酐、尿素、氨、尿酸等代谢废物大量蓄积，刺激胃肠道导致肠胃功能失调，出现纳呆、恶心、呕吐、脘腹胀满痞塞、便秘等症状，尤其在肾衰竭期，胃肠道症状尤为明显。在过往对于肾系疾病的诊疗过程中，不乏"肾无实证""肾无泄法"的观念，本病乃脏腑虚损，气机逆乱，浊毒内生，弥漫三焦，导致脏腑功能失调，表现为脾失升清、胃失和降、肺失通调水道、肾失温煦气化，引起湿浊内停，壅结肠间，蕴成毒邪，毒邪则进一步阻滞气机之运行；二阴是"浊毒"出路，以"洁净府"之法，可使人体气化过程中的代谢废物通过二便排出体外。故治之以通腑和胃，泄浊解毒，兼利小便，使邪毒从肠道及溺窍排出，从而逐渐恢复脏腑功能。临症常以砂仁、半夏、白蔻、藿香燥湿理气和胃；以厚朴、枳壳、山楂行气开滞；以六月雪、黄连、黄芩、蒲公英等解毒化浊；以附子、肉苁蓉、大黄温肾降浊；以泽泻、猪苓、茯苓皮通利小便。其中，尤其应"重视大黄荡涤之功"，合理配伍使用大黄起到通腑导滞，荡涤肠间邪毒之奇功。大黄用量可依据患者病情及体质不同取 $10 \sim 60 \, g$，适当配伍，如阳虚者配伍附子，气虚者配伍黄芪等。或同时配合中药结肠透析治疗，共奏通腑泄浊以解毒祛邪之功。选用大黄、丹参、蒲公英等为主的中药保留灌肠，每天保持 $2 \sim 3$ 次便溏为宜，有助于氮质废物从肠道排出，减少毒素在胃的吸收。

三、活血化瘀，通经活络贯穿始终

现代研究表明，活血化瘀能够改善肾单位微循环，增加肾实质血流量，改善肾小球滤过功能，防止微型血栓的形成，保护残余的肾单位。气血的亏损及运行障碍，均可致瘀血阻络，形成血瘀证，《医学真传·气血》曰："人之一身皆气血所循行，气非血不和，血非气不运"《金匮要略·水气病脉证并治》云："血不利则为水"。慢性肾衰竭，湿热浊毒损伤肾络致肾络瘀阻。肾络瘀阻的病机存在于慢性肾衰竭的全过程，影响着疾病发生、发展及预后。究其瘀阻之因无外乎以下原因。其一为气血不运：该病之本为气血亏虚，气虚无力推动血之运行而致瘀；其二乃血瘀阻络：久瘀及络，血虚脉道不利，往来滞涩而易成瘀证；其三是湿浊停滞：脾虚失于运化水湿之功，湿邪内阻，留于经络，阻碍气血运行而致瘀。湿瘀交阻，气机不利，气之升降出入障碍，更加重了肾络瘀阻之证。活血化瘀、通经活络不仅可以改善肾脏微循环及毛细血管通透性，还可以一定程度上促进肾脏早期受损组织的修复与再生，故活血化瘀、通经活络之法应贯穿整个疾病治疗始终，常用药物有丹参、赤芍、川芎、桃仁、牡丹皮等，可联合黄芪、当归益气活血。若瘀血日久不去，可加用地龙、土鳖虫、水蛭等血肉有情之品，可以收到植物药难以获取的疗效，然虫类药其药性多峻猛，临床运用需注意中病即止。本病有形之瘀易见，如瘀斑、紫络、舌质紫暗、刺痛等，而无形之瘀血尚需根据病因病机详细审察。

四、典型病例

吕某，男，55岁，以"反复头晕头痛1年，眼睑及双下肢水肿20天"为主诉，于2017年10月17日来诊。患者1年前劳累后出现反复头晕头痛，无恶心呕吐，未重视，20天前感冒后出现眼睑及双下肢水肿，在当地县医院查血压150/100 mmHg，尿蛋白（＋＋）、血肌酐437 μmol/L、尿素氮22.01 mmol/L，诊断为慢性肾衰竭（失代偿期），给予降压及利尿消肿等治疗，效差，转请老师诊治。刻诊：面色失润，眼睑及双下肢水肿，头晕头痛，腹胀纳呆，乏力，腰痛，24小时尿量1 200 mL左右，大便干，2天一行。舌质黯淡有瘀点，苔薄腻，脉细涩，血压150/95 mmHg。血常规检查：血红蛋白97 g/L，尿常规检查：尿蛋白（2＋），潜血（一）。镜检：红细胞0～3/HP，白细胞2～5/HP，细颗粒管型＋＋/HP，透明管型＋/HP。肝功能无异常。肾功能：血肌酐450.6 μmol/L、尿素氮21.1 mmol/L、尿酸495 mmol/L。肾彩超提示：双肾体积缩小，双肾弥漫性损伤。诊断：中医为肾衰病（脾肾衰败，血瘀湿阻），西医为慢性肾衰竭。治则：益气健脾，活血化瘀，利水渗湿。基础处方：黄芪40 g，党参20 g，白术10 g，牡丹皮30 g，当归20 g，丹参20 g，赤芍20 g，水蛭10 g，莪术15 g，地龙10 g，大黄10 g，厚朴10 g，茯苓皮30 g，白芍30 g，徐长卿30 g。水煎服，10剂，每天1剂，配合降压、调节钙磷代谢等药物及中药保留灌肠隔天1次。

二诊：患者头晕头痛明显减轻，腰痛减轻，腹胀纳呆稍缓解，乏力无明显减轻，眼睑水肿及双下肢水肿无减轻，原方加大黄芪用量至60 g，加三七粉3 g，分2次冲服，20剂。

三诊：头痛轻微，偶有头晕，腰痛、乏力明显减轻，腹胀明显好转，食欲好转，眼睑水肿及双下肢水肿明显减轻，小便量增多，24小时尿量1 500 mL左右，软便，每天 2 次。复查血肌酐 381.7 mmol/L，尿素氮 14.5 mmol/L，血红蛋白升至 100 g/L，尿常规：尿蛋白（＋）。继守原方服用 10 剂并配合降压、纠正贫血等药物。

40 剂后水肿明显减轻，头晕头痛基本消失，24 小时尿量达到 1 800 mL。60 剂后复查肾功能示：血肌酐 307.1 μmol/L、尿素氮 9.5 mmol/L、尿酸 335 mmol/L，血红蛋白升至 114 g/L，尿常规检查：蛋白（＋），潜血（－），镜检：（－）。随后患者规律复诊 3 年余，均随症加减，患者病情逐渐稳定，无明显不适，血红蛋白正常、肾功能长期稳定。

五、小结

慢性肾衰竭是各种急、慢性肾脏疾病发展至终末阶段时发生的一些病理变化与表现，临床常出现不同程度的贫血、高血压、蛋白尿、血尿，尿素氮、肌酐、尿酸等代谢废物蓄积，患者多有恶心呕吐、头晕目眩、疲乏无力、少尿或无尿的临床症状。具备"虚、瘀、浊、毒"四大病机，四者既为病理产物又为致病因素，相互影响、互为因果。肺脾肾气虚是肾脏病的发病基础，瘀血阻滞肾络贯穿于整个病程，湿热浊毒是导致肾脏病发生及复发的重要原因。该病发生之根本在于脏腑虚损、气血亏虚，故着眼于益气养血、扶正固本之法；基于湿瘀浊毒致病因素，适时运用理气通腑，解毒降浊之治；重视瘀血的病理机制，注重活血化瘀、通经活络之贯穿始终。简言之，治疗上以益气健脾、养血补肾、活血化瘀为主，随症应用清热理气、解毒降浊之法。在疾病发生、发展的不同阶段，治则各有侧重。当然，若患者处于尿毒症期，仍需联合肾脏替代疗法来治疗该病，但昂贵的医疗费用和透析过程中的各种急、慢性并发症及肾移植术后的排异反应等仍是现代医学所需解决的难题所在，中医在多层次、多途径联合用药方面具有所长。

功能性便秘验案举隅

便秘是指粪便在肠内滞留过久，秘结不通，排便周期延长，或周期不长，但粪质干结，排出艰难，或粪质不硬，虽有便意，但便而不畅的病证。即西医学的功能性便秘。便秘可以单独作为主要症状出现，也可并发于其他疾病之中，是一种常见的消化系统功能性肠病。本病临床上病程较长，甚至难以治愈。通过多年临床，自创通幽排毒汤，治疗功能性便秘屡获良效。现将经验总结如下。

一、基本病机

便秘最早可见于《黄帝内经》，如《素问》所论述"后不利"。《伤寒杂病论》则提出便秘当从阴阳论治，称其为"阳结""阴结""不更衣""不大便""燥屎"等。《丹溪心法》称其为"大便燥结"。隋代巢元方在《诸病源候论》中称为"大便难""大便秘结""秘涩"等。历代医家对便秘病因病机论述颇丰。《伤寒杂病论》有脾约之论，认为便秘由肠液枯燥、脾虚津耗所致。《素问》中提及"饮食自倍，脾胃乃伤"，李东垣在《兰室秘藏》中指出"若饥饱失节，劳逸过度，损伤胃气，食辛热味厚之物，而助火邪，浮于血中，耗散真阴，津液亏少，故大便结躁。"认为饮食以及脾胃与便秘关系密切。《医学正传》中"肾实则津液足而大便滋润，肾虚则津液竭而大便燥结"认为肾之亏虚实导致肠失濡润，进而出现便秘。又如《景岳全书》中论述"秘结之由，除阳明热结之外，则悉由乎肾。盖肾主二阴而司开阖，故大小便不禁者，其责在肾，然则不通者，非独肾乎"强调便秘与肾脏关系密切。故便秘多由情志失调、外邪犯胃、饮食不节、禀赋不足或年老体虚、产后、病后所致。笔者认为功能性便秘的病因病机虽然不外乎食滞、血虚、阴亏、积热等，但基本病位在大肠。同时与肝、脾、肾三脏密切相关。寒凝、气滞、热结、气血阴阳亏虚引起肠道传导失司以致便秘。所以便秘的基本病机为气滞肠燥、脾肾亏虚、大肠失润、传导失司。

二、基本原则

功能性便秘的患者大多都是本虚标实，脏腑气血阴阳不足，津液难以濡润大肠，肠道干涩，大便燥结。若擅用攻下清泻通腑的方法，则会损其阴液，伤其正气，加重便秘的发生。若擅用补益气血之法，则气机壅塞中焦，伤津耗液，加重便秘。所以针对功能性便秘气滞肠燥、脾肾亏虚、大肠失润、传导失司的基本特点，立足全身气机运化，六腑以通为用，以降为顺，从津、液、气、血全方位着手，兼顾疏肝滋肾，创立"通幽排毒汤"以健脾理气，滋肾润肠。其处方组成：火麻仁 30 g，生白术 45 g，玄参 30 g，女贞子 30 g，生白芍 30 g，莪术 15 g，桃仁 10 g，决明子 20 g，莱菔子 20 g，甘草 10 g。方中重用生白术使脾健运、痰湿化、津液生、大便畅，莱菔子消食除胀，顺气开郁，宽中化痰，故生白术、莱菔子共为君药；女贞子滋补肝肾、益气养阴、润肠通道，生白芍滋肝阴、柔肝体、抑肝木，甘草补脾益气，升降得宜，三药合用共为臣药，酸甘化阴，辛甘化阳，通便而不伤阴，使脾土得养，肝肾得充，肝疏泄，肾开阖，脾健运。火麻仁、决明子、玄参润肠通便共为佐药；莪术、桃仁行气润肠通便，活血化瘀通便共为使药，血行则气畅，气行则便通。诸药共奏健脾理气，滋肾润肠之效。但功能性便秘患者往往病情较为复杂，缠绵难愈，需四诊合参，辨证论治。气虚明显者，可加党参、黄芪、黄精等健脾补气；纳差者，可加焦三仙、炒鸡内金、焦谷芽以消食除胀；脘腹痞满者，可加沉香曲、槟榔、大腹皮等以行气通腑；血虚者，可加当归、丹参以养血补血；肾虚腰酸、夜尿频者，可加肉桂、肉苁蓉等以补肾涩精，润肠通便；肝气郁结、情绪焦虑、烦躁抑郁者，可加贯叶金丝桃、合欢皮、郁金、柴胡等疏肝、行气、解郁之品。

三、治疗

功能性便秘的治疗具有多样性。有些研究报道，功能性便秘患者结肠黏膜的菌群有一定程度的紊乱性，其结肠黏膜菌群以多样性减少为主要特点。而粪菌移植是近几年所发现通过有效重建结肠黏膜菌群而达到治疗便秘的一种方法。腹式呼吸也不失为一种治疗便秘的良好方法，并且有报道表明腹式呼吸可兴奋迷走神经，增强肠道蠕动从而促进排便。所以协调增强膈肌、腹肌收缩可以增加排便反射。更有结肠水疗之法，其又称大肠水疗，是由结肠水疗仪将灭菌过的温水经肛门向肠内注入，以达到清洁结肠、帮助粪便排出的目的。研究表明，大量的温水可刺激结肠周围的收缩反应，并推动肛门周围肌群的运动，从而有助于排便生理反射的激活。此外，其还可以软化稀释保留在结肠内的宿便，并清除肠道内的有害物质，恢复并促使大肠黏液的分泌，有助于顺利排便。而针刺治疗、穴位埋线、耳针耳穴贴压、中药灌肠以及中药外敷局部等治疗方法也广泛得到人们认可。总之功能性便秘可以联合多种治疗方式，尤以口服中药最为突出。在长期临床使用中，不仅不会产生耐药性和依赖性，还可取得良好效果。

四、预防

便秘患者一般都有运动量少，消化功能减退，胃肠蠕动减慢，身体素质较差等特点。更有患者长期服用西药，导致胃肠功能紊乱，停药后便秘加重，甚者失去自我排便功能，所以在中医辨证与辨病相结合治疗功能性便秘的同时，应当嘱适量运动，尤其是老年人。科学有氧运动，如八段锦、五禽戏、太极拳、慢跑等能够促进胃肠蠕动，提高排便辅助肌的收缩功能，增强腹部肌肉力量，加强生理排便功能。这样既可以治疗便秘又可以预防便秘发生。这正是中医治未病的体现，未病先防，已病防变，防微杜渐。

此外，便秘与个人生活习惯、饮食密切相关。良好的生活习惯，规律的排便有助于便秘的预防与治疗，应当养成晨起（5～7时，大肠经当令）定时排便。过食辛辣燥热之品会加重和诱发便秘。故便秘患者应饮食清淡，忌辛辣、肥甘厚味之品，多食当令富含膳食纤维的果蔬。这些有利于疏通脏腑气机，帮助患者缓解便秘的临床症状以及避免便秘发生。

五、典型病案

李某，女，59岁。2017年10月20日初诊。主诉：大便干结2年余，加重伴脘腹胀满1个月。病史：2年前无明显诱因出现大便干结，3～5天一行，虽有便意，但排便困难，排出量少，用力努挣则汗出短气，自行使用开塞露纳肛治疗，效果欠佳。1个月前，上述症状加重，伴脘腹胀满，遂就诊于河南中医大学第三附属医院，现症见：神疲乏力，纳食欠佳，夜寐正常，大便干结，1周行1次，小便调。查体：神志清，精神差，面色萎黄，腹部胀满，舌质淡红而暗，苔薄白腻，脉弦稍细。2017年10月21日肠镜结果回示：结肠、直肠黏膜未见明显异常。

诊断：便秘（脾虚气滞型）。

治法：健脾益气，润肠导滞。

给予通幽排毒汤加黄芪18 g，党参15 g，沉香曲9 g。7剂，早晚水煎服，温服。并嘱患者清淡饮食，适当运动，可顺时针轻柔腹部，养成定时排便的良好习惯，并保持心情愉悦。

二诊：诉服药后大便2天一行，大便仍干，但排便困难、腹胀减轻，乏力好转，纳差。上方减沉香曲为6 g，加肉苁蓉18 g，焦三仙各15 g。7剂，早晚水煎服。

三诊：服药后大便排出顺畅，1～2天一行，量可质正常，纳眠可。汤药守上方，7剂，早晚水煎服。后未在来诊，电话随访，诉无明显不适，大便已恢复正常。

按语：本案患者便秘日久，久则气耗，大便干结，排出量少，用力努挣则汗出短气，舌质淡暗，脉弦细。一派脾胃气虚之象，但见脘腹痞满，纳食欠佳，遂诊断为脾虚气滞型。患者老年女性，素体脾虚，气机升降失常，大肠失润，传送无力，燥屎内结，故发为便秘。一诊通幽汤加黄芪、党参、沉香曲以益气健脾、理气导滞。二诊加肉苁蓉以滋肾润肠通便，加焦三仙以理气和胃、消积导滞。三诊患者诸症减轻，守方继服，以巩固疗效。从一诊到三诊，体现了便秘治疗宜健脾理气导滞，滋肾润肠通便的学术理念，辨证论治，加减得宜。

六、体会

《素问》曰："饮入于胃，游溢精气，上输于脾，脾气散精，上归于肺，通调水道，下输膀胱。水精四布，五经并行，合于四时五脏阴阳，揆度以为常也。"只要人体气血津液得以顺畅运行，功能性便秘的问题也就迎刃而解。功能性便秘虽属小病，但临床常反复发作，严重影响患者生活质量。随着现代社会饮食结构改变、生活节奏加快以及精神心理因素的影响，功能性便秘的患病率逐年增高，且有年轻化趋势。其不仅能诱发或加重心脑血管事件，亦在肝性脑病、胃肠疾病、早老性痴呆等疾病的进展中发挥重要作用。临床实践中应审因论治，根据病情辨证论治，加减得宜。健脾理气导滞，滋肾润肠通便，补虚而不壅塞，通便而不伤正，补虚泻实，兼顾整体，疗效颇佳。

中医治疗痤疮的疗效评价

痤疮是一种毛囊皮脂腺的急性或慢性炎症，属中医的"粉刺""酒刺""肺风粉刺"等范畴。发病机制上中医学认为痤疮是内热炽盛，外受风邪所致，有肺热、血热、肝热、阴虚内热之分。脓疱等皮损属于风热、毒热所致；囊肿性痤疮、聚合性痤疮的炎性症状不明显，且发展过程缓慢，多为阴虚所致；瘢痕性痤疮多因气滞血瘀所致。随着对痤疮的长期治疗及研究，虽然取得了一些疗效及成果，但由于社会的不断发展及人们生活习惯的不断变化，痤疮的发病机制也有所改变，饮食不节、睡眠缺乏、长期压力过大、内分泌紊乱以及近年来空气污染都是导致痤疮的发生因素。因此，为了更好地治疗痤疮，我们根据本病的病因病机，在临床上采用中医疗法治疗痤疮，实施过程中取得了显著的临床效果，现具体报道如下。

一、研究对象及方法

（一）研究对象

研究对象为 2014 年 12 月—2015 年 6 月至某中医院内分泌科就诊的普通痤疮患者 60 例。60 例患者年龄均在 15～35 岁，患病时间长短为 3 个月至 3 年，其中男性患者 26 例，女性患者 34 例。将 60 例患者随机分成 2 组，治疗组 30 例，男性 12 例，女性 18 例；对照组 30 例，男性 14 例，女性 16 例。将 2 组患者的性别、年龄、病史以及身体健康情况等基本资料进行比较，无显著性差异，可进行比较。

（二）治疗方法

1. 对照组采用西医常规方法

（1）服用抗生素类药物：盐酸米诺环素胶囊，每次 50 mg，每天 2 次，连服 6 周；或红霉素，每次 0.25 g，每天 3 次，连用 4 周。

（2）同时服用维生素类药物：口服复合 B 族维生素，每次 2 片，每天 3 次，连服4～8 周。

2. 治疗组采用中医疗法

根据患者具体证型，采用不同治则，具体如下。①肺热血热者，临床表现：痤疮为粉刺突起，红色，有疼痛或瘙痒感，口干，小便黄，大便干，舌红苔黄，脉浮数。治以宣清肺热凉血为法，方选黄芩清肺饮加减。处方：枇杷叶9 g，黄芩9 g，桑白皮9 g，栀子9 g，黄柏9 g，知母9 g，甘草3 g，生地黄15 g，连翘15 g。②湿热困脾者，临床表现：痤疮连续间歇性出现，挤压出现黄白色米粒大小脂栓或脓液，皮肤较油，口苦、口黏腻，纳差，大便黏滞不爽，舌红苔黄腻。治以健脾祛湿清热为法，方选黄连温胆汤加减。处方：黄连6 g，竹茹15 g，枳实12 g，半夏10 g，生山栀9 g，茯苓15 g，生薏苡仁15 g，生山楂15 g，白花蛇舌草30 g，生甘草3 g。③热毒壅盛者，临床表现：痤疮以红色丘疹为主，伴有散在脓疱、结节、囊肿，油脂多，口渴，大便干，小便黄，舌红或暗红，苔薄黄或黄腻，脉弦滑或滑数。治以清热解毒为法，方选五味消毒饮加减。处方：金银花30 g，紫花地丁30 g，野菊花15 g，蒲公英15 g，紫背天葵15 g，连翘12 g，牡丹皮15 g，赤芍15 g，天花粉15 g，生甘草6 g。④痰瘀互结者，临床表现：痤疮时间较长，质地较硬，持续不消，触之有痛感，女性可伴有月经量少、痛经，或出现经期痤疮加重者，舌暗苔薄，脉涩。治以活血化瘀祛痰为法，方选桃红四物汤合六君子汤加减。处方：桃仁6 g，红花12 g，生地黄15 g，赤芍15 g，当归15 g，川芎15 g，丹参15 g，黄芪15 g，党参15 g，甘草6 g。根据症状病情改变，适当调整药物，连服4～6周。

（三）疗效评定指标

痤疮疗效判定标准。

（1）治愈：粉刺、丘疹、脓疱等皮损全部消失且不再复发。

（2）好转：粉刺、丘疹、脓疱等皮损大面积消失，少有复发。

（3）无效：粉刺、丘疹、脓包等皮损无消退现象，或者出现恶化，病情加重。最后统计总有效率，总有效率为治愈率加上治疗好转率，效率用百分数表示。

（四）统计学方法

用SPSS17.0统计学软件进行分析处理，计量资料用均数（$\bar{x} \pm s$）示，计数资料采用X^2检验。$P < 0.05$，表示2组结果具有明显差异，具有统计学意义。

二、结果

治疗结果显示，治疗组患者并且恢复总有效为90%，对照组为66.7%，前者疗效明显高于后者。所得数据差异有统计学意义（$P < 0.05$）。详情见表1-13。

表 1-13 2 组患者治疗效果对比 ［例（%）］

组别	例数	治愈	好转	无效	总有效率
治疗组	30	15（50.0）	12（40.0）	3（10.0）	90.0
对照组	30	8（26.7）	12（40.0）	10（33.3）	66.7
X^2	—				11.5
P	—				< 0.05

三、讨论

　　痤疮是一种最常见的影响面部美观及身心健康的疾病，虽目前治疗方法较多，但尚无一种特别有效的治疗方法，这主要是痤疮的发病机制复杂，个体差异大，所以针对不同的患者选用合适的治疗方法尤为重要。中医治疗注重辨病与辨证相结合，故中医对证治疗更显示个体化针对性治疗的优势。随着现代社会生活节奏加快，饮食不节、压力较大、情志不畅等因素使痤疮的发病率越来越高，现代医家认为痤疮的发病机制除了传统的肺风热、肺胃热盛、湿热互结外，尚有痰瘀、血瘀、肝肾阴血不足等。通过临床观察总结，发现多以肺热血热、湿热困脾、热毒盛者、痰瘀互结证型多见，治疗上给予宣清肺热凉血、健脾祛湿清热、清热解毒、活血化瘀祛痰等调理身体功能，帮助人体内分泌恢复正常，抑制皮肤表层油脂分泌，从而使痤疮杆菌不易滋生。中医在治疗痤疮方面具有标本兼治，毒副作用相对较少等优势，故临床上应推广中医疗法治疗痤疮，帮助更多痤疮患者痊愈。

第二篇 医 案

气血津液病证

一、消渴病

医案一：消渴病——肺胃热盛（2 型糖尿病）

陈某，女，56 岁，2018 年 11 月 12 日初诊。

主诉：发现血糖升高 1 年，口干苦 2 个月。

现病史：1 年前体检发现血糖升高，未引起重视。2 个月前出现口干苦，入睡难，大便干结，3～4 天一行。面干痒 1 周，睡醒手麻，鼻塞涕黄，口鼻气热。

中医诊断：消渴病（肺胃热盛）。

西医诊断：2 型糖尿病。

治则：益气养阴，清肺胃热。

处方：黄连 12 g，太子参 30 g，天花粉 15 g，山药 20 g，丹参 30 g，葛根 30 g，生山楂 30 g，桑白皮 15 g，生地黄 15 g，麦门冬 15 g，甘草 6 g。7 剂，水煎服，每天 1 剂，早晚服。

按语：消渴病的病因尚未完全明确，目前一致公认先天禀赋不足、元气是决定发病的关键因素，其次是饮食失节、劳倦内伤和情志失调等外在因素也起着一定的作用。中医将消渴病的"三多"谓"三消"，即"多饮为上消，多食为中消，多尿为下消"，并提出其病机与虚（气虚、阴虚）、燥（燥热）、血（瘀血）有关，一般认为以阴虚燥热为主，阴虚为本，燥热为标。现患者口干苦，入睡难，大便干结，鼻塞涕黄，口鼻气热。上焦、中焦均有热，一派肺胃热盛的表现。苦易败胃，同时用量不宜过大，以免苦寒伤胃。

医案二：消渴病——气阴两虚（2 型糖尿病）

张某，男，56 岁，2018 年 6 月 14 日初诊。

主诉：口渴，多饮 5 年。

现病史：5 年前发现血糖升高，空腹血糖 10 mmol/L，餐后 2 小时血糖 15 mmol/L，乏力，双下肢酸沉，足底沉，口渴，多饮，口苦，口黏，夜尿多，5～6 次，尿黄，异味重，尿频，易腹泻，眼昏，早起眼黏，精神差，大便每天 3 次，不成形。血常规检查：空腹血糖 11～12 mmol/L，糖化血红蛋白 8.2%。尿常规检查：尿糖（＋），尿微量白蛋白肌酐比值（ACR）50 mg/g，尿微量白蛋白 81 mg/L。现症见：口渴，多饮，口苦，口黏，夜尿多，尿频，易腹泻，上腭有异物感，眼昏，早起眼黏，精神差，大便每天 3 次，不成形，白苔，舌淡红，稍黄，脉细。患高血压 5 年余，慢性结肠炎 20 年，慢性咽炎 6 年。

中医诊断：消渴病（气阴两虚）。

西医诊断：2 型糖尿病。

治则：益气养阴，健脾滋肾。

方药：四君子汤合生脉饮加味。黄芪 45 g，太子参 30 g，白术 15 g，茯苓 15 g，甘草 10 g，五味子 12 g，麦门冬 15 g，山药 30 g，陈皮 12 g，升麻 6 g，熟地黄 20 g，柴胡 6 g，山茱萸 15 g，当归 15 g。7 剂，水煎服，每天 1 剂，早晚服。

西医药物：格列喹酮（糖适平）早、晚各 1 次，二甲双胍早、晚各 1 次。

二诊（2018 年 6 月 21 日）：服前方 7 剂，口黏、大便溏、乏力、口苦、眼昏、眼黏好转，手足腕累，夜尿多，尿黄，白腻厚苔，空腹血糖 9.72 mmol/L，餐后 2 小时血糖 11.1 mmol/L，谷丙转氨酶 44 U/L，总胆红素 38.75 μmol/L，血清总蛋白 86 g/L，球蛋白 34.8 g/L，甲状腺球蛋白（Tg）3.8 μg/L。

中医方药：前方加藿香 15 g、滑石 30 g、菖蒲 12 g。7 剂，水煎服，每天 1 剂，早晚服。

三诊（2018 年 7 月 30 日）：服前方 7 剂，口黏、眼黏、大便溏改善，鼻咽部、上腭异物感好转，手腕、踝、足心不适、紧、累，大便每天 3 次，口渴，口苦，觉牙刷不净，空腹血糖 8.2～7.9 mmol/L，白苔，中心腻黄，脉弦细。

中医方药：白蔻 10 g，杏仁 12 g，薏苡仁 40 g，半夏 10 g，川朴 15 g，通草 10 g，滑石 30 g，竹叶 12 g，藿香 15 g，佩兰 15 g，苍术 15 g，黄柏 12 g，牛膝 15 g，甘草 6 g，菊花 15 g，扁豆 15 g，陈皮 15 g。7 剂，水煎服，每天 1 剂，早晚服。

西医药物：格列喹酮（糖适平）早上 2 次，中午和晚上各 1 次。

四诊（2018 年 8 月 16 日）：服前方 7 剂，今天未服降压药，血压 128/110 mmHg，空腹血糖 7.9 mmol/L，口黏、眼黏改善，大便每天 2～3 次不成形，鼻咽部异物感好转，口渴，尿多，第一次服药时大小便均减少，这次小便多，口渴，口苦，小便细，苔黄腻，舌淡红，脉弦细。方药：6 月 14 日方加藿香 15 g、佩兰 15 g、滑石 30 g、石菖蒲 12 g、麻黄 6 g、薏苡仁 45 g。7 剂，水煎服，每天 1 剂，早晚服。

五诊（2018 年 8 月 23 日）：诸症明显改善。

按语：《灵枢·口问》曰："中气不足，溲便为之变，肠为之苦鸣。"中焦脾胃虚弱就会出现二便失常，腹中常鸣。脾胃为后天之本，肾为先天之本，治疗消渴病要脾肾双补，既要补中气，又要培补元气。给予四君子汤合生脉饮加味治疗，其中黄芪、太子参补益脾肺之气，益气养阴；白术、茯苓燥湿，健脾，益气；五味子、麦门冬清热养阴，生津止渴；山药、山茱萸、熟地黄健脾益气，滋阴补肾；当归养血活血；升麻、柴胡升阳补气。诸药合用以达益气养阴，补脾益肾之功效。后复诊以血压升高为主治疗，给予三仁汤，血压控制正常，诸症逐渐缓解。

医案三：消渴病——视物模糊（2 型糖尿病）

黄某，女，37 岁，2018 年 12 月 20 日初诊。

主诉：发现血糖升高 4 个月，视物模糊，流泪 1 个月。

现病史：4 个月前发现血糖升高，未处理。1 个月前出现视物模糊，流泪。眼底检查：眼底良性瘤有胚胎所带，不大。近 1 个月眼昏，流泪，左目稍红，目眵少，眠中流涎，大便不成形，每天 1 次，月经不准，量少，经前乳胀，白苔，舌暗红，脉沉细弦。

中医诊断：消渴病目病（脾虚肝郁）。

西医诊断：1.2 型糖尿病；2. 眼底良性瘤。

治则：益气养阴，疏肝健脾。

方药：逍遥丸加减。当归 15 g，白芍 15 g，柴胡 12 g，白术 20 g，茯苓 30 g，甘草 10 g，菊花 15 g，牡丹皮 15 g，栀子 15 g，党参 15 g，陈皮 15 g，薏苡仁 30 g，山药 30 g，生姜 10 g，大枣 10 g 自备。7 剂，水煎服，每天 1 剂，早晚服。

按语：患者情志失调，肝气郁结，易怒伤肝，郁久化火，火热内燔，消灼肺胃阴津而发为消渴；肝藏血，开窍于目；目失濡养，见视物模糊、流泪、眼晕，肝郁化火则目眵少，睡觉流口水，经前乳胀，母病及子，致肾精亏虚，故大便不成形。方用逍遥散加减。当归、白芍、柴胡疏肝理气，敛阴柔肝；白术、茯苓、甘草益气健脾，燥湿利水；菊花、牡丹皮、栀子清肝明目，清热养阴；党参、陈皮补脾益气，燥湿健脾；薏苡仁、山药利水，渗湿，健脾；生姜、大枣调和诸药，共奏舒畅气机、益气养阴、健脾之功效。

医案四：消渴病——口渴、心悸（2 型糖尿病）

崔某，女，44 岁，2019 年 1 月 3 日初诊。

主诉：口干，口渴伴心悸，乏力 1 周余。

现病史：1 周余前出现口干、口渴伴乏力、心悸，动则自汗、盗汗，咳痰不爽，早起有黄痰。未引起重视，未给予治疗。今来诊，要求中医治疗。现症见：口干渴，心悸，乏力，自汗，盗汗，大便或干或稀，白苔，舌暗红，脉细数。患糖尿病 1 年余。

中医诊断：消渴病（气阴两虚）。

西医诊断：2 型糖尿病。

治则：益气养阴，生津止咳。

方药：天王补心丹、止嗽散加减。荆芥 12 g，桔梗 15 g，百部 15 g，白前 15 g，紫菀 15 g，陈皮 15 g，甘草 10 g，炙麻黄 8 g，杏仁 15 g，柏、枣仁各 15 g，党参 15 g，天冬、麦门冬各 15 g，五味子 12 g，丹参 20 g，当归 15 g，远志 12 g，茯苓 15 g。5 剂，水煎服，每天 1 剂，早晚服。

西医方药：二甲双胍，每天 3 次。

按语：患者因口干、口渴、乏力，诊断为消渴病，患者肺燥津伤，咳嗽咳痰，津液失于敷布，上可灼伤肺津，下可耗伤肾阴；肾阴不足则自汗、盗汗，肾阴不足则不能滋养心气，故见心悸、乏力；肾阴不足则火旺致大便干结。本案患者病机属气阴两虚，痰浊瘀滞。方用天王补心丹、止嗽散加减。天冬、麦门冬、五味子清热养阴，益气生津；荆芥、桔梗祛风解表，宣肺祛痰；百部、白前、紫菀温肺散寒，宣降肺气，降气化痰；陈皮燥湿化痰；炙麻黄、杏仁止咳平喘；柏子仁、酸枣仁、远志、茯苓养心安神，健脾宁心，祛痰安神；丹参活血祛瘀，除烦安神。诸药合用共奏益气养阴，祛痰除瘀，止咳平喘之功效。

医案五：消渴病——胃脘痛（2 型糖尿病）

牛某，女，52 岁，2019 年 1 月 3 日初诊。

主诉：发现血糖升高 4 年，胃脘痛半月。

现病史：4 年前发现血糖升高，空腹血糖 8～9 mmol/L，餐后 2 小时血糖 10～12 mmol/L，未处理。半月前出现胃脘痛，身痛，颈痛，胸背痛，左侧脊背痛，晚上口干，大便每天 2～3 次，稀便已久，白苔，舌质暗，脉弦细。

中医诊断：消渴病（气血亏虚，瘀血阻络）。

西医诊断：2 型糖尿病。

治则：益气养血，通络止痛。

方药：黄芪建中汤、当归补血汤合四君子汤加减。当归 15 g，白芍 15 g，桂枝 12 g，葛根 45 g，黄芪 30 g，羌活 15 g，威灵仙 15 g，香附 15 g，延胡索 25 g，甘草 10 g，党参 15 g，白术 15 g，茯苓 15 g，生姜 10 g，大枣 10 g。7 剂，水煎服，每天 1 剂，早晚服。

按语：本案患者病机为气血亏虚，瘀血阻络。方用黄芪建中汤、当归补血汤合四君子汤加减。黄芪建中汤出自《金匮要略》，具有温中补气、和里缓急作用。主治阴阳、气血俱虚证，里急腹痛，喜温喜按，形体羸瘦，面色无华，心悸气短，自汗盗汗。当归补血汤是一首金元时期李东垣所创的益气补血方剂，由黄芪和当归两味药以 5：1 比分组成，具有益气生血功效。多用于治疗劳倦内伤、气血虚、阳浮于外之虚热证，广为应用。四君子汤出自《太平惠民和剂局方》，具有补气、益气、健脾之功效。主治脾胃气虚证，面色萎黄，语声低微，气短乏力，食少便溏，舌淡苔白，脉虚数。临床常用于治疗慢性胃炎、消化性溃疡等属脾胃气虚者。方中重用黄芪补脾肺之气，益气生津；当归、白芍活血养血，敛阴疏肝；延胡索止痛；香附疏肝、通经、止痛；桂枝、葛根、羌活、威灵仙祛除风邪，通经活络止痛；党参、白术、生姜、大枣、茯苓健脾和胃止痛。诸药合用通经活络止痛，益气养血生津。

医案六：消渴病——手足心热（2 型糖尿病）

朱某，女，58 岁，2019 年 1 月 10 日初诊。

主诉：口干、手足心热 5 年，加重 2 年余。

现病史：5 年前发现口干、手足心热，未引起重视。2 年余前又出现手足烧而疼，逐渐加重。早起手硬，握不紧，口有异味，目眩，手足麻木，足疼发颤，去年服药已减，手遇热痛甚，早起牙龈出血。白苔，舌淡红，脉细。患糖尿病 18 年。

中医诊断：消渴病（阴虚血热，血脉瘀滞）。

西医诊断：2 型糖尿病合并周围神经病变。

治则：清热凉血，活血通络。

方药：桃红四物汤合犀角地黄汤加减。当归 15 g，生地黄 25 g，赤芍 15 g，白芍 15 g，川芎 12 g，牡丹皮 15 g，地骨皮 30 g，川木瓜 30 g，川牛膝 30 g，红花 15 g，桃仁 15 g，忍冬藤 15 g，鸡血藤 30 g，菊花 15 g，水牛角 30 g。7 剂，水煎服，每天 1 剂，早晚服。

按语：患者消渴日久，一是耗伤肾阴，气阴两伤，阴虚则发热，故患者手足心热；二是病久入络，血脉瘀滞，症见目眩、手足麻、牙龈出血。故辨为阴虚血热，血脉瘀滞证。治以养阴活血，清热凉血为法。方用桃红四物汤合犀角地黄汤加减。方中当归、生地黄、赤芍、水牛角清热凉血滋阴；白芍、川芎敛阴疏肝，祛风止痛；牡丹皮、地骨皮清虚热；忍冬藤、鸡血藤清热疏风、通经活络止痛；川木瓜舒筋活络；红花、桃仁活血祛瘀止痛。以上诸药合用缓解患者症状。

医案七：消渴病——手足麻木（2 型糖尿病）

骆某，女，58 岁，2018 年 12 月 20 日初诊。

主诉：口干、右手指麻木 6 个月。

现病史：6 个月前出现口干、右手指麻木，右甚，无红肿疼痛，无活动受限。在当地医院检查：空腹血糖 7 ～ 8 mmol/L，餐后 2 小时血糖 12 ～ 14 mmol/L；低血糖时头懵、昏迷，自汗，平时口干渴，口苦，白苔，舌淡红，脉沉细。患糖尿病 17 年，冠心病 4 ～ 5 年。

中医诊断：消渴病（气阴两虚，瘀血阻络）。

西医诊断：1.2 型糖尿病合并周围神经病变；2. 冠心病。

治则：益气养阴，活血通络。

方药：补阳还五汤合生脉饮加减。黄芪 45 g，鸡血藤 30 g，白芍 15 g，甘草 10 g，当归 15 g，桃仁 15 g，红花 15 g，全虫 6 g，蜈蚣 2 g，太子参 30 g，麦门冬 15 g，桂枝 12 g，五味子 12 g，丹参 30 g，生地黄 20 g。7 剂，水煎服，每天 1 剂，早晚服。

二诊（2018 年 12 月 27 日）：服前方 7 剂，手麻稍减，口干，口苦，二便少。方药中加重养阴清热活血药物比重：黄芪 45 g，赤芍 15 g，川芎 12 g，当归 15 g，地龙 20 g，川牛膝 30 g，桃仁 15 g，红花 15 g，鸡血藤 30 g，全虫 6 g，蜈蚣 2 g，土元 15 g，姜黄 15 g，天花粉 15 g，知母 15 g，黄连 8 g，桂枝 6 g。15 剂，水煎服，每天 1 剂，早晚服。

按语：患者年老体虚，患病日久，耗伤气阴，气虚则血瘀，故患者平素口干、口苦，且手指麻木。辨证为气阴亏虚，瘀血内阻证。治以益气养阴，活血通络为法。方用补阳还五汤合生脉饮加减。黄芪补脾肺之气，益气生津；当归活血通经；鸡血藤行血补血，舒筋活络；桃仁、红花、丹参祛瘀通经，养血活血；全虫、蜈蚣破血，逐瘀，通经；太子参、麦门冬、五味子清热养阴，益气生津。诸药配伍共奏益气养阴，活血祛瘀之功效。

医案八：消渴病（2 型糖尿病）

董某，男，52 岁，2019 年 1 月 17 日初诊。

主诉：发现血糖升高 3 年，口干渴、乏力 3 个月。

现病史：3 年前体检发现血糖升高，未引起重视。3 个月前出现口干渴、乏力，在当地医院检查：空腹血糖 11 mmol/L，餐后 2 小时血糖 11 ～ 12 mmol/L，诊断为 2 型糖尿病。给予西药降糖药物（具体不详）治疗，间断服用药物。现症见：口干渴、乏力，矢气多，觉腹中有气串，既往有疝气，服中药后已经恢复正常。偶有胃痛，纳眠可，大小便正常。舌胖大，边有齿痕，苔白，脉沉。

中医诊断：消渴病（脾虚痰湿）。

西医诊断：2 型糖尿病。

治则：健脾，化痰，利湿。

方药：健脾丸加减。党参 15 g，白术 15 g，陈皮 15 g，枳实 15 g，山楂 15 g，神曲 15 g，麦芽 15 g，大白药 12 g，川朴 15 g，黄连 6 g。6 剂，水煎服，每天 1 剂，早晚服。

二诊（2019 年 1 月 23 日）：服前方 6 剂，尿蛋白（－），糖化血红蛋白 9.8%，餐后 2 小时血糖 10.1 mmol/L，尿微量白蛋白 < 5 mg/L，尿微量白蛋白肌酐比值（ACR）33.4 mg/g。方药：前方未服，今继服。

按语：消渴病是由先天禀赋不足、饮食不节、情志失调、劳倦内伤等导致的阴虚内热，以多饮、多尿、乏力、消瘦或尿有甜味为主要症状的病证。本案病机属脾虚痰湿。治则为健脾，化痰，利湿。方用健脾丸加减。方中党参、白术益气生津、健脾和胃；陈皮、枳实理气健脾、行气除痞；山楂消肉食、神曲消面食，共奏消食化积功效；麦芽消食健胃；川朴、黄连破坚除痞、清热燥湿。以上诸药合用以达健脾和胃，益气生津之功效。

医案九：消渴病（2 型糖尿病）

尹某，男，48 岁，2019 年 1 月 28 日初诊。

主诉：血糖升高 2 月余。

现病史：2 月余前发现血糖升高，口有异味，乏力，大便每天 1～2 次或不成形，小便黄。当地医院检查：空腹血糖 5.01 mmol/L，餐后 2 小时血糖 9.2 mmol/L，糖化血红蛋白 5.9%，尿微量白蛋白 13 mg/L，尿肌酐 226.8 mmol/24 h，尿微量白蛋白肌酐比值（ACR）5.7 mg/g，尿常规检查：尿蛋白（－）。舌质暗红，苔白，脉沉细。患高血压 10 年。

中医诊断：消渴病（气阴两伤，瘀血阻络）。

西医诊断：2 型糖尿病。

治则：益气养阴，活血通络。

方药：活血降糖方加减。黄芪 40 g，山药 30 g，苍术 20 g，玄参 15 g，生地黄、熟地黄各 10 g，丹参 30 g，葛根 30 g，太子参 30 g，五味子 12 g，麦门冬 15 g，荔枝核 30 g，茯苓 15 g，黄连 9 g。10 剂，水煎服，每天 1 剂，早晚服。

按语：本案患者病机为气阴两伤，瘀血阻络。治则为益气养阴，活血通络。方用活血降糖方加减。黄芪、山药配生地黄补气升阳、益气养阴生津；苍术配玄参清热燥湿、补气养阴，苍术虽燥，但配伍玄参之润，可展其长而制其短；生地黄、熟地黄滋阴益肾；葛根配丹参生津止渴，祛瘀生新，降低血糖；太子参、五味子、麦门冬补肺脾之气，益胃生津；荔枝核行气散结，通经活络，且具有降糖之功效；茯苓利水渗湿；黄连清胃热，降血糖。诸药合用，共奏益气养阴、活血通络之功效。

医案十：消渴病（2 型糖尿病）

张某，男，39 岁，2019 年 1 月 17 日初诊。

主诉：口渴，多食 1 年。

现病史：1 年前出现口渴、多食、乏力、多尿，在当地医院检查：空腹血糖 13.29 mmol/L，餐后 2 小时血糖 9.3 mmol/L，谷丙转氨酶 41 U/L，胆碱酯酶 12 669 U/L，甲状腺球蛋白（Tg）3 μg/L，载脂蛋白 A 1.09，尿微量白蛋白 109 mg/L，尿微量白蛋白肌酐比值（ACR）63.7 mg/g。给予降糖、调脂、消蛋白尿等对症处理后（具体不详），血糖控制欠佳，今来我院要求中药治疗。现症见：口渴，多食，乏力，多尿，睡眠可，大便正常，舌质红，苔薄黄，脉沉细。行冠脉支架植入术后 2 年余。平素体胖，身高 1.63 m，体重 83 kg。

中医诊断：消渴病（气阴两虚，瘀血阻络）。

西医诊断：2 型糖尿病。

治则：益气养阴，生津止渴。

方药：黄芪 40 g，山药 30 g，苍术 20 g，玄参 15 g，知母 15 g，天花粉 15 g，生地黄、熟地黄各 20 g，太子参 30 g，五味子 12 g，麦门冬 15 g，茯苓 30 g，桑白皮 30 g。7 剂，水煎服，每天 1 剂，早晚服。

二诊（2019 年 1 月 24 日）：服前方 7 剂，空腹血糖 9.2 mmol/L，餐后 2 小时血糖 9.9 mmol/L，尿常规检查：尿蛋白（一），前方继服，5 剂。

三诊（2019 年 1 月 31 日）：服前方 5 剂，空腹血糖 9.3 mmol/L，餐后 2 小时血糖 12.2 mmol/L，（阿卡波糖未服），口渴止，多食止，体型胖。方药：桑白皮 25 g，生山楂 30 g，大腹皮 15 g，冬瓜皮 30 g，黄连 6 g，天花粉 15 g，知母 15 g，丹参 30 g，葛根 30 g，泽泻 15 g。5 剂，水煎服，每天 1 剂，早晚服。

按语：本案患者病机为气阴两虚，瘀血阻络。治则为益气养阴，生津止渴。施今墨云："用苍术治糖尿病是取其'敛脾精，止漏浊'的作用"。苍术配玄参降血糖是施今墨的临床用药经验，袁老师也常采用此配伍。黄芪、山药、苍术补气健脾；生地黄、玄参滋阴固本；知母、天花粉清热泻火，生津止渴；五味子敛肺滋肾，生津止渴；茯苓、桑白皮渗湿健脾。诸药配伍，共奏滋肾养阴、益气生津之功效。

医案十一：消渴病（2型糖尿病）

付某，女，74岁，2019年2月14日初诊。

主诉：口渴，乏力1年。

现病史：1年前无诱因出现口渴、乏力、口咸，当地医院多次检查：空腹血糖及餐后2小时血糖均高于正常，诊断为2型糖尿病。未服用降糖药物。今来诊，要求中药治疗。现症见：口渴，乏力，口咸，苔白，舌暗有瘀斑，脉细。患糖尿病30余年。

中医诊断：消渴病（肾阴亏虚，瘀血阻络）。

西医诊断：2型糖尿病。

治则：滋补肾阴，活血通络。

方药：六味地黄汤合四君子汤加味。生地黄、熟地黄各15 g，知母15 g，天花粉15 g，麦门冬15 g，石斛15 g，太子参30 g，乌梅15 g，山药20 g，山茱萸15 g，茯苓15 g，牡丹皮15 g，泽泻15 g。3剂，水煎服，每天1剂，早晚服。

按语：患者病机属肾阴亏虚，瘀血阻络。治则为滋补肾阴，活血通络。方用六味地黄汤合四君子汤加味。方中生地黄、熟地黄滋肾养阴，清热生津；山药、山茱萸补脾，益肾，养阴；牡丹皮清热凉血；天花粉、麦门冬、石斛益胃生津；太子参、茯苓补气健脾；泽泻利水渗湿。诸药合用，共奏益气养阴、活血通络之功效。

医案十二：消渴病——口渴、多尿（2型糖尿病）

刘某，女，33岁，2019年1月24日初诊。

主诉：口渴，多尿，乏力1个月。

现病史：1个月前无诱因出现口渴，多尿，乏力，尿频，多眠，精神差，眼流泪或头痛，大便4～5次/天。在当地医院检查：空腹血糖15.21 mmol/L，尿糖（3＋），糖化血红蛋白11.1%，肾功能（－），尿微量白蛋白肌酐比值（ACR）（－），血脂（－），肝功能（－），血压120/90 mmHg。给予降糖药物治疗，空腹血糖降至10 mmol/L，为求中医治疗来我院就诊。现症见：口渴，多尿，乏力，尿频，多眠，精神差，眼流泪或头痛，舌淡红，苔白，脉细。患糖尿病3年。

中医诊断：消渴病（气阴两虚）。

西医诊断：2型糖尿病。

治则：益气养阴，生津止渴。

方药：四君子汤、生脉饮合杞菊地黄丸加减。黄芪45 g，党参18 g，山药20 g，生白术45 g，枳壳15 g，肉苁蓉30 g，生地黄、熟地黄各20 g，枸杞子15 g，菊花15 g，当归15 g，川芎15 g，知母15 g，天花粉15 g，五味子12 g，麦门冬15 g。7剂，水煎服，每天1剂，早晚服。

二诊（2019年1月31日）：服前方7剂，口渴减，尿频减，乏力止，或突然发困，易呕吐，肠鸣，大便成形每天2次，头痛止，精神好转。方药：前方去当归、川芎、生白术，加天麻15 g、钩藤30 g、地龙20 g、怀牛膝30 g。10剂，水煎服，每天1剂，早晚服。

按语：本案患者病机为气阴两虚，治以益气养阴、生津止渴并举。方用四君子汤、生脉饮合杞菊地黄丸加减。四君子汤益气健脾，六味地黄汤滋补肾阴，生脉饮益气、养阴、生津。重用黄芪、山药、白术健脾益气；知母、天花粉生津止渴；枸杞子、菊花清肝明目；当归、生地黄、熟地黄、川芎补血养血。袁老师常重用黄芪达45 g，大补脾气，联合白术、山药增强补气的效果。诸药配伍共奏补益肝肾、养阴生津之功效。

医案十三：消渴病（2型糖尿病）

刘某，男，55岁，2017年7月10日初诊。

主诉：口干、口渴、多饮、消瘦2个月。

现病史：2个月前患者出现口干、口渴欲饮，多食善饥，溲频量多，形体消瘦，素喜食辛辣肥甘厚味。入夏以来工作劳累，出汗多，更加口渴多饮，饮过复渴，尿频量多，倦怠乏力，腰酸肢困，形体瘦弱。当地医院检查后确诊为2型糖尿病。给予口服降糖药物，虽血糖有所控制，但整体症状未减，特来诊治。舌质偏红，苔薄黄，脉细数。血常规检查：空腹血糖7.21 mmol/L，餐后2小时血糖13.1 mmol/L。尿常规检查：尿蛋白（－），尿糖（3＋）。

中医诊断：消渴病（阴津亏损，热伤肺胃）。

西医诊断：2型糖尿病。

治则：养阴润肺，清泻胃热。

方药：二冬汤加减。北沙参15 g，牡丹皮15 g，天门冬15 g，葛根15 g，天花粉30 g，麦门冬15 g，生地黄15 g，知母12 g，黄连6 g，乌梅10 g，甘草6 g，石斛15 g。

二诊（2017年7月17日）：服上方7剂，口干欲饮略减十之二三，汗出少，大便2天未行，脉舌同前。服药有效，守上方加玄参15 g、大黄10 g以泻胃火。

三诊（2017年7月22日）：上方服5剂，大便通畅，自觉胃热已减，控制食量亦不作饥，但仍口干渴，饮水较多。空腹血糖8.21 mmol/L，餐后2小时血糖8.4 mmol/L，尿糖（＋），守原方加黄芩12 g。

四诊（2017年8月6日）：连服15剂，面色转润，饮水量正常，每天约进水1 300 mL，无饥饿感，小便量正常，夜尿2次，大便每天行1次，腰酸肢困诸症均有好转。偶夜间醒来口干欲饮，体重由60 kg增为62 kg。空腹血糖5.1 mmol/L，餐后2小时血糖8 mmol/L，尿糖（－）。舌淡红，苔薄白，脉沉细。嘱患者禁食辛辣肥甘厚味之品，注意劳逸结合。上方去黄芩、黄连、乌梅等，加牡丹皮 10 g、玄参 15 g、枸杞子 20 g、生山药 20 g、白术 10 g，再服 10 剂后停药，调摄静养。

按语：本案属中医的"消渴病"范畴，《黄帝内经》云："二阳结谓之消"，上消主肺，肺热化燥，渴饮无度，是谓消渴；中消主胃，胃热善饥，能食而疲，是谓消谷，《黄帝内经》谓之"瘅"；下消主肾，虚阳烁阴，引火自救，溺浊如膏，精髓枯竭，是谓肾消。而临床上三消之证并非泾渭分明，是以某一证为疾病的主要矛盾，可兼见余证。本案患者平素过食辛辣肥甘厚味之品，损伤脾胃，致脾胃运化失司，积热内蕴，生火化燥，上熏灼肺，肺胃阴伤。肺主气，肺病则不能管束津液上潮咽喉，故口渴多饮，尿频量多，其精微亦随之而下走溺窍，不能荣养四肢肌肉，故见形体渐瘦，倦怠乏力。治疗当遵清代程钟龄《医学心语·三消》"治上消者，宜润其肺，兼清其胃""治中消者，宜清其胃，兼滋其肾"之训，用二冬汤加减。沙参、麦门冬、天门冬、石斛、知母、天花粉甘寒清热，养阴润肺；生地黄滋肾，有金水相生之意；葛根升发阳明之气，有生津止渴之效；黄连苦寒，泻火坚阴；牡丹皮为厥阴之药，清血分伏火；乌梅、甘草酸甘化阴，益胃生津。二诊时热象仍著，宗《黄帝内经》"热淫于内，治以咸寒，佐以苦甘"之意，用咸寒之玄参清热养阴，大黄苦寒，直折胃火，三诊后燥热之象已退七八，重用养阴润肺、益胃健脾之品以收全功。

医案十四：消渴病——口渴、多食（2 型糖尿病）

孔某，女，59 岁，2017 年 6 月 17 日初诊。

主诉：口渴多饮、多食易饥 5 月余。

现病史：患者 5 个月前因口渴易饥，在当地县医院被诊断为 2 型糖尿病，口服降糖西药和养阴清热中药，血糖值控制差（具体不详），B 超检查示轻度脂肪肝；血压、血尿酸、心电图检查正常。现症见：乏力，多食、胃胀，大便溏，稍食油腻或不洁即脘胀腹泻，睡眠差，口不渴，饮水少，小便清，舌稍淡紫质稍胖，有齿印，苔薄白，脉细滑。

中医诊断：消渴病（脾虚络瘀）。

西医诊断：1.2 型糖尿病；2. 脂肪肝。

治则：补脾益气，通经化浊。

方药：七味白术散加减。炒白术 30 g，苍术 10 g，党参 10 g，茯苓 15 g，生葛根 50 g，山药 20 g，藿香 5 g，厚朴 10 g，桂枝 10 g，鬼箭羽 10 g，生麦芽 30 g，生稻芽 30 g，炙甘草 5 g。10 剂，水煎服，每天 1 剂，早晚 1 次。并嘱控制淀粉和脂肪类摄入，增加运动和睡眠时间。

二诊（2017 年 6 月 27 日）：原来的降糖西药照服，并遵守医嘱，药后乏力减轻，食纳变香，胃胀消失，大便成形，舌脉同前。前方去生麦芽、生稻芽；加补骨脂 10 g，生黄芪 30 g。14 剂，水煎服，早晚 1 次，中午服参苓白术散，共服 21 天。

三诊（2017 年 7 月 20 日）：药后乏力轻微，睡眠踏实，脸色润泽，二便正常，血糖降至基本正常（空腹血糖 6.1 mmol/L，餐后 2 小时血糖 7 mmol/L），脂肪肝消失；舌淡紫苔白润，脉弦细。去藿香、厚朴，加芡实 10 g、莲子肉 10 g，14 剂，水煎服，早晚 1 次。长期随诊，病情稳定。

按语：本案是中西药结合治疗的医案。多数情况下只用西药降糖或中药降糖，都有失偏颇。降糖西药一般见效快，但易反复且有诸多不良反应，如胃肠反应，以及体力、记忆力下降等，而中药降糖立足整体，在补益三阴、气血、阴阳的基础上，铲除血中痰瘀等，作用稳固、毒副作用小。临床上，2 型糖尿病的中西医结合治疗可以优势互补，提高疗效。

医案十五：消渴病——口干、尿浊（2 型糖尿病）

陈某，男，65 岁，2018 年 10 月 10 日初诊。

主诉：口干、小便浑浊 2 个月。

现病史：患者 2 个月前，无明显诱因出现口干、小便混浊，自服玉米须泡茶，小便略有好转，口干仍然明显。在当地医院检查血糖、尿糖均高，诊断为 2 型糖尿病，为求诊治至袁老师门诊。现症见：精神不振，口干思饮，小便如米脂，身倦乏力，纳食可，大便正常。舌质红，脉大无力。

中医诊断：消渴病（气阴亏虚，津液暗耗）。

西医诊断：2 型糖尿病。

治则：益气养阴，生津止渴。

方药：生脉饮合二冬汤加味。西洋参 15 g，黄芪 30 g，沙参 20 g，生地黄、熟地黄各 15 g，怀山药 60 g，五味子 10 g，石斛 10 g，天花粉 15 g，天门冬 10 g，麦门冬 10 g。

二诊（2018 年 10 月 17 日）：服药 7 剂，诸症均减，小便已清，仍觉口干、乏力。方药：西洋参 15 g，黄芪 60 g，五味子 10 g，怀山药 30 g，蚕沙 10 g，天门冬 6 g，瓜蒌 10 g，火麻仁 12 g，麦门冬 10 g，当归 12 g，生地黄、熟地黄各 10 g，肉苁蓉 18 g。

三诊（2018 年 10 月 27 日）：服药 10 剂，诸症均减，血糖、尿糖均已恢复正常。改丸药金匮肾气丸，每天早晚各服 10 g；大补阴丸，每天中午服 10 g。病情长期稳定。

按语：本病诊断明确，辨证以燥热为病机，患者平素喜食肥甘膏腴，郁热上蒸，则口干欲饮；胃热则消谷善饥；病及下焦，则小便如膏。脉豁大，元气已伤，证属气阴两亏，治宜益气为主，佐以养阴生津，则获效满意。

医案十六：消渴病——口渴、尿浊（2 型糖尿病）

李某，女，40 岁，2019 年 12 月 1 日初诊。

主诉：口渴多饮，小便浑浊 6 个月。

现病史：6 个月前无明显原因出现口渴多饮，每天饮水量在 3 000 mL 以上，同时有小便浑浊、乏力、腰痛，未加重视。后经人介绍，求诊于袁老师。现症见：口渴多饮、口干、乏力、腰痛、小便浑浊，纳眠可，大便干。舌红苔燥，脉数有力。尿常规检查：尿糖（3＋）。

中医诊断：消渴病（燥热伤津）。

西医诊断：2 型糖尿病。

治则：清热养阴，滋水生津。

方药：黄芪生脉饮加味。白蒺藜 10 g，生地黄 20 g，黄芪 30 g，沙蒺藜 10 g，石斛 15 g，山药 30 g，麦门冬 10 g，党参 10 g，天花粉 15 g，五味子 10 g，绿豆衣 20 g。

二诊（2019 年 12 月 13 日）：服药 12 剂，诸症均大减轻，加养血行气药继服。方药：川芎 5 g，茺蔚子 10 g，生地黄、熟地黄各 10 g，当归 10 g，玫瑰花 10 g，生黄芪 30 g，厚朴花 6 g，怀山药 30 g，泽兰 20 g，白薇 10 g，五味子 10 g，白蒺藜 10 g，桑寄生 20 g，青、陈皮各 10 g。随症加减 50 余剂，病情稳定。

按语：患者口渴恣饮，小便频多，浮如膏脂，病逾半年，结合舌脉辨证为燥热伤津。面赤而热，为血中伏火。津枯不润，大便干结。热伤肾阴，肾失封藏，尿如膏脂。血燥阴伤，气血双损，冲任失调，年 40 而经闭，脉数为虚热之象。证属血燥阴亏，气血双损。治宜养血滋阴，清热生津，佐以益气，则效如桴鼓。

医案十七：消渴病——脾虚痰瘀（2 型糖尿病）

孔某，女，59 岁，2018 年 9 月 19 日初诊。

主诉：口干、胃胀半年。

现病史：9 个月前在河南省人民医院体检，诊断为 2 型糖尿病，口服降糖西药二甲双胍、格列本脲片，血糖值下降不理想（空腹血糖 10 mmol/L，餐后 2 小时血糖 15.6 mmol/L），自觉精力、体力、记忆力明显下降，半年前出现口干、胃胀腹泻，彩色多普勒超声检查示轻度脂肪肝；血压、血尿酸、心电图检查正常。来诊时症见：乏力，面色萎黄，纳食不佳，多食则胃胀，大便溏，稍食油腻或不洁即脘胀腹泻，眠差，口干，饮水少，小便清，舌稍淡稍胖，有齿印，苔薄白中部略腻，脉细弱。

中医诊断：消渴病（脾气虚弱，痰瘀阻络）。

西医诊断：2 型糖尿病。

治则：健脾益气，化瘀通络。

方药：七味白术散加减。炒白术 30 g，苍术 10 g，党参 10 g，茯苓 15 g，生葛根 50 g，山药 20 g，藿香 9 g，厚朴 10 g，桂枝 10 g，生麦芽 30 g，山楂 30 g，炙甘草 5 g。10 剂，水煎服，每天 1 剂，早晚 1 次。嘱患者控制淀粉和脂肪类食物，适当运动。

二诊（2018 年 9 月 30 日）：诉服药后气短减轻，饮食明显改善，胃胀明显减轻消失，大便成形，舌脉同前。前方去生麦芽、山楂，加黄芪 30 g、陈皮 20 g，14 剂，水煎服，每天 1 剂，早晚 1 次。

三诊（2018 年 10 月 11 日）：服药后乏力明显改善、记忆力增强，睡眠转安，面色润泽，二便正常，糖脂降至基本正常、脂肪肝消失；舌淡紫苔白润，脉弦细。改服参苓白术散 4 周，并嘱遵医嘱。长期随访，病情稳定。

按语：临床实践证明，2 型糖尿病的中西医结合治疗可以优势互补，提高疗效。本案患者以太阴脾虚为主。脾虚不运，水谷精微不为机体所用，脾虚是糖尿病的发病基础，补脾是治疗糖尿病的基本思路。本案以七味白术散为主方，出自《小儿药证直诀》，有健脾益气、和胃生津之功效。原治脾虚泄泻、肌热烦渴，又有发热者。究其方，四君子汤补脾益气；木香、藿香芳香化浊，理气和胃，降逆生津，而葛根解肌热而除渴生津，移治糖尿病当为主药。本方自古都被用来治疗消渴，比如元代赵献可对其倍加推崇，李东垣曰："不能食而渴者，钱氏白术散倍加葛根治之"；明代儿科大家万全提出"白术散乃治泄作渴之神方"。因此，七味白术散是临床治疗脾虚气弱型 2 型糖尿病的常用方。

医案十八：消渴病——口舌干燥（2 型糖尿病）

刘某，男，65 岁，2011 年 8 月 14 日初诊。

主诉：口干舌燥 3 年。

现病史：3 年前出现口舌干燥，伴多尿、消瘦、肢冷、乏力。近年来用胰岛素治疗，血糖控制尚好。唯口舌干燥到处求医，百药不解。口舌干燥，如含锯末，饮水不解，且越饮越干，越饮越尿，昼动口干减轻，夜卧口干加重，整夜口干难眠，眠则口干干醒，干醒即饮，饮后片刻即尿，尿后口舌依然干燥，每晚需饮水排尿十余次，彻夜难眠，苦不堪言。曾服金匮肾气丸、金匮肾气汤加减治疗月余，夜尿稍有好转，仍口舌干燥不解，舌淡脉弱。患糖尿病 11 年。

中医诊断：消渴病（肾阳不足，肾气不化，肺脾虚弱，水津不布）。

西医诊断：2 型糖尿病。

治则：温肾化气，调补肺脾。

方药：金匮肾气汤加减。黄芪 30 g，太子参 15 g，生地黄 20 g，山药 20 g，茯苓 10 g，肉桂 6 g，附子 9 g，石斛 15 g，麦门冬 15 g，乌梅 15 g，甘草 10 g，生姜 6 片，大枣 10 枚为引。7 剂，水煎服，每天 1 剂，早晚 1 次。

二诊（2011 年 8 月 23 日）：口舌干燥轻，夜尿减少，肢冷、乏力好转。效不更方，前方继服，10 剂。

三诊（2011 年 9 月 13 日）：服药后，口舌干燥大有好转，近几天出现尿急、尿频、尿痛。前方加木通 9 g，萹蓄、瞿麦、滑石各 15 g，去桂附，继服 7 剂。

四诊（2011 年 9 月 20 日）：尿急、尿频、尿痛愈。仍口舌干燥，夜尿多，改服初诊方。继服 2 月余，症状基本消失。后改为 2 天 1 剂，继服月余；再改 3 天 1 剂，继服月余，以善其后。经随访，口舌干燥未再复发。

按语：糖尿病中医谓之消渴病。此病以阴虚为本，燥热为标。此患者患病十余年，正气已亏，虽为燥热伤阴之病，但病久由阴及阳，由阴虚转化为阴阳两虚，肾阳不足，金水土三脏受损。肾阳不足，命门火衰，无以温肾化气，肾虚固摄失常（肾司二便），故小便频数，尿多夜甚。肾阳不足，无以资助气化，无力蒸腾阴津，肾水不能上承，而口舌干燥。服金匮肾气丸、金匮肾气汤尿频稍减，然口舌干燥不解，若仅靠温肾阳、补肾气，则势单力薄。遂伍以补肺脾之阴，化生津液之味，则阴津生而口渴解（《黄帝内经》云："饮入于胃，游溢精气，上输于脾。脾气散精，上归于肺……水精四布……"），所以本方以金匮肾气汤去牡丹皮、泽泻，温肾阳，补肾气，以资助气化，蒸腾津液，以达肾水上承，布津养肺。加入黄芪、太子参以托扶正气，麦门冬、石斛以养肺脾之阴。乌梅性至酸，善生津液，止顽渴。故本方调补肺、脾、肾三脏生津止渴以治本，化气滋阴，相辅相成，顽疾乃愈。

医案十九：消渴病——口干、多尿（1 型糖尿病）

连某，男，24 岁，2019 年 2 月 14 日初诊。

主诉：口干渴，消瘦 5 个月。

现病史：5 个月前无诱因出现口干渴，乏力，多尿，消瘦，体重下降。在当地医院检查：糖化血红蛋白 15%，尿微量白蛋白肌酐比值（ACR）37.6 mg/g，尿微量白蛋白 59.5 mg/L，尿常规检查：尿糖（3 ＋），酮体（2 ＋），尿比重 ≥ 1.030，酸碱度 ≤ 5，甲状腺球蛋白（Tg）2.76 μg/L，总胆固醇（TC）6.55 mmol/L，低密度脂蛋白胆固醇（LDL-C）4.35 mmol/L。给予胰岛素治疗后血糖逐渐降到正常。现症见：口干渴，乏力，多尿，消瘦，舌淡暗红，苔黄，脉细。患糖尿病 5 个月。

中医诊断：消渴病（气阴两虚）。

西医诊断：1 型糖尿病。

治则：益气养阴，生津止渴。

方药：玉液汤合生脉饮加减。黄芪 30 g，山药 20 g，天花粉 15 g，知母 15 g，丹参 30 g，葛根 30 g，生地黄、熟地黄各 20 g，太子参 30 g，五味子 12 g，麦门冬 15 g，茯苓 15 g，石斛 15 g。7 剂，水煎服，每天 1 剂，早晚服。

按语：本案患者病机为气阴两虚。治以益气养阴，生津止渴并举。方用玉液汤合生脉饮加减。玉液汤出自《医学衷中参西录》，具有益气生津、固肾止渴之功效，主治消渴病。临床常用于治疗糖尿病、甲状腺功能亢进症、尿崩症等。方中黄芪、山药补益肺脾之气、健脾益气生津，改善脾胃功能，促进气血生化；葛根、天花粉、麦门冬、五味子等养阴清热生津；生地黄、熟地黄滋补肾阴；石斛、天花粉润燥止渴。袁老师治疗糖尿病总以脾肾为重点，从先后天二脏入手扶正培本，降低血糖、尿糖确有实效。黄芪配生地黄益气养阴，降低血糖；葛根配丹参生津止渴、祛瘀生新、降低血糖。诸药相伍，益气养阴治其本，活血化瘀治其标。

医案二十：消渴病肾病（糖尿病肾病）

汪某，女，65 岁，2018 年 4 月 15 日初诊。

主诉：发现血糖升高 5 年，眠差 1 个月。

现病史：5 年前发现血糖升高，在当地医院诊断为 2 型糖尿病，以后间断服用西药治疗。1 个月前出现眠差，入睡困难，辗转难测，晨起头晕，乏力。在当地医院检查：空腹血糖 7.1 mmol/L，餐后 2 小时血糖 12.9 mmol/L，尿微量白蛋白肌酐比值（ACR）75 mg/g，尿蛋白（＋），口干苦减，入睡难，眼流泪止，睡中流涎，白苔，舌淡红。

中医诊断：消渴病肾病（肾阴亏虚，瘀血阻络）。

西医诊断：2 型糖尿病肾病。

治则：滋阴固肾，活血通络。

方药：六味地黄汤加味。黄芪 40 g，生地黄、熟地黄各 30 g，山药 20 g，山茱萸 15 g，茯苓 15 g，牡丹皮 15 g，黄连 6 g，蝉蜕 12 g，丹参 30 g，益母草 30 g，炒枣仁 30 g，夜交藤 30 g，菊花 15 g，夏枯草 30 g，石韦 30 g，远志 12 g。6 剂，水煎服，每天 1 剂，早晚服。

二诊（2018 年 12 月 24 日）：左上下肢活动不灵活，左下肢水肿 3 个月，血压控制尚可，血糖控制尚可，口干，晚上甚，大便干，2 天 1 次，夜尿多 3～4 次，阵汗，尿急、尿频，小便不畅，12 月 20 日，尿糖（2＋），白细胞（2＋），尿蛋白（一），酮体（±），白苔，舌淡红，中心黄腻，脉沉弦细。

方药：黄芪 45 g，赤芍 15 g，土元 15 g，地龙 20 g，川牛膝 30 g，益母草 45 g，泽兰 20 g，桃仁 15 g，红花 15 g，天花粉 15 g，石斛 15 g，滑石 30 g^{（包煎）}，甘草 6 g，麦门冬 30 g，车前子 15 g^{（包煎）}，生地黄 30 g。10 剂，水煎服，每天 1 剂，早晚服。

三诊（2019 年 1 月 24 日）：尿蛋白（一），尿糖（一），余（一），甲状腺球蛋白（Tg）0.38 μg/L，左手肿麻，右下肢水肿稍减，近日大便干，3 天未解，尿频、尿急半年，口干减，夜尿 3～4 次。阵汗减少，大便不畅，手足麻。3 个月前因用左手拉滑轮引起水肿。乏力，白苔，中心黄腻，舌淡红，左下肢水肿（2＋），手水肿（＋）。

方药：补阳还五汤加味。黄芪 45 g，赤芍 15 g，当归 15 g，地龙 20 g，桃仁 15 g，红花 15 g，川芎 12 g，土元 15 g，水蛭 10 g，川牛膝 30 g，生地黄 30 g，木通 10 g，滑石 30 g，甘草 6 g，石斛 15 g，益母草 45 g，泽兰 15 g，丹参 30 g，生白术 45 g，枳壳 15 g，肉苁蓉 30 g。7 剂，水煎服，每天 1 剂，早晚服。

按语：袁老师指出一侧水肿者多为瘀血阻络，双侧水肿者多为肾虚或脾虚。本案患者病机为肾阴亏虚，瘀血阻络。治以滋阴固肾，活血通络为法。初诊方用六味地黄汤加味。黄芪补脾肺之气，益气养阴；生地黄、熟地黄滋阴养肾；山药、山茱萸补脾益肾；茯苓渗湿健脾；牡丹皮、黄连清热凉血，燥湿健脾；丹参、益母草活血养血，通经活络；炒枣仁、夜交藤、远志宁心安神，除烦安神；菊花、夏枯草、石韦清热解毒，清火通淋。以上诸药合用共同改善患者症状。二诊、三诊方用补阳还五汤加味，始终以大剂量黄芪、白术补益脾气；大量生白术配枳壳、肉苁蓉可以润肠通便；土元、水蛭、地龙通经活络。

医案二十一：消渴病肾病（糖尿病肾病）

宋某，男，48 岁，2018 年 3 月 21 日初诊。

主诉：间断多饮、多尿 5 年，伴小便泡沫增多 1 年。

现病史：患者 5 年前多饮、多尿，伴小便泡沫增多，外院诊断：糖尿病肾病，予消渴丸控制血糖。现症见：口干多饮，倦怠乏力，关节疼痛，自汗、盗汗，夜尿 2 次，尿频、尿中泡沫增多，大便正常；舌红，苔白，脉沉细无力。空腹血糖 8.9 mmol/L，餐后 2 小时血糖 12.1 mmol/L，血压 160/98 mmHg，尿蛋白（3＋）。

中医诊断：消渴病肾病（气阴两虚兼血瘀）。

西医诊断：糖尿病肾病。

治则：益气养阴，活血化瘀。

方药：黄芪 60 g，党参 15 g，山茱萸 15 g，山药 30 g，生地黄 12 g，知母 10 g，车前子 20 g，茯苓 15 g，泽泻 12 g，蝉蜕 10 g，白茅根 30 g，陈皮 10 g，连翘 10 g，益母草 30 g，地龙 20 g，土茯苓 30 g。

二诊（2018 年 4 月 1 日）：上方服 10 剂，空腹血糖 84 mmol/L，尿蛋白（2＋），汗出明显，夜尿频，舌质暗，苔黄腻，脉沉细无力。上方加浮小麦 30 g，芡实 15 g，金樱子 15 g，苍术 10 g，黄柏 10 g。

三诊（2018年4月11日）：上方服10剂，血压130/80 mmHg，空腹血糖6.1 mmol/L，尿蛋白（1＋），夜尿无，汗出不明显，舌暗，苔薄黄。上方去芡实、金樱子、浮小麦，加金银花20 g、丹参15 g。

四诊（2018年4月26日）：上方服15剂，血压120/84 mmHg，空腹血糖5.9 mmol/L，尿蛋白（±），诸症明显改善。嘱继服上方30剂。

按语：本案由于消渴病病久失治，耗气伤津，气阴两虚，气血运行不畅，瘀血损伤肾络，精微外泄，以致形成气阴两虚兼瘀毒之消渴病肾病。治宜益气养阴、活血祛瘀。方中党参、黄芪益气升阳，鼓舞气机；山茱萸、山药、生地黄、知母滋阴补肾；陈皮燥湿祛浊；益母草、地龙活血化瘀通络，以消肾中微小癥瘕，化解尿中蛋白，尤其是小儿肾炎尿中见蛋白者，以益母草配蝉蜕用之颇效。土茯苓、白茅根、连翘清热解毒，化瘀止血。尿少水肿者加车前子、茯苓、泽泻以淡渗利湿；夜尿频多者加芡实、金樱子、浮小麦收敛固摄，改善夜尿频繁，降低尿中蛋白；舌苔黄腻，有湿热之象者加二妙散以清湿热；有蛋白尿者可加地龙以通络。

医案二十二：消渴病肾病（糖尿病肾病）

孙某，女，54岁，2017年10月28日初诊。

主诉：发现血糖升高10余年，间断双下肢水肿及尿泡沫半年余。

现病史：患者发现血糖升高10余年，诊断为糖尿病，经胰岛素治疗后，血糖控制尚可，近半年来腰酸困，水肿，在外院诊断为糖尿病肾病，服用中药治疗，效不佳（以上具体治疗不详），故来诊。现面目水肿，目痒酸困，上肢发胀，下肢水肿，纳差，失眠多梦，大便天行2～3次，小便频数，少腹不适。舌质淡暗，舌苔薄，脉沉细。尿常规检查：尿蛋白（2＋），白细胞3～6/Hp，上皮细胞（2＋）。血生化检查：空腹血糖6.7 mmol/L，餐后2小时血糖10 mmol/L。白蛋白34 g/L，胆固醇6.18 mmol/L，甘油三酯3.29 mmol/L。

中医诊断：消渴病肾病（脾肾两虚，湿浊瘀阻）。

西医诊断：糖尿病肾病，泌尿系统感染。

治则：健脾益肾，清化湿热。

方药：黄芪30 g，党参15 g，白术10 g，生山药15 g，茯苓30 g，泽泻20 g，薏苡仁30 g，白扁豆30 g，山茱萸30 g，枸杞子20 g，莲子肉20 g，白花蛇舌草15 g，淫羊藿15 g，仙茅9 g，石韦30 g，丹参20 g，鸡血藤30 g。

二诊（2017年11月15日）：上方服10剂，尿常规检查：尿潜血（＋），尿蛋白（2＋），白细胞0～3/Hp，上皮细胞（2＋）。双下肢水肿，胃脘痞闷，脉舌同前，上方去山茱萸、枸杞子、薏苡仁、莲子肉、白扁豆，加玉米须30 g、补骨脂15 g、菟丝子 30 g、覆盆子 30 g。

三诊（2017 年 12 月 26 日）：上方服 20 剂，舌质淡紫，舌苔薄腻，脉沉细，双下肢水肿消退，活动后面部浮胀。加金樱子 30 g、桑椹 30 g，去淫羊藿、仙茅等。尿常规检查：尿蛋白（－），白细胞 1 ～ 3/Hp。血常规复查：白蛋白 41.20 g/L，胆固醇 5.8 mmol/L，甘油三酯 2.1 mmol/L。再以 20 剂巩固疗效。

按语：本案患者属糖尿病肾病合并尿路感染。糖尿病与感染常可相互影响，感染可加重糖尿病，而糖尿病患者则容易并发感染。糖尿病患者并发感染的患病率在 32.6% ～ 90.5%，其中有 10% ～ 20% 的患者表现为无症状性菌尿。糖尿病患者尿路感染发生率较一般人群高，遵循中医学的整体观念和辨证论治的原则，在健脾益肾、渗湿利水、清化湿热的前提下，根据患者症候改变适时调整方药，二诊和三诊加用覆盆子、菟丝子、桑椹、金樱子等补肾固精，促使蛋白尿的消退；又加用丹参、鸡血藤等活血化瘀，血行水亦行。中医治疗糖尿病肾病，优势明显，值得同道深入探索之并研究推广。

医案二十三：消渴病水肿（糖尿病肾病）

段某，男，47 岁，工人，2018 年 7 月 8 日初诊。

主诉：发现血糖升高 8 年，反复双下肢水肿半年。

现病史：8 年前发现糖尿病，于当地医院给予口服降糖药物治疗，血糖控制效果不佳。近半年来开始出现双下肢水肿，曾在当地服中药无效。现症见：口渴，乏力，纳差，便溏，夜尿量大，尿泡沫多，双下肢轻度水肿。舌质淡暗，舌底静脉瘀紫，舌苔薄黄腻，脉弦缓。尿常规检查：尿蛋白（3 ＋），葡萄糖（3 ＋）。血常规检查：空腹血糖 7.8 mmol/L，餐后 2 小时血糖 11.5 mmol/L，糖化血红蛋白 8.2%。胆固醇 6.99 mmol/L，甘油三酯 2.4 mmol/L。24 小时尿蛋白定量：3.8 g。肝肾功能正常。

中医诊断：消渴病肾病（脾肾两虚，瘀血阻滞）。

西医诊断：糖尿病肾病。

治则：益气健脾，补肾活瘀。

方药：黄芪 30 g，党参 15 g，白术 10 g，生山药 15 g，枸杞子 20 g，菟丝子 30 g，覆盆子 30 g，山茱萸 30 g，金樱子 30 g，芡实 30 g，莲子肉 20 g，丹参 20 g，鸡血藤 30 g，赤芍 15 g，泽兰 15 g，白茅根 30 g。

二诊（2018 年 8 月 15 日）：上方服 10 剂。服药后，症状好转，但因外出乘车劳累，症状时有反复。尿常规检查：尿蛋白（2 ＋），葡萄糖（＋），红细胞（＋）。24 小时尿蛋白定量：2.4 g。劳累后大伤气血，用益气、养血、活血类药物，固护肾气。黄芪 30 g，当归 15 g，丹参 20 g，鸡血藤 30 g，独活 15 g，生山药 15 g，山茱萸

30 g，枸杞子 20 g，菟丝子 30 g，覆盆子 30 g，金樱子 30 g，芡实 20 g，金银花 30 g，墨旱莲 30 g，白茅根 30 g。

三诊（2018 年 10 月 6 日）：上方服 30 剂。舌质淡红，舌苔薄润，脉沉细。诸症减轻，夜尿量减少。尿常规检查：蛋白转阴，红细胞 1～3/Hp。血常规检查：空腹血糖 6.9 mmol/L，餐后 2 小时血糖 7.7 mmol/L，糖化血红蛋白 5.9%。胆固醇 5.8 mmol/L，甘油三酯 1.7 mmol/L。24 小时尿蛋白定量：0.4 g。上方加藕节 30 g。继服 1 个月以善其后。

按语：糖尿病肾病又称糖尿病肾小球硬化症，是与糖代谢异常有关的肾脏合并症，也是糖尿病最主要的微血管并发症之一。本案患者属糖尿病肾病中期，就诊前血糖控制不佳，病情迁延，发为此病，其属脾虚气弱，肾虚不固，给予益气健脾、补肾活瘀进行治疗，脾肾渐复，然因患者劳累后气血损伤，使病情反复，及时调整治法以益气养血活血为主，终使患者病情稳定，身体渐复。但须注意，针对此类患者，血糖水平的稳定与否，直接关系到该病的发生、进展乃至预后，故应密切关注血糖动态及肾脏变化，控制好饮食，积极采用中西药规范治疗，以防传变。

医案二十四：消渴病水肿（糖尿病肾病）

张某，男，65 岁，2019 年 6 月 27 日初诊。

主诉：发现血糖升高 15 年，双下肢水肿 2 个月。

现病史：2 个月前不明原因开始出现双下肢水肿，曾在当地医院检查，诊断为慢性肾小球肾炎，用青霉素及鱼腥草针等药物进行治疗，仅水肿减轻，疗效不佳。现食欲可，口干渴，腰膝酸软，二便正常。舌质暗红，舌苔薄黄，脉沉细。追问病史，患糖尿病 15 年，已用胰岛素治疗。血常规检查：空腹血糖 6.3 mmol/L，总蛋白 58 g/L，白蛋白 32 g/L，血肌酐 121 μmol/L，尿素氮 6.7 mmol/L，胆固醇 7.63 mmol/L，甘油三酯 2.74 mmol/L，高密度脂蛋白 2.17 mmol/L。尿常规检查：尿蛋白（3＋），葡萄糖（2＋）。镜检：红细胞（＋），白细胞 0～2/Hp。24 小时尿蛋白定量 3.7 g。血压：150/80 mmHg。

中医诊断：消渴病肾病（肾虚络瘀）。

西医诊断：糖尿病肾病。

治则：滋阴补肾，健脾活瘀。

方药：黄芪 30 g，生地黄 15 g，牡丹皮 15 g，生山药 20 g，白芍 20 g，山茱萸 30 g，枸杞子 30 g，菟丝子 30 g，覆盆子 30 g，金樱子 30 g，桑椹 30 g，莲子肉 20 g，丹参 20 g，鸡血藤 30 g，金银花 30 g，泽兰 15 g，甘草 6 g。

二诊（2019 年 7 月 2 日）：尿放免检查：白蛋白 2599.8 g/mL，免疫球蛋白

G 335.6 g/mL，β₂微球蛋白 542 g/mL。双下肢困重无力，食欲可，二便正常，继服上方 6 剂。

三诊（2009 年 9 月 12 日）：症状缓解，患者又服上方 16 剂后，血常规检查：空腹血糖 5.9 mmol/L，胆固醇 6.91 mmol/L，甘油三酯 2.29 mmol/L，高密度脂蛋白 3.08 mmol/L，低密度脂蛋白 3.85 mmol/L，糖化血红蛋白 6%。尿放免检查：白蛋白 19.5 g/mL，免疫球蛋白 G 8.9 g/mL，β₂微球蛋白 219 g/mL。尿常规检查：尿蛋白（±），葡萄糖（＋）。舌质淡，舌苔薄润，脉沉细。上方加芡实 20 g，蒲公英 30 g，再服 10 剂。

四诊（2019 年 12 月 5 日）：间服上方 2 个月，尿蛋白（－），白细胞 0 ～ 2/Hp，血压 130/80 mmHg，24 小时尿蛋白定量：0.3 g。

按语：此糖尿病肾病医案属消渴、水肿范畴。患者水肿已渐退，但仍有大量蛋白尿，致使血浆白蛋白降低，此为水肿消退后正气未复，余邪未清，脾气未健，阴精丢失，阴虚生热与湿邪交蒸，兼有血瘀，当以补肾养阴，健脾和胃，佐以清湿热、化瘀血为治疗原则。药用山茱萸、枸杞子、菟丝子等补益肾精之品；再加覆盆子、金樱子、桑椹补肾涩精，生山药、莲子肉、黄芪健脾益气。肾病多瘀，活血有助于肾中阴阳的化生，故加丹参、鸡血藤、泽兰养血活血；白芍利水化瘀；生地黄、金银花、蒲公英滋阴清热。整个施治过程，切中病机，有理有序，颇具特色。

医案二十五：消渴病肾病（糖尿病肾病）

贾某，男，52 岁，农民，2018 年 12 月 25 日初诊。

主诉：发现血肌酐升高 1 年。

现病史：患者 1 年前体检发现血肌酐升高，辗转多地医院治疗效果均不好，现症见：面色晦暗，口干、倦怠乏力，气短懒言，腰膝酸软，双下肢轻度水肿，小便泡沫多，大便不成形。舌质紫暗，苔薄白，脉沉弦；患糖尿病 10 年，胰岛素治疗控制尚可。血压 134/86 mmHg，血常规检查：红细胞 $3.4×10^{12}$/L，血红蛋白 10^7 g/L，血小板 $2.23×10^9$/L；尿常规检查：尿蛋白（1＋），红细胞（＋）；肾功能：肌酐 501 μmol/L，尿酸 345 μmol/L，尿素氮 14.23 mmol/L。空腹血糖 6.8 mmol/L，餐后 2 小时血糖 10.3 mmol/L，糖化血红蛋白 6.0%。

中医诊断：消渴病肾病（脾肾两虚，瘀血阻络）。

西医诊断：糖尿病肾病。

治法：补肾健脾，活血化瘀。

方药：自拟方。黄芪 30 g，丹参 10 g，川芎 10 g，党参 20 g，茯苓 20 g，白术 30 g，当归 20 g，牡丹皮 15 g，赤芍 10 g，地龙 20 g，水蛭 3 g，白芍 30 g，六月雪 30 g，桑寄

生 30 g，泽兰 30 g，徐长卿 20 g。

二诊（2019 年 1 月 2 日）：服用 6 剂，诉腰酸减轻，大便成形，仍有乏力气短，下肢轻度水肿，舌质暗，苔薄，脉弦。尿常规检查：尿蛋白（＋），红细胞（＋）；肾功能：肌酐 446 μmol/L，尿酸 356 μmol/L，尿素氮 10.78 mmol/L。上方去白芍，服 15 剂。

三诊（2019 年 1 月 17 日）：仍有腰酸，大便正常，每天 1 次，乏力稍有减轻，活动后气短，下肢无水肿。尿常规检查：尿蛋白（＋－），红细胞（－）；肾功能：肌酐 387 μmol/L，尿酸 332 μmol/L，尿素氮 9.21 mmol/L。上方加山药 30 g，积雪草 20 g，服 10 剂。

四诊（2019 年 1 月 27 日）：患者无明显不适，肾功能：尿酸 301 μmol/L，尿素氮 7.65 mmol/L，血肌酐稳定在 250 μmol/L 左右。上方 30 剂，水煎服。中成药百令胶囊口服巩固疗效。

按语：此病为中医"消渴病"。该患者面色晦暗，倦怠乏力，气短懒言，腰膝酸软，双下肢轻度指凹性水肿，舌质紫暗苔薄白，脉沉弦，辨证为脾肾亏虚，瘀血阻络证，"正气存内，邪不可干"，袁老师认为肾气受损致精津外泄，精气随小便外泄引起蛋白尿，肾脏的水液代谢调节功能失常致身体水肿，因此治疗以健脾益肾、活血化瘀为主。方中黄芪、党参、茯苓、白术、桑寄生健脾益肾；丹参、赤芍、当归、泽兰、牡丹皮凉血活血；积雪草有利减少蛋白尿。此病易反复发作，应注意休息，避风寒，需定期复查，观察病情变化。

医案二十六：消渴病目病（糖尿病视网膜病变）

孙某，女，58 岁，2019 年 1 月 3 日初诊。

主诉：发现血糖升高 2 年，迎风流泪，乏力半月。

现病史：半月前无明显诱因出现迎风流泪，乏力，视物模糊。在当地医院检查：随机血糖 18.6 mmol/L，糖化血红蛋白 8.9%，尿微量白蛋白 60.8 mg/L，尿微量白蛋白肌酐比值（ACR）77.3 mg/g；尿常规检查：尿糖（－），红细胞 26 个，细菌 153 个，未处理。今患者为求中医治疗，来我院就诊。白苔，舌淡红暗，脉细。既往有糖尿病视网膜病变，糖尿病肾病，早期白内障，玻璃体混浊病史。

中医诊断：消渴病目病案（气阴两虚兼血瘀）。

西医诊断：1.2 型糖尿病视网膜病变，糖尿病肾病；2. 白内障。

治则：健脾滋肾，清热活血。

方药：杞菊地黄汤加味。黄芪 40 g，太子参 30 g，三七 6 g^{（冲服）}，白术 15 g，甘草 10 g，茯苓 15 g，熟地黄 25 g，山药 20 g，山茱萸 15 g，牡丹皮 15 g，丹参 30 g，枸杞

子 15 g，菊花 15 g，益母草 30 g，蝉蜕 12 g。7 剂，水煎服，每天 1 剂，早晚服。

二诊（2019 年 1 月 14 日）：服前方 7 剂，乏力减，遇风流泪，白苔，舌淡红暗，脉细。血压 170/90 mmHg，空腹血糖 7.1 mmol/L，餐后 2 小时血糖 9.7 mmol/L，尿细菌 221 个，余（一）。前方继服，加天麻 10 g、钩藤 30 g、地龙 20 g、川牛膝 30 g。7 剂，水煎服，每天 1 剂，早晚服。

三诊（2019 年 1 月 24 日）：服前方 7 剂，乏力止，迎风流泪减。血压 150/80 mmHg，尿蛋白（一），细菌 10^2 个，余（一），空腹血糖 6.2 mmol/L。前方继服，加夏枯草 30 g。7 剂，水煎服，每天 1 剂，早晚服。

四诊（2019 年 1 月 31 日）：服前方 7 剂，肾功化验指标较 1 月 3 日改善，眼飞虫感有改善。迎风流泪止，停服降压药 2 天。现症见：仍感迎风流泪，复查微量白蛋白肌酐比值（ACR）33.3 mg/g，尿微量白蛋白 27 mg/L，空腹血糖 8.7 mmol/L，餐后 2 小时血糖 14.9 mmol/L，血压 188/100 mmHg。1 月 3 日方继服 14 剂，水煎服，每天 1 剂，早晚服。

五诊（2019 年 2 月 14 日）：服前方 14 剂，眼飞蚊感减，舌淡红，苔白薄，脉弦细。血常规检查：空腹血糖 6 mmol/L 左右，餐后 2 小时血糖 9 mmol/L，血压 140/80 mmHg，尿蛋白（一），微量白蛋白肌酐比值（ACR）37.7 mg/g，尿微量白蛋白 15.7 mg/L。1 月 31 日方去甘草，加茺蔚子 15 g。14 剂，水煎服，每天 1 剂，早晚服。

按语：本案患者病机属于气阴两虚兼血瘀。治以健脾滋肾，清热活血并举。由于脾失健运，精气不生，生化无源致乏力，重用黄芪、太子参、茯苓、白术健脾益气。由于肾阴亏虚，加用熟地黄、山药、山茱萸、枸杞子滋肾填精；牡丹皮、菊花、夏枯草、钩藤清泻肝火。病久多瘀，加用益母草、丹参、地龙、川牛膝活血化瘀，通经活络。袁老师嘱患者注意饮食，适当运动促进血液循环。唯有血气流通，乃能和调于五脏，洒陈于六腑，脏腑功能才能强健旺盛。

医案二十七：消渴病肾病（糖尿病）

张某，女，65 岁，2008 年 5 月 30 日初诊。

主诉：发现血糖升高 15 年。

现病史：患者 15 年前不明原因出现消瘦，当地医院检查血糖高，诊断为糖尿病。曾间断服消渴丸、苯乙双胍（降糖灵）等药物。2 年前出现双下肢水肿、蛋白尿，尿素氮、肌酐增高，停用口服降糖药物，改用胰岛素治疗控制血糖。现症见：面色苍白，乏力，反复感冒，颜面及双下肢水肿，腹胀，小便量少，大便干。空腹血糖 8.4 mmol/L，餐后 2 小时血糖 10.9 mmol/L，尿蛋白（＋＋），舌质淡暗，苔白，脉沉细无力。

中医诊断：消渴病肾病（阴阳两虚）。

西医诊断：糖尿病。

治则：温补脾肾，通阳利水，调畅气机。

方药：熟附片6g，桂枝10g，山药15g，白术12g，薏苡仁30g，仙茅15g，淫羊藿15g，大黄10g，川牛膝30g，茯苓30g，泽泻20g，益母草30g，车前草30g。14剂，水煎服，每天1剂，且按原来的胰岛素量继续运用。

二诊：患者感觉气力增加，精神好转，颜面及下肢水肿明显减轻，大便每天2行，尿蛋白（＋），效不更方，照上方继续服用，同时加服百令胶囊。

随访2个月余，血糖稳定，尿蛋白转阴。

按语：上证相当于糖尿病后期阴阳两虚证，病情较重，患者多合并肝肾等（阴虚与阳虚症状并见），临床常见症为耳轮焦干、面色黧黑或晦暗、小便频数混浊或夜尿多、腰酸膝软或阳痿或腹泻或水肿或眩晕等。舌淡胖或暗红少苔、脉沉细无力。常用金匮肾气汤加淫羊藿、荔枝核等治疗。若尿中出现蛋白者，可加益母草30g、蝉蜕12g；尿中出现酮体者，可加黄连15g、黄芩15g等。

中医治病，贵在辨证论治，对糖尿病的治疗，除运用西药降糖外，还要结合患者的舌、脉、症等，根据不同病机，配以不同的治法，如益气养阴，清热生津等。所以无论早、中、后期均应配以活血化瘀类药物治疗，这对控制血糖及防治并发症大有益处。此外，若把中医的多种疗法，如针灸、气功、按摩、药物外敷等有机结合起来综合治疗，则会收到更理想的效果。

二、汗证

医案一：消渴病自汗（2型糖尿病合并自主神经功能紊乱）

张某，男，61岁。2018年12月20日初诊。

主诉：发现血糖升高8月余，自汗，乏力3月余。

现病史：8月余前发现血糖升高，在当地医院检查：空腹血糖6～8mmol/L，餐后2小时血糖8～10mmol/L，未给予相应治疗。现症见：右肩酸痛不适，自汗、乏力；白苔，舌淡暗，脉细。

中医诊断：消渴病自汗（营卫失调）。

西医诊断：2型糖尿病合并自主神经功能紊乱。

治则：益气养阴，生津止渴。

方药：玉屏风散合牡蛎散加减。黄芪45g，桂枝12g，白芍15g，甘草10g，威灵仙15g，羌活15g，防风12g，白术15g，党参15g，麻黄根15g，浮小麦30g，煅牡蛎 30 g，葛根 45 g，丹参 30 g。7 剂，水煎服，每天 1 剂，早晚服。

二诊（2019 年 1 月 14 日）：服前方 7 剂，空腹血糖 10.31 mmol/L，糖化血红蛋白 5.2%，餐后 2 小时血糖 16.3 mmol/L，足汗出。方药：葛根 45 g，白矾 4.5 g。剂量：10 剂，水煎洗，每天 1 剂，早晚外洗。

按语：糖尿病的慢性并发症之一就是自汗，自汗多由于气虚导致。方用玉屏风散合牡蛎散加减。其中黄芪大补脾肺之气，益卫固表止汗；桂枝、白芍调和营卫；白术益气健脾，生化气血；防风祛风除邪，和调于卫；麻黄根、浮小麦、煅牡蛎益气，固表，止汗；葛根、丹参活血通经；威灵仙、羌活祛风湿，通经活络止痛。诸药配伍，共奏益气固表止汗，通经活络止痛之功效。

医案二：自汗、盗汗（自主神经功能紊乱）

李某，男，45 岁，2015 年 6 月 25 日初诊。

主诉：自汗、盗汗 1 个月。

现病史：1 个月前无明显诱因出现自汗、盗汗，未治疗。经常衣服湿透，影响生活。今为求中医治疗，来我院门诊就诊。现症见：神志清，精神可，自汗、盗汗，口干、口渴，恶风，纳眠可，小便可，大便干，舌质红，苔薄，脉细。

中医诊断：自汗、盗汗（阴虚火旺）。

西医诊断：自主神经功能紊乱。

方药：当归六黄汤合牡蛎散加减。黄芪 45 g，当归 15 g，生地黄、熟地黄各 30 g，黄芩 15 g，黄柏 12 g，黄连 6 g，麦门冬 15 g，五味子 12 g，太子参 30 g，煅龙牡各 30 g，浮小麦 40 g，麻黄根 15 g。5 剂，水煎服，每天 1 剂。

二诊（2015 年 7 月 2 日）：自汗、盗汗症状明显减轻，口干、口渴症状消失，纳眠可，二便调，舌质淡，苔薄白，脉细。继服原方 5 剂。

后电话随访，症状完全消失。

按语：当归六黄汤是治疗盗汗的名方，出自李东垣的《兰室秘藏》，功用滋阴泻火、固表止汗，主治阴虚火旺型盗汗。当归、生地黄、熟地黄育阴培本，以清内热；"三黄"泻火除烦，清热坚阴；黄芪益气固表止汗，热可清，汗可止，标本兼治。牡蛎散为固表止汗的代表方之一，两方合用，治疗自汗、盗汗效果较佳。袁老师讲：当归六黄汤原方中六黄等量，黄芪量加倍，而袁老师用药习惯为黄芩＞黄柏＞黄连。

医案三：自汗（自主神经功能紊乱）

刘某，男，48 岁，2019 年 1 月 31 日初诊。

主诉：自汗 2 月余。

现病史：2 月余前无明显诱因出现自汗，眠浅，口苦，腰痛，大便 2 ～ 3 天 1 次，小便可，未引起重视，未给与治疗。舌暗红，苔白，脉细。

中医诊断：自汗（气阴两虚）。

西医诊断：自主神经功能紊乱。

治则：益气养阴，敛汗安神。

方药：生脉饮合玉屏风散合牡蛎散加减。党参15 g，五味子12 g，麦门冬15 g，怀牛膝30 g，黄芪40 g，防风12 g，白术15 g，生龙牡各3 g，炒枣仁30 g，麻黄根15 g，浮小麦40 g，黄连3 g，炒枣仁30 g，生地黄、熟地黄各20 g，杜仲15 g，续断15 g。7剂，水煎服，每天1剂，早晚服。

按语：清代叶天士《临证指南医案·汗》谓："阳虚自汗，治宜补气以卫外，阴虚盗汗，治当补阴以营内"。指出自汗重在补气，盗汗重在补阴。本案患者病机属于气阴两虚，治疗原则以益气养阴，敛汗安神。方用生脉饮合玉屏风散合牡蛎散加减。自汗多属于气虚，重用黄芪益气固表；汗为心之液，汗出过多，必伤心气，故以浮小麦、牡蛎敛阴止汗，养而敛之；用麻黄根治疗汗出不止者；龙骨、牡蛎重镇安神；炒枣仁养血安神，心神得安则阴不外泄；生地黄、熟地黄、杜仲、续断补肝益肾，填精益髓。以上诸药合用，治疗本病可以起到明显的效果。

医案四：盗汗（自主神经功能紊乱）

宋某，男，41岁，三门峡人，2017年9月15日初诊。

主诉：盗汗伴口渴。

现病史：自汗、盗汗20天，口干，鼻炎月余，打喷嚏，黄涕，苔白，舌红，边见齿痕，脉细。患糖尿病14年，近期血糖控制尚可。

中医诊断：1.盗汗（阴虚火旺）；2.鼻鼽；3.消渴。

治则：补气养血，滋阴清热。

方药：当归六黄汤合生脉饮合牡蛎散加减。黄芪30 g，当归15 g，生地黄、熟地黄各20 g，黄芩15 g，黄连9 g，黄柏12 g，太子参30 g，五味子12 g，辛夷15 g，薄荷6 g，野菊花15 g，麦门冬15 g，煅牡蛎30 g，麻黄根15 g，浮小麦30 g。7剂，水煎服，每天1剂，早晚各1次。

二诊（2017年9月29日）：自汗、盗汗基本痊愈，鼻塞消。苔白，舌淡红，边见齿痕，脉细。继服前方，上方去煅牡蛎、麻黄根、浮小麦，加防风12 g、白术15 g。6剂，水煎服，每天1剂，早晚各1次。

按语：以盗汗、口干为主诉，兼有舌红，脉细，可诊断为盗汗中的阴虚火旺型，兼有鼻炎史，伴有打喷嚏、黄涕等症状，也可诊断为鼻鼽。现在主要以治疗盗汗为主，汗止则减少津液的流失，兼以清热滋阴，津液方可恢复。方中给予当归地黄汤，补气养血，滋阴清热；生脉饮，益气复脉，养阴生津；牡蛎散，敛阴止汗，益气固表，三方合用，增强其益气固表，滋阴清热之功效；同时给予辛夷、薄荷，疏散风热，通鼻窍。二诊因其效果良好，自汗、盗汗基本痊愈，故减牡蛎散，加防风、白术，补气虚，固表虚，增强人体抵御外邪的能力，巩固治疗，方可防止反复。

三、尿血（慢性肾小球肾炎）

曹某，男，26 岁，已婚，干部，2019 年 6 月 28 日初诊。

主诉：尿血 1 个月。

现病史：1 个月前饮酒后出现肉眼血尿，服中药治疗后肉眼血尿止，但潜血持续呈阳性，故来诊。尿常规检查：尿蛋白（－），潜血（2＋），红细胞（2＋）。无尿急、尿热、尿痛，舌质红，舌苔薄润，脉沉细。在当地医院作红细胞形态检查：多型红细胞＞70%。

中医诊断：尿血（阴虚火旺）。

西医诊断：慢性肾小球肾炎。

治则：滋阴凉血，活血止血。

方药：小蓟饮子合二至丸加减。生地黄 20 g，小蓟 30 g，竹叶 12 g，藕节 30 g，女贞子 20 g，墨旱莲 30 g，茜草 20 g，栀子 10 g，金银花 20 g，白花蛇舌草 30 g，石韦 20 g，丹参 20 g，赤芍 15 g，甘草 6 g。10 剂，水煎服，每天 1 剂。

二诊（2019 年 7 月 9 日）：上方服 10 剂，尿色明显转清，昨天早晨受凉后咽喉不适，再次出现肉眼血尿，尿常规检查：潜血（3＋），尿蛋白（2＋）。舌质红，舌苔薄黄，脉沉细。上方加重楼 15 g，仙鹤草 20 g，生地黄改为 30 g，继服。

三诊（2019 年 7 月 20 日）：上方服 10 剂，肉眼血尿消退，小便清长，近两天来，咽部干痛。尿常规检查：红细胞 5～7/Hp。舌质红，舌苔薄黄，脉沉细。此为咽喉阴虚内热症状明显，治宜滋阴清咽法。方药：生地黄 20 g，牡丹皮 15 g，玄参 15 g，重楼 10 g，射干 12 g，陈皮 10 g，金银花 20 g，白花蛇舌草 30 g，木蝴蝶 12 g，黄芩 10 g，小蓟 30 g，甘草 6 g。

四诊（2019 年 7 月 27 日）：上方服 7 剂，咽已不痛，口不干，未感不适，尿常规检查：尿蛋白（－），红细胞（－）。嘱上方再服 10 剂，忌烟酒，防劳累，追踪观察半年，尿常规检查正常。

按语：本案患者以镜下血尿为主，给予滋阴清热，凉血活血之小蓟饮子合二至丸加减，尿色转清。但患者对医嘱置若罔闻，又饮酒致咽痛发作，出现肉眼血尿，此为湿热搏结，咽肾受损。正如《灵枢·络脉》中指出："肾足少阴之脉……从肾上贯肝膈，入肺中，循喉咙，挟舌本……是主肾所生病者，口热，舌干，咽肿，上气，嗌干及痛。"由此可见，咽喉为肾经循行之所，咽喉病变与肾经密切相关。此案湿热蕴久，生热灼津，而致阴虚火旺，上扰咽喉疼痛，下循经脉直接犯肾，伤及肾气，肾失封藏，精微下泄，可见蛋白尿、血尿。二诊和三诊在滋阴活血凉血的基础上，加大清热利咽的力度，选用重楼、射干、黄芩等药物，病情缓解，尿常规检查正常。

肢体经络病证

一、痹证

医案一：血痹（风湿性关节炎）

任某，女，45岁。2019年6月17日初诊。

主诉：手指麻木3月余。

现病史：患者3个月前无明显诱因出现右手拇指、示指、中指麻木，余无不适。辗转多家医院治疗均不见效果，经人介绍求医于袁老师门诊。现症见：右手拇指、示指、中指麻木，纳眠可，小便正常，大便偏干。舌质淡、苔白，脉细涩。

中医诊断：血痹（气血两虚，经络失养）。

西医诊断：风湿性关节炎。

治则：益气温经，和血通痹。

方药：黄芪桂枝五物加味。黄芪20 g，桂枝15 g，赤、白芍各15 g，生姜10 g，大枣10 g，葛根15 g，地龙10 g，桑椹15 g，鸡血藤20 g，丹参20 g，威灵仙10 g，大黄5 g。14剂，水煎服，每天1剂，早晚服。

二诊（2019年7月1日）：右手拇指、示指、中指麻木明显减轻，上方加穿山甲30 g，再服20余剂，症状消失，随诊半年，病情稳定。

按语：根据患者临床表现属于中医的"血痹"范畴。素"骨弱肌肤盛"，劳而汗出，腠理开，受微风，邪祟客于血脉，致肌肤麻木不仁，状如风痹，但无痛，是与风痹之区别，而脉微涩兼紧，说明邪滞血脉，凝涩不通。《素问·痹论》说："营气虚，则不仁。"故以益气温经，和血通痹而立法。予黄芪桂枝五物汤加味。方中黄芪为君，甘温益气，补在表之卫气；桂枝散风寒而温经通痹，与黄芪配伍，益气温阳、和血通经。桂枝得黄芪益气而振奋卫阳；黄芪得桂枝，固表而不致留邪。芍药养血和营而通血痹，与桂枝合用，调营卫而和表里，两药为臣。生姜辛温，疏散风邪，以助桂枝之力；大枣甘温，养血益气，以资黄芪、芍药之功；与生姜为伍，又能和营卫，调和诸药，以为佐使。方药五味，配伍精当，共奏益气温经、和血通痹之功效。

医案二：消渴病血痹（糖尿病周围神经病变）

史某，男，48 岁，2018 年 12 月 27 日初诊。

主诉：右下肢麻木疼痛 4 天。

现病史：4 天前无明显诱因出现右下肢麻木疼痛，无红肿，无活动障碍，在当地医院检查：随机血糖 5.9 mmol/L，糖化血红蛋白 6.3%；尿常规检查：尿蛋白（－）；尿肌酐 9.6 mmol/24 h。未治疗。现症见：双下肢怕凉，右上肢凉，视物模糊、眼睛易红肿，睡眠可，大小便正常。苔白，舌质暗，脉细。患糖尿病 7 年。

中医诊断：消渴病血痹（气阴两虚，瘀血阻络）。

西医诊断：2 型糖尿病周围神经病变。

治则：益气养阴，活血通络。

方药：补阳还五汤加味。黄芪 45 g，当归 15 g，赤、白芍各 15 g，川芎 15 g，地龙 20 g，桃仁 15 g，红花 15 g，川牛膝 30 g，川木瓜 30 g，菊花 15 g，桂枝 10 g，附子 10 g（先煎），全虫 6 g，蜈蚣 2 g，鸡血藤 30 g，土元 15 g。15 剂，水煎服，每天 1 剂，早晚服。

按语：患者患糖尿病 7 年，以右下肢麻木疼痛 4 天为主诉，并见下肢发凉，诊断为痹证，患者饮食不节，脾胃虚弱，气血化生不足，故见视物模糊，眼睛易红肿，气血不足无以化生阴液，且血液运行不畅，见肢体麻木不适，诊断为气阴两虚、瘀血阻络。方用补阳还五汤加味。方中重用黄芪补脾肺之气，益气生津；当归、赤芍、白芍、川芎活血通经，祛风通络；鸡血藤行血补血，舒筋活络；桃仁、红花、川牛膝祛瘀通经，滋补肝肾；地龙、全虫、蜈蚣破血逐瘀通经；桂枝、附子祛风通络，温补中焦。诸药配伍以达益气养阴，活血祛瘀之功效。

医案三：消渴病血痹（糖尿病周围神经病变）

张某，女，56 岁，2015 年 3 月 6 日初诊。

主诉：发现血糖升高 15 年，双腿麻木、发凉 2 个月。

现病史：15 年前查空腹血糖升高（具体不详），诊断为糖尿病，未服用药物治疗。13 年前空腹血糖 8 mmol/L，至当地医院给予口服药物治疗（具体不详），多年来血糖控制不佳。2 个月前出现双腿麻木、疼痛、发凉，至当地医院诊断为糖尿病周围神经病变，今为求中医治疗，来我院就诊。患者形体偏瘦，面色黄，纳眠可，二便可，舌紫暗，舌下脉络迂曲，脉沉涩。

中医诊断：消渴病血痹（瘀血阻络）。

西医诊断：2 型糖尿病周围神经病变。

治则：活血化瘀，通络止痛。

方药：桃红四物汤加味。黄芪 45 g，当归 15 g，赤、白芍各 15 g，川芎 15 g，桃仁 15 g，红花 15 g，川牛膝 30 g，木瓜 30 g，土元 15 g，附子 6 g，鸡血汤 30 g，甘草 6 g。

二诊（2015 年 3 月 15 日）：服前方 7 剂后症状稍有好转，纳眠可，二便可，舌紫暗，舌下脉络迂曲，脉沉涩。在前方基础上加用生全虫 6 g，蜈蚣 2 条。上方服用 15 剂后症状明显好转。

按语：本案患者患糖尿病病程较长，合并糖尿病周围神经病变。双腿麻疼、发凉，考虑瘀血阻滞、脉络不通导致，结合患者舌脉等诊断为瘀血阻络证，给予桃红四物汤加味。患者二诊症状稍有好转，在前方基础上加用全虫、蜈蚣等虫类药物，加强活血通络之功效，后症状明显改善。在治疗痹证久病入络时，适当应用虫类药物搜风剔络，则活血通络之功效大增。

二、痛风

医案一：痛风（痛风性关节炎）

徐某，男，34 岁，职工，2018 年 6 月 12 日初诊。

主诉：右侧第一跖趾关节疼痛 1 个月。

现病史：患者 1 个月前无明显诱因出现右侧第一跖趾关节疼痛，未予治疗；3 天前饮酒后上述症状加重，为求进一步中西综合治疗，遂至我院。现症见：乏力，纳眠稍差，右侧第一跖趾关节剧烈疼痛、发热、肿胀，痛不可触，四肢其他关节无疼痛，二便无异常。舌暗，苔黄腻，脉滑。血常规检查：正常；尿常规检查：尿蛋白（＋），潜血（＋）；肝功：正常；肾功：尿素氮 6.5 mmol/L，肌酐 67 μmol/L，尿酸 609 μmol/L；红细胞沉降率（ESR）：87 mm/h，C 反应蛋白（CRP）：26.76 mg/L。

中医诊断：痛风（湿阻血瘀）。

西医诊断：痛风性关节炎。

治则：清热活血。

方药：自拟清热活血方加减。薏苡仁 20 g，川芎 12 g，党参 15 g，白术 12 g，萆薢 15 g，鸡血藤 30 g，水牛角 15 g，土茯苓 20 g，泽泻 20 g，苍术 12 g，白芍 12 g，地龙 15 g，海桐皮 20 g，忍冬藤 30 g，白花蛇舌草 30 g。服用碳酸氢钠片 2 片，每天 3 次；嘱患者清淡饮食，禁食含嘌呤类食物。

二诊（2018 年 6 月 19 日）：患者服用 7 剂后，患者症状减轻，复查尿常规：尿蛋白（－），潜血（－）；血尿酸 545μmol/L，碳酸氢钠片继服，中药守上方继续服用 10 剂。

三诊（2018 年 6 月 29 日）：患者症状均消失，复查尿酸 407μmol/L，嘱患者继服 10 剂巩固治疗，碳酸氢钠片停用。

随访 3 个月，病情无反复，临床治愈。

按语：本案患者辨病属中医"痛风"范畴，证属"湿阻血瘀"。患者为青壮年男性，平素嗜食膏粱厚味，酿生湿热，湿停日久则聚为痰，内外之邪互相搏结，闭阻经脉，血运不畅凝为瘀，深入筋骨，则诸症自现。患者纳差不欲食，苔薄腻，故从调理中焦着手，中焦运，则气血得生，湿邪自去。选方时应用清热利湿类药物，辅以活瘀利水之品，功效显著。

医案二：痛风（痛风性关节炎）

杨某，男，38 岁，职工，2018 年 8 月 7 日来诊。

主诉：双侧第一跖趾关节疼痛伴水肿 2 周。

现病史：患者 2 周前无明显诱因出现双侧第一跖趾关节肿痛伴双下肢水肿，至河南中医药大学第二附属医院住院，检查尿酸 580μmol/L，诊断为痛风，给予别嘌醇片对症治疗，症状好转出院；3 天前饮酒后双侧第一跖趾关节肿痛伴双下肢水肿明显加重。现症见：双侧第一跖趾关节疼痛、肿胀；乏力，纳差不欲食，寐差，二便调。舌质淡，苔薄腻，脉沉细。尿常规检查：尿蛋白（＋），潜血（＋）；肝功：正常；肾功：尿素氮 5.8mmol/L，肌酐 38μmol/L，尿酸 563μmol/L，余正常；红细胞沉降率（ESR）：72mm/h，C 反应蛋白（CRP）：25.35mg/L，风湿因子（－），抗 O（－）。

中医诊断：痛风（脾肾气虚，湿阻血瘀）。

西医诊断：痛风性关节炎。

治则：益气健脾，化瘀祛湿。

方药：党参 15g，白术 12g，萆薢 15g，鸡血藤 30g，水牛角 15g，土茯苓 20g，泽泻 20g，薏苡仁 20g，地龙 15g，莲子 20g，海桐皮 20g，忍冬藤 30g，白花蛇舌草 30g。服用碳酸氢钠片 2 片，每天 3 次；嘱患者清淡饮食，禁食含嘌呤类食物。

二诊（2018 年 8 月 14 日）：患者服用 7 剂后，患者症状减轻，复查尿常规：尿蛋白（－），潜血（－）；血尿酸 440μmol/L，停服碳酸钙氢钠片，中药守上方继续服用 10 剂。

三诊（2018 年 8 月 24 日）：患者症状均消失，复查尿酸 380μmol/L，嘱患者继服 10 剂巩固治疗。

随访 3 个月，病情无反复，临床治愈。

按语：本案患者辨病属中医"痛风"范畴，证属"脾肾气虚、湿阻血瘀"。患者为壮年男性，先天气血不足，气虚无力推动血行，血运不畅凝为瘀，脾虚则水湿从生，湿停日久则聚为痰，再有饮食不善，膏粱厚味，酿生湿热，内外之邪互相搏结，闭阻经脉，深入筋骨，内舍犯肾，则诸症自现。患者纳差不欲食，苔薄腻，故从调理中焦着手，中焦运，则气血得生，湿邪自去。选方时应用益气健脾利湿类药物，辅以活瘀利水之品，功效显著。但凡致病，重调脾胃，固护肾气，此为临证一大特色。

医案三：痛风（痛风性关节炎）

周某，男，43 岁，2017 年 11 月 3 日初诊。

现病史：痛风 3 ～ 4 年，近半年发作较频，足疼红肿时做，大便干，2 天 1 次，发作时踝关节及大趾根部肿痛。血压 160/114 mmHg，黄苔，舌淡红，脉弦细。

中医诊断：痛风（湿热痹阻）。

西医诊断：痛风性关节炎。

治则：清热祛湿，通络止疼。

方药：四妙散加减。苍术 15 g，黄柏 15 g，薏苡仁 30 g，牛膝 30 g，防己 15 g，威灵仙 15 g，萆薢 15 g，土茯苓 30 g，车前子 30 g，红花 15 g，木瓜 15 g，泽泻 15 g。7 剂，水煎服，每天 1 剂，早晚服。

二诊（2017 年 12 月 29 日）：尿酸 560 mmol/L ↑，肌酐 159.8 μmol/L ↑。从这次服药后，一直未再疼痛，饮食、二便尚可。白苔，舌淡红，齿痕，脉弦细。前方有效，继续给予前方 7 剂，水煎服，每天 1 剂，早晚服。

之后随访患者，因不再疼痛，未再坚持治疗，回家查询尿酸和肌酐均有降低，但还未降至正常。嘱其继续坚持服药，直至降到正常范围为止。

按语：本病属中医"痛风""痹证"范畴。用袁老师自拟痛风经验方加减。因其足疼红肿，热象较重，可辨为湿热痹阻型。故给予痛风经典方四妙散加减，清热祛湿，通络止疼。方中黄柏清热燥湿、解毒疗疮，善治下部湿热，随症配伍薏苡仁、苍术健脾、清热利湿；土茯苓、萆薢、车前子降泄浊毒，泽泻利小便，清湿热，使毒邪湿浊从前阴而出；威灵仙、防己祛风止痛，利水消肿，取"风能胜湿"之意；红花活血通经、散瘀止痛；牛膝兼有活血、祛湿、通络及引药下行之功，使湿热之邪有出路；木瓜通络止痛。本病因湿热为患，故重用清热解毒之品，使湿去热清毒解，辅以活血化瘀通络之品，则经脉流通，血脉周流，湿热、邪毒无所依附。诸药合用，共奏清热利湿解毒泄浊、活血通络止痛之功效，能明显改善症状，降低血尿酸浓度。

患者反映效果明显，一次用药之后疼痛即止，之后再查尿酸和肌酐均有降低，说明中药治疗痛风疗效确切，不但能够改善症状，而且可以降低尿酸水平，是标本兼治的好方法。

三、腰痛

医案一：腰痛（腰臀筋膜炎）

张某，女，39岁，无业，2019年10月14日初诊。

主诉：间断腰部疼痛1年，加重1周。

现病史：患者1年前外伤后出现腰痛，以左侧腰痛为甚，在某医院住院治疗，症状好转；1周前劳累后腰部疼痛加重，牵连左臀部及下肢疼痛，行动不便，转侧加重，饮食正常，二便通畅。查体：舌质暗红，舌背脉络暗紫，脉沉细。尿常规检查：正常。

中医诊断：腰痛（气血瘀滞）。

西医诊断：腰臀筋膜炎。

治则：活血补肾，化瘀止痛。

方药：当归15g，丹参30g，赤芍15g，鸡血藤30g，忍冬藤30g，补骨脂15g，续断15g，独活15g，延胡索12g，香附12g，川牛膝20g，枸杞子20g，菟丝子30g，细辛5g。

二诊（2019年10月26日）：上方服10剂。患者感到腰痛减轻，能自由转侧，左下肢仍痛，服上方有效，继服15剂。

三诊（2019年11月9日）：患者感乏力、咽干，纳差，腰痛不适。血常规、尿常规检查均无异常。舌质红，舌苔薄黄，脉沉细数。此为邪热侵袭后出现气阴两虚现象。治则改为益气滋阴，活瘀补肾法。方药：黄芪20g，生地黄12g，牡丹皮12g，麦门冬15g，丹参30g，赤芍15g，鸡血藤30g，枸杞子30g，山茱萸30g，补骨脂15g，续断15g，白花蛇舌草30g，甘草6g。

四诊（2019年11月19日）：上方服10剂后精神可，无明显乏力、咽干现象。患者又服2019年10月14日方1个月。患者无明显不适，舌淡红，舌苔薄，脉沉细，在原方基础上略有加减，继服10剂巩固治疗。方药：黄芪30g，当归15g，丹参30g，赤芍15g，鸡血藤30g，续断15g，补骨脂15g，枸杞子30g，菟丝子30g，木瓜15g，川牛膝20g，甘草6g。

按语：本案患者是外伤后所致瘀血腰腿痛。腰为人体支柱，活动枢纽，人体之三阴三阳经脉、奇经八脉，皆贯通于肾经而络于腰脊，因其活动范围大，承受重量大，故而较易受伤。本案患者初起因外伤跌扑，损伤筋脉，导致气血不通，瘀血痹阻于经脉而致腰痛猝发，然历经1年之久，患者仍感腰痛不止，绵绵不休，析其缘由，大致有二：一是因为腰为肾之府，腰部外伤时，已然损伤及肾；二是该患者外伤已患1年有余，"久病入络""久病多虚"，瘀血痹阻于络，终至肾虚。故治疗时宜标本兼顾，活血化瘀的同时，兼以温补肾元，方能使血凝得开，经络通畅。

医案二：腰痛（腰椎间盘突出症）

龚某，男，50 岁，2019 年 5 月 18 日初诊。

主诉：腰部疼痛 3 月余，加重 3 天。

现病史：3 月余前因搬重物导致腰部疼痛，至社区医院检查，诊断为腰椎间盘突出症，给予中药贴敷，稍有好转。3 天前因干家务，再次出现腰部疼痛、酸沉、乏力等症状，腿胀，中药贴敷效果欠佳，今为求中医治疗，来我院就诊。患者形体适中，腰部疼痛、按压痛，盗汗，面色黄，纳眠可，小便可，大便溏，2 次 / 天，舌暗，苔黄，脉沉。

中医诊断：腰痛（肝肾亏虚）。

西医诊断：腰椎间盘突出症。

治则：补益肝肾，活血止痛。

方药：独活寄生汤加减。独活 15 g，桑寄生 15 g，杜仲 15 g，怀牛膝 10 g，秦艽 15 g，防风 15 g，川芎 10 g，细辛 3 g，土元 15 g，当归 15 g，生地黄 15 g，茯苓 10 g，地骨皮 30 g，山药 30 g，生龙牡各 20 g，甘草 6 g。

二诊（2019 年 5 月 26 日）：服前方 7 剂后腰痛、盗汗症状明显好转，腰部沉重，腿胀，面色黄，纳眠可，小便可，大便溏，3 次 / 天，舌暗，苔黄，脉沉。在前方基础上加用骨碎补 15 g、枸杞子 30 g，10 剂后症状消失。

按语：腰椎间盘突出症所致腰痛在痹证中较为常见，属于中医的"腰腿痛""痹证"范畴，多数以肝肾亏虚为本、外邪为标。肝肾亏虚，筋骨失健，复受外伤、寒湿或湿热之邪侵袭，经脉痹阻，不通则痛。肾为腰之府，肝主筋、肾主骨，气血亏虚，筋骨失养，则容易发生筋骨损伤，出现腰部疼痛、酸重无力，气短乏力等症状。治疗当以补肝肾、益气活血、通络止痛为主。

医案三：腰痛（腰椎间盘突出症）

陈某，女，27 岁，大学生，2017 年 8 月 29 日初诊。

主诉：腰痛半月余。

现症见：腰部隐隐作痛，酸软无力，劳累后腰疼加重，喜温喜按，平时怕冷，月经常推迟，月经周期规律，二便正常。舌淡红，苔白，脉沉细无力。2017 年 8 月 5 日腰椎 MRI 检查显示：1. 腰椎退行性变；2.L_5/S_1 椎间盘突出。

中医诊断：腰痛（肾阳虚）。

治法：补肾温阳，温煦经脉。

处方：自拟腰痛经验方。熟地黄 30 g，盐杜仲 20 g，续断 20 g，怀牛膝 30 g，补骨脂 15 g，巴戟 15 g，肉苁蓉 30 g，狗脊 30 g，淫羊藿 15 g，土元 15 g，醋香附 30 g，红花 15 g，菟丝子 30 g。7 剂，水煎服，每天 1 剂，早晚各 1 次。

二诊（2017 年 9 月 5 日）：腰痛减轻，劳累时加重，末次月经为 7 月 31 日，自诉用尿妊娠试纸检测未孕。继续前方基础上加当归 15 g，赤芍 15 g，川芎 12 g，桃仁 15 g，炮姜 6 g。近期随访，已无不适。

按语：根据患者症状，可诊断为腰痛；又因两侧隐疼，酸软无力，劳累后腰痛加重，喜温喜按，平时怕冷，可辨证为肾阳虚，给予袁老师自拟腰痛经验方。方中给予大量补肾阳、强壮腰脊类药物，加滋补肝肾兼补血养阴类药物，取阴中求阳之效，再加怀牛膝引血下行，兼配以活血化瘀、理气止痛类药物，后加土元破瘀血、续筋骨，加强强壮腰脊之功效。据患者反映腰痛好转一些，之后配以炮姜，温通经络；又加桃红四物汤，加强活血化瘀、通经止痛之效果。综合上方，四诊合参、辨证准确，方可取得满意疗效。

心 系 病 证

一、心悸（心肌缺血）

瞿某，女，44 岁，2018 年 11 月 5 日初诊。

主诉：心悸、失眠 2 个月，加重 1 周。

现病史：患者 2 个月前劳累后出现心悸、失眠，间断服用地西泮片（安定片），效果较差。今为求中西医结合治疗，求治于袁老师门诊。现症见：心悸，失眠，乏力，健忘、易怒、头晕，纳眠差。大便干、夜间尿频。舌质淡、苔少脉沉细。舌胖，质暗红，苔薄白，脉细弱。心电图检查显示：心肌呈缺血改变。

中医诊断：1. 心悸；2. 失眠（心脾两虚，心神失养）。

西医诊断：心肌缺血。

治则：补气健脾，养心安神。

方药：归脾汤加减。黄芪 20 g，炙甘草 9 g，酸枣仁 20 g，丹参 30 g，党参 10 g，炒当归 10 g，柏子仁 10 g，浙贝母 15 g，白芍 30 g，茯神 20 g，柴胡 10 g，郁金 20 g，合欢皮 30 g，生牡蛎 30 g。

二诊（2018 年 11 月 13 日）：5 剂后心悸症状明显好转，夜寐仍觉欠安，大便偏干，上方酸枣仁加至 30 g，去郁金加红景天 30 g、当归 20 g、大黄 5 g，继服 14 剂，症状消失，患者满意。

按语：该病证以归脾汤为基础方，方中四君子汤补气健脾，使脾胃强健，则气血自出，气能统血，为主药；当归补血汤补气生血，使气固血充，为辅药；酸枣仁、茯神养心安神；炙甘草调和营卫，为使药。诸药合用，共奏益气健脾、补血养心之功效。另外，归脾汤现代临床还常用于血小板减少性紫癜、神经衰弱、功能性出血、乳腺小叶增生，子宫肌瘤、甲状腺结节等属于心脾血虚者。

二、胸痹

医案一：胸痹（冠心病，心绞痛）

魏某，男，43 岁，2018 年 12 月 20 日初诊。

主诉：心前区疼痛 5 年。

现病史：5 年前出现心前区疼痛，在当地医院检查，诊断为冠心病、心绞痛，间断服用西药治疗。在家自测：空腹血糖 8.3 mmol/L，餐后 2 小时血糖 10.4 mmol/L，左侧卧时。今天随机血糖 14.4 mmol/L，尿糖（3＋），尿微量白蛋白肌酐比值（ACR）（—）。患糖尿病 10 余年。

中医诊断：胸痹。

西医诊断：1.冠心病，心绞痛；2.2 型糖尿病。

治则：益气养阴，活血通脉。

方药：生脉饮合降糖八味药加味。黄芪 30 g，山药 20 g，苍术 20 g，玄参 15 g，生地黄、熟地黄各 20 g，丹参 30 g，葛根 30 g，太子参 30 g，五味子 12 g，麦门冬 15 g，茯苓 15 g，桑白皮 30 g，荔枝核 30 g。7 剂，水煎服，每天 1 剂，早晚服。

西医方药：小檗碱（黄连素），口服，3 次，5 片。

按语：胸痹心痛是由于正气亏虚，饮食、情志、寒邪等引起的以痰浊、瘀血、气滞、寒凝痹阻心脉，以膻中或左胸部发作性憋闷、疼痛为主要临床表现的一种病证。该病严重侵害患者的身体健康。本案患者病机为心气不足，阴血亏耗，血行瘀滞。治则为益气养阴，活血通脉。方用生脉饮合降糖八味药加味。方中黄芪合山药补脾肺之气，益气养阴；生地黄、熟地黄滋阴养肾；苍术、玄参燥湿健脾，益气生津；丹参、葛根通经活络；太子参、五味子、麦门冬清热养阴，益气生津；茯苓、桑白皮渗湿利水健脾；荔枝核行气散结，散寒止痛。诸药合用共奏益气养阴，逐瘀通经之功效。药理研究发现黄连素有降低血糖的功效，中西药合用可以使血糖快速达标。

医案二：胸痹（冠心病，心绞痛）

孙某，女，62 岁，2018 年 12 月 3 日初诊。

主诉：胸闷，心悸 6 月余。

现病史：6 月余出现胸闷，太息，心悸，失眠，咽部异物感，有痰难咳，口干不饮，未引起重视。在当地医院检查：空腹血糖 6.9 mmol/L，餐后 2 小时血糖 6.9 mmol/L，甘油三酯 3.61 mmol/L，肌酐 34 U/L，尿糖（－），尿微量白蛋白（－），尿微量白蛋白肌酐比值（ACR）12 mg/g，糖化血红蛋白 6.1%。白苔，舌质暗红，裂纹，瘀斑，脉弦细。血糖偏高 2 年。

中医诊断：胸痹（心肾阴虚，痰瘀阻络）。

西医诊断：1. 冠心病，心绞痛；2.2 型糖尿病。

治则：滋阴润燥，疏肝理气养血。

方药：天王补心丹合逍遥散加减。当归 15 g，白芍 15 g，柴胡 12 g，柏子仁 15 g，酸枣仁 15 g，天寸冬各 15 g，生地黄 20 g，丹参 30 g，玄参 15 g，五味子 12 g，远志 12 g，茯苓 15 g，海浮石 15 g，海藻 15 g，枳壳 15 g，胆南星 12 g，党参 15 g。7 剂，水煎服，每天 1 剂，早晚服。

按语：本案患者心肾阴虚，肾失濡养，开阖固摄失权，则水谷精微直趋下泄，随小便出，故患消渴病。水不济火，虚热内灼，心失所养，血脉不畅致心悸、失眠；依据症状，属阴虚夹有内热、瘀滞。方用天王补心丹加减。患者心悸、失眠，属心肝血虚，当归补血，阴液自血中来，阴虚则补血，源头充足以补阴液，配伍白芍以达补血养血之功效；患者胸闷、太息，以柴胡疏肝理气，调畅气机郁滞之象；配伍酸枣仁、柏子仁、远志为臣药，养心安神；天冬、寸冬配伍共奏清肺热止咳化痰之功效，天冬：此物气薄味厚，甘助元气，苦泄滞血，寒而能补，上益水源，下通肾脏，属阴，入手太阴与足少阴二经气分，为除肺热化痰止嗽生津之品；寸冬：此物禀天春生之气，感地稼穑之甘以生，凉而能补，甘而不腻，性降，阳中微阴，入心肺二经，兼入胃经，为清润之品，专行肺经气分，为治肺热之要药。天冬、生地黄、五味子配伍又滋阴生津；丹参活血化瘀，气为血之帅，气行则血行，故用玄参、党参补气生津，枳壳与柴胡一升一降，调理气机；海藻、胆南星、茯苓、海浮石清化热痰，利水消肿。以上诸药共用，既可滋阴润肺、养心安神，又可疏肝理气。

医案三：胸痹（冠心病）

李某，女，59 岁，2019 年 1 月 10 日初诊。

主诉：胸闷，乏力 2 个月。

现病史：2 个月前无明显诱因出现胸闷、乏力、胸痛，在当地医院检查：心电图显示心肌缺血改变，空腹血糖 8.8 mmol/L，餐后 2 小时血糖 16.4 mmol/L，糖化血红蛋白 8.7%，尿微量白蛋白 19.6 mg/L，尿微量白蛋白肌酐比值（ACR）14.6 mg/g，尿蛋白（一），未服用任何药物治疗。现症见：胸闷，时有胸痛，善太息，咽痒，左手指麻，下肢乏力，颈部僵硬，脑后不适，胃不适、胃胀，干咳嗽，嗳气反酸。白苔，舌质暗，脉弦细。患糖尿病 1 年余，高血压病 6 年余，胆囊炎，脂肪肝。

中医诊断：胸痹（肝郁血瘀）。

西医诊断：1. 冠心病；2.2 型糖尿病。

治则：疏肝理气，健脾和胃，养血活血。

方药：当归 15 g，白芍 15 g，柴胡 12 g，陈皮 15 g，半夏 12 g，砂仁 3 g$^{（后下）}$，厚朴 15 g，葛根 40 g，丹参 30 g，川芎 12 g，枳实 15 g，甘草 10 g，茯苓 15 g，香附 15 g。6 剂，水煎服，每天 1 剂，早晚服。

二诊（2019 年 1 月 17 日）：服前方 6 剂，服二甲双胍片、卡博平（阿卡波糖片）后心里难受而停药未服，胸闷减，眼痒止，指麻，颈硬，胃不适，嗳气，头痛，白苔，舌淡红，脉细弦。方药：上方加白术 15 g，薄荷 3 g，桂枝 12 g，川芎 15 g，白芷 15 g，细辛 5 g。6 剂，水煎服，每天 1 剂，早晚服。

三诊（2019 年 1 月 24 日）：服前方 6 剂，症状明显缓解。方药：前方继服。6 剂，水煎服，每天 1 剂，早晚服。

按语：冠心病属于中医的"胸痹""心痛"的范畴，为本虚标实之证。《金匮要略》云："阳微阴弦，即胸痹而痛，所以然者，责其极虚也"。治疗冠心病宜气血并治，阴阳平调，通过燮理阴阳气血而达到扶正祛邪之目的。治以养血活血通脉，疏肝理气。方中当归、白芍、川芎养血活血；陈皮、半夏、茯苓健脾和胃；砂仁、厚朴、枳实和胃安中，破积除痞；葛根、丹参活血消瘀，柴胡疏肝理气。以上诸药共奏养血活血、益气健脾，疏肝理气、消痰除积之功效。

三、不寐

医案一：不寐（失眠）

徐某，女，50 岁，2018 年 12 月 27 日初诊。

主诉：失眠 3 个月。

现病史：3 个月前出现因生气后出现失眠，入睡困难，未治疗。在当地医院就诊，抽血化验：空腹血糖 10.6 mmol/L，餐后 2 小时血糖 18.8 mmol/L，糖化血红蛋白 11.9%。尿肌酐 11.7 U/L，尿糖（＋），白细胞（＋），尿蛋白（－）；肌酐 35 U/L，尿酸 144 U/L。乏力，下肢抽筋，失眠，口渴，夜尿 7 ～ 8 次，尿急、频，眼昏，目眵少，口干，燥热；心烦，易怒，痰多，黄痰，胸闷，太息，白苔，舌淡红，脉细。患糖尿病 12 年，口服盐酸二甲双胍缓释片 0.25 g，每天 4 次，瑞格列奈（诺和龙）每天 3 次，血糖控制差。

中医诊断：不寐（肝郁不舒，阴阳失调）。

西医诊断：1. 自主神经功能紊乱；2.2 型糖尿病。

治则：疏肝理气，清热除烦。

方药：逍遥丸合二陈汤加减。知母 15 g，天花粉 15 g，香附 15 g，黄芪 30 g，当归 15 g，白芍 15 g，柴胡 12 g，茯苓 15 g，甘草 10 g，枳壳 15 g，半夏 12 g，太子参 30 g，桑螵蛸 15 g，黄芩 15 g，陈皮 15 g，白术 15 g。7 剂，水煎服，每天 1 剂，早晚服。

二诊（2019 年 1 月 7 日）：服前方 7 剂，欲改口服药，症状改善很多，鼻息肉。12 月 27 日方继服，加辛夷花 15 g，薄荷 6 g。10 剂，水煎服，每天 1 剂，早晚服。

三诊（2019 年 1 月 24 日）：服前方 10 剂，半年前因生气导致入睡困难。前方加炒枣仁 30 g，远志 12 g，牡丹皮 15 g，栀子 15 g。10 剂，水煎服，每天 1 剂，早晚服。

按语：患者半年前因生气导致肝气郁结化火，阳亢不入阴而致入睡困难，给予逍遥丸合二陈汤加减治疗。柴胡、香附、枳壳疏肝理气止痛；知母、天花粉清热除烦，滋阴益气；柴胡、枳壳一升一降调理气机；黄芪、太子参补益脾肺之气，益气生津，当归补血活血；黄芩清热燥湿；半夏、陈皮、茯苓燥湿健脾。诸药配伍共奏疏肝理气，清热除烦之功效。

医案二：不寐（失眠）

李某，女，73 岁，2019 年 1 月 24 日初诊。

主诉：失眠 30 余年。

现病史：30 余年前出现失眠，多次服用中西药物治疗，病情时好时坏，严重时需要服用安眠药物治疗。现症见：失眠，头晕，心慌，气短，乏力，口干渴，欲饮水，手足冷，饮羊奶上火，身刺痛，大便每天 3～4 次，成形，小便正常。苔白，舌淡红，脉弦细。患糖尿病 20 余年，高血压史 20 年，平素服安眠药睡眠。

中医诊断：不寐（心脾两虚）。

西医诊断：1. 自主神经功能紊乱；2.2 型糖尿病。

治则：补益心脾，调补气血。

方药：归脾汤加减。黄芪 45 g，太子参 30 g，当归 15 g，白术 15 g，茯苓 15 g，甘草 10 g，远志 12 g，炒枣仁 30 g，龙眼肉 15 g，赤芍 15 g，地龙 20 g，川牛膝 30 g，川木瓜 30 g，石斛 15 g，麦门冬 15 g，土元 15 g，桂枝 6 g，附子 9 g^{（先煎）}，桃仁 15 g，红花 15 g。7 剂，水煎服，每天 1 剂，早晚服。

二诊（2019 年 2 月 14 日）：服前方 7 剂，足掌前麻木，身刺痛，失眠，头晕，气短，乏力，胸闷。入睡难、情绪低落、欲哭，白苔，舌淡红、乏津、脉弦细。血压

145/78 mmHg，空腹血糖 7.2 ～ 8.4 mmol/L，餐后 2 小时血糖 13 ～ 15 mmol/L，方药：百合地黄汤合逍遥散、甘麦大枣汤加减。百合 30 g，生地黄 20 g，柴胡 12 g，白芍 15 g，茯苓 30 g，甘草 10 g，香附 15 g，炒枣仁 30 g，远志 12 g，合欢花 15 g，夜交藤 30 g，枳壳 15 g，小麦 40 g，大枣 30 g，生龙牡各 30 g，黄连 6 g。4 剂，水煎服，每天 1 剂，早晚服。

按语：本案患者属心脾气血两虚证，治疗原则为补益心脾，调补气血。首方用归脾汤加减。方中以黄芪、太子参、白术、茯苓、甘草补脾益气以生血，使气旺以血生；当归、龙眼肉甘温补血养心，血足则心有所养；炒枣仁、远志宁心安神。二诊用百合地黄汤合逍遥散、甘麦大枣汤加减。方中百合清心安神，与生地黄配伍养阴清热、宁心安神；柴胡、白芍、茯苓疏肝理气，舒畅气机以调节气机；香附、枳壳一升一降，调节气机；生龙牡、炒枣仁、远志、合欢花、夜交藤共用以安神定志。以上诸药补益心脾、宁心安神、调畅气机，从而缓解患者症状。

脾胃系病证

一、胃痛

医案一：胃痛（慢性胃炎）

周某，女，42 岁，2019 年 1 月 24 日初诊。

主诉：胃痛，胃灼热（烧心）1 月余。

现病史：1 月余前体检发现血糖升高，空腹及餐后 2 小时血糖均高于正常，当地医院诊断为 2 型糖尿病，给予降糖药物（具体不详）治疗后血糖已降至正常，空腹血糖 6.9 mmol/L。患者要求服中药治疗。现症见：胃痛，胃灼热，恶心，泛酸，口干，眠差，盗汗，多梦，心情不好。舌淡红，苔白，脉沉细。患糖尿病 1 月余。

中医诊断：胃痛（痰热内蕴）。

西医诊断：1. 慢性胃炎；2.2 型糖尿病。

治则：燥湿化痰，养阴益胃。

方药：黄连温胆汤、沙参麦门冬汤和左金丸加减。陈皮 15 g，半夏 12 g，茯苓 15 g，甘草 10 g，枳实 15 g，竹茹 12 g，乌贼骨 15 g，黄连 6 g，吴茱萸 3 g，生龙牡各 30 g，石斛 15 g，香附 15 g，麦门冬 15 g，玉竹 15 g，沙参 15 g。7 剂，水煎服，每天 1 剂，早晚服。

按语：本案患者病机为痰热内蕴脾胃。方用黄连温胆汤、沙参麦门冬汤和左金丸加减。陈皮、半夏、竹茹、黄连、枳实、茯苓理气健脾，清热燥湿；生龙牡重镇安神；麦门冬、玉竹、石斛、沙参养阴益胃生津；乌贼骨和左金丸除湿、制酸。诸药合用，以达燥湿化痰、养阴益胃之功效。

医案二：胃痛（慢性糜烂性胃炎）

郭某，男，56 岁，2019 年 4 月 8 日初诊。

主诉：胃脘部胀痛时作半年。

现病史：半年前患者无明显诱因出现腹部胀痛，伴胃灼热、嗳气，饮食可，大小便正常，夜眠可。舌质淡红而暗，苔腻微黄，脉弦滑。查体：腹平软，剑突下压痛呈阳性，无反跳痛，腹部移动性浊音呈阴性，双下肢无水肿。于我院检查：胃功能：血清胃蛋白酶原 I（PG I）351.94 μg/L，血清胃蛋白酶原 II（PG II）14.83 μg/L，PGR 23.73，G-17 60.26 ρmol/L。心电图检查显示：窦性心律，心电轴左偏 -45°。既往体健，3 个月前行胃镜检查显示：糜烂性胃炎。^{13}C 呼气实验：Hp 呈阳性。具体治疗不详，效差。

中医诊断：胃痛（肝胃气滞）。

西医诊断：慢性糜烂性胃炎。

治法：疏肝理气，和胃止痛。

方药：木香 12 g，醋延胡索 18 g，蒲黄 15 g，五灵脂 12 g，枳壳 15 g，蛤壳 30 g，浙贝母 20 g，沉香曲 6 g，莪术 12 g，徐长卿 25 g，鸡屎藤 30 g，隔山消 10 g，乌药 10 g。

二诊（2019 年 4 月 15 日）：服药 7 剂后，患者胃脘部胀痛、胃灼热、嗳气等症状好转，夜晚口干，大小便正常，夜眠可。舌质淡红而暗，苔腻微黄，脉弦滑。前方去隔山消、乌药，加甘松 10 g、香橼 10 g。

按语：胃痛又名胃脘痛，以上腹部近心窝处疼痛为主，当同心痛鉴别，辨证应辨寒热虚实，在气在血，还应辨兼夹证。

二、痞满

医案一：消渴病痞满案（糖尿病胃轻瘫）

李某，女，80 岁，2019 年 1 月 14 日初诊。

主诉：胃胀满，胃灼热 1 个月。

现病史：1 个月前出现胃胀满，胃灼热，心难受，或胃灼热，口干，口渴，大便 5～6 天 1 次，嗳气，心烦急躁，胸闷，或燥热，口中乏味。在当地医院检查：心电图（一），空腹血糖 6.15 mmol/L，餐后 2 小时血糖 8.38 mmol/L，高密度脂蛋白（HDL）

1.9 mmol/L，肾功（－），肝功（－），尿蛋白（－），尿微量白蛋白 23 mg/L，糖化血红蛋白 5.6%，苔白，舌质暗，脉弦细。患糖尿病 10 年，血压高 20 年。

中医诊断：消渴病痞满（阴虚燥热，肝胃不和）。

西医诊断：2 型糖尿病胃轻瘫。

治则：益胃生津，疏肝养心。

方药：清胃散合逍遥丸加减。生白术 45 g，茯苓 15 g，石斛 15 g，麦门冬 15 g，生地黄 30 g，百合 30 g，黄连 12 g，当归 15 g，白芍 15 g，柴胡 12 g，甘草 15 g，大枣 30 g，小麦 40 g，枳壳 15 g，肉苁蓉 30 g，陈皮 15 g，吴茱萸 3 g，砂仁 6 g^{（后下）}，厚朴 15 g。7 剂，水煎服，每天 1 剂，早晚服。

二诊（2019 年 1 月 24 日）：服前方 7 剂，胃胀、胃灼热症状有所改善，失眠好转，身冷止，大便干。前方改为肉苁蓉 15 g，生白术 60 g。7 剂，水煎服，每天 1 剂，早晚服。

按语：糖尿病胃轻瘫是糖尿病神经病变的一种，也称为自主神经病变。国内外资料表明，50% ～ 76% 的糖尿病患者会合并胃轻瘫。糖尿病患者胃轻瘫，是严重的胃排空延迟的特征。因为糖尿病患者胃运动障碍就会造成胃轻瘫。胃轻瘫是泛指的无结节性梗阻的情况下出现的胃动力障碍和排空延迟。在临床上会出现上消化道的症状，比如餐后的饱胀、上腹胀、早饱、恶心、呕吐、嗳气、腹部不适。患者有上腹部疼痛等的表现。治疗原则为益气养阴，生津止渴，疏肝养肝。给予白术、茯苓益气健脾，渗湿和胃；当归、白芍、柴胡疏肝理气，敛阴养肝，活血通经；石斛、麦门冬、生地黄、百合清热生津，益气养阴，养心阴清心热；甘麦大枣汤养心补脾安神；陈皮、砂仁、厚朴健脾和胃，破积除痞。诸药合用缓解患者不适症状。

医案二：痞满（功能性消化不良）

孟某，男，60 岁，2019 年 3 月 10 日初诊。

主诉：食欲缺乏伴腹胀满 15 天。

现病史：患者 15 天前聚餐后出现腹胀满，饭后尤其明显，伴纳差、便秘。自服"江中健胃消食片"，效差。来袁老师门诊就诊，现症见：腹胀满，饭后尤甚，食欲缺乏，小便可，大便干。舌质淡，苔白厚腻，脉滑。

中医诊断：痞满（脾虚食滞）。

西医诊断：功能性消化不良。

治则：健脾清热，消食导滞。

方药：保和丸加减。苍、白术各 20 g，厚朴 10 g，枳实 10 g，陈皮 10 g，半夏 10 g，木香 15 g，砂仁 15 g，连翘 10 g，莱菔子 10 g，炒麦芽 15 g，焦山楂 15 g，

甘草 5 g。7 剂。服药毕，诸症却。

按语：山楂具有消除肉食油腻积滞、除胀醒脾和胃之功效。莱菔子消食下气，能除面食痰浊之滞，共同具有消导各种食物积滞之功效。中医认为"人有食积，必生痰湿"，因此方中用半夏、陈皮燥湿化痰，理气和胃，再用茯苓健脾利湿使湿有出路。"食积日久则易生热"，故方中又用连翘清热散结，用于治疗食积停滞、脘腹痞满、呕吐泻泄等症状。临床上很多消食导滞方剂都是在调理脾胃方剂的基础上扩充而来。

医案三：痞满（慢性胃炎）

张某，女，69 岁，2018 年 8 月 20 日初诊。

主诉：胃胀满 6 年。

现病史：6 年前出现胃部胀满不适，怕食生冷硬物，食后胃脘部胀，胃脘部灼热，口苦，口流酸水，不消化时腹泻，舌淡红，苔白，脉弦。

中医诊断：痞满（脾胃虚弱，肝火犯胃）。

西医诊断：慢性胃炎。

治则：健脾理气，疏肝和胃。

方药：香砂六君子汤加减。党参 15 g，白术 15 g，茯苓 15 g，甘草 10 g，陈皮 15 g，半夏 12 g，木香 12 g，砂仁 10 g，黄连 8 g，吴茱萸 3 g，川朴 15 g，乌贼骨 15 g，桂枝 12 g，白芍 15 g。15 剂，水煎服。

二诊（2018 年 9 月 6 日）：胃不适、心烦、口涩症状好转，偶畏凉、怕风、怕空调，乏力，夜尿多，大便每天 1 次。舌质淡，苔白，脉弦。前方加附子 6 g，薤白 15 g，改桂枝为 6 g。15 剂，水煎服，每天 1 剂。

三诊（2018 年 9 月 21 日）：胃部不适症状消失，畏凉、怕风、怕空调等情况明显好转。

按语：胃痞属于痞满，是指心下痞塞满闷不适，可兼及胸膈，触之无形，按之不痛，望无胀大，且得食则胀，病情时轻时重，反复发作，缠绵难愈，并与情志密切相关。因脾气主升、胃气主降，二者共为人体擀宣气机之枢纽，饮食不节伤及脾胃之气，脾气不升胃气不降，气机升降失常，气滞不行，壅塞于中焦，水谷不化运化不及而留于中焦，则胸膈满闷，久之为痞。饮食物的受纳腐熟及水谷精微的运化吸收不仅依靠脾胃功能自身的正常运化，亦与肝之疏泄功能不可分割，如《黄帝内经·素问·经脉别论》云："食气入胃，散精于肝"，指出脾胃气机升降协调，离不开肝木疏泄之气的资助，同时肝脏之精气的储藏，又与脾胃的运化和转输不可缺少。香砂六君子汤方中人参甘温益气、健脾养胃；白术苦温、健脾燥湿，加强益气助运之力；茯苓甘淡，健脾渗湿；甘草益气和中、调和诸药。四药相伍，共奏益气健脾之功效。陈皮、半夏健脾化痰除痞；木香、砂仁温中行气止痛。诸药合用，脾虚得补，滞气可行，痰食可化，胃脘痞满可消，实为以健脾理气和胃之法治疗胃痞之良方。左金丸出自《丹溪心法》火方。左金丸的功用是清泻肝火，降逆止呕。肝火犯胃证，胁肋疼痛，嘈杂吞酸，呕吐口音，舌红苔黄，脉弦数。常用于胃炎、食管炎、胃溃疡等属肝火犯胃者，方中重用黄连苦寒泻火为君，佐以辛热之吴茱萸，既能降逆止呕、制酸止痛，又能制约黄连之过于寒凉；二味配合，一清一温，苦降辛开，以收相反相成之功效。

医案四：痞满（慢性胃炎伴食管反流）

孙某，女，55岁，2019年3月27日初诊。

主诉：胃胀满不适1个月。

现病史：患者1个月前生气后出现胃部胀满不适，痞塞不通，压之不痛，饭后尤其明显，伴发热感，在当地检查腹部彩超示：脂肪肝，肝囊肿；胃镜示：糜烂性胃炎伴食管反流，Hp（＋），既往"多发子宫肌瘤"行"子宫全切术"20年。现症见：胃部胀满不适，压之不痛，饭后明显，伴发热感，口干口苦，乏力，泛酸，嗳气，纳呆，大便正常，夜寐可，舌暗红，苔白腻，脉弦滑。

中医诊断：痞满（肝胆郁滞，气机不利）。

西医诊断：慢性胃炎伴食管反流。

治则：清肝利胆，健脾和胃。

方药：小柴胡汤加味。柴胡12g，党参12g，栀子30g，赤芍10g，黄芩10g，厚朴10g，乌贼骨30g，徐长卿10g，制半夏10g，生赤芍10g，炒苍术30g，砂仁6g（后下），干姜6g，鸡内金20g，白术10g，生甘草5g。

二诊（2019年4月3日）：服药3剂后胃部胀满已减半，仍觉泛酸、嗳气，调整方药如下：柴胡12g，生甘草5g，栀子30g，赤芍10g，黄芩10g，厚朴10g，乌贼骨30g，瓦楞子10g，制半夏10g，生赤芍10g，炒苍术30g，砂仁5g，干姜6g，藿香10g，青、陈皮各10g。此方服用7剂后胀满消失，加减继服10余剂，泛酸、嗳气消失，患者满意。

按语：本证以小柴胡汤加味治之。小柴胡汤为治少阳病之主方。凡邪气侵犯少阳，少阳经腑同病，可致肝胆疏泄不利，气机不舒，气血津液不行，内外上下不通，诸病生焉。用药可分为3组：一为柴胡、黄芩清解少阳经腑之邪热，又能疏利肝胆气机，为和解少阳、表里之主药；二为制半夏、干姜和胃降逆止呕，并通过其辛散作用，兼助柴胡透达经中之邪；三是党参、甘草、益气调中，既能鼓舞胃气以助少阳枢转之力，又能补脾胃以杜绝少阳之邪内传之路。诸药共伍，少阳经腑同治，又旁顾脾胃，使气郁得达，火郁得发，枢机自利。使用小柴胡汤还须注意以下3点：一是本方主要作用在于柴胡，必须重用。《时方妙用》说："方中柴胡一味，少用四钱，多用八钱。"其剂量以大于党参、甘草1倍以上为宜。二是应用要抓住柴胡汤证的主证、主脉，"但见一证便是，不必悉具"。三是本方证或然证较多，当依据主证、主脉，随证灵活加减。

医案五：痞满（食管炎）

张某，女，52岁，2018年8月9日初诊。

主诉：胃脘部痞满不适3月余，加重1天。

现病史：3个月前进食寒凉食物后出现胃脘部痞满不适，纳差，嗳气时作，小便可，大便不畅，寐差，在外院口服中药治疗，效果不佳，今来院求治。现症见：神志清，精神尚可，胃脘部痞满不适，纳差，嗳气时作，小便可，大便不畅，寐差，舌质暗红，苔黄腻，脉弦数有力。腹软平坦，剑突下轻微压疼。彩超检查显示：肝脏弥漫性回声改变。胃镜显示：食管炎，慢性萎缩性胃炎。既往有慢性乙肝病史，萎缩性胃炎病史。

中医诊断：痞满（少阳、阳明合病，气阴两虚兼血瘀）。

西医诊断：1.食管炎；2.慢性萎缩性胃炎；3.慢性乙型病毒性肝炎。

治则：和解少阳，通腑泄热，益气养阴兼化瘀。

方药：大柴胡汤合四君子及桂枝茯苓丸加减。柴胡24g，黄芩10g，清半夏20g，白芍20g，酒大黄8g，桂枝10g，茯苓25g，牡丹皮15g，桃仁15g，乌梅15g，党参10g，炒白术15g，木瓜10g，甘草10g，佛手12g，大枣20g。

二诊（2018年8月16日）：患者服药7剂后病情稳定，神志清，精神尚可，胃脘部痞满不适有所减轻，纳食尚可，小便可，大便稍有不畅，夜寐可，舌质红，苔黄，脉弦数有力。调方如下：柴胡改15g、黄芩改12g、白芍改15g、加莪术12g、枳实15g、牡蛎15g、丹参15g

三诊（2018年8月31日）：患者服药15剂后病情稳定，神志清，精神尚可，胃脘部痞满不适消失，嗳气消失，乏力减轻，纳可，小便可，大便稍干，夜寐可，舌质淡红，苔微黄，脉弦数有力。调方如下：甘草改20g，加槟榔10g。

四诊（2018年9月7日）：患者服药7剂后病情稳定，神志清，精神尚可，无特殊不适，状态较前明显好转，继续守原方间断服用，嘱其适量运动，少食煎炸、腌制之品，畅情志，按时休息，注意保护肝脏，定期复查肝功能和病毒定量，不适随诊。

按语：大柴胡汤是《伤寒杂病论》中众多名方之一，表里双解剂，其主要用于治疗少阳阳明合病，临证时多以往来寒热，胸胁苦满，心下满痛，呕吐，便秘，苔黄，脉弦有力为辨证要点，常用于治疗现代医学之急性胰腺炎、不全性肠梗阻、胆囊炎、胆石症、消化性溃疡、胆汁反流性胃炎、反流性食管炎、高脂血症等属少阳阳明合病者；四君子乃补气健脾的最基础方，该患者乏力，纳差，脾胃虚弱，加四君子可益气健脾，和胃养阴，针对萎缩性胃炎的中医病理学基础；桂枝茯苓丸是活血化瘀的良方，根据本患者的病史时间长，久病必虚、久病必瘀，再根据患者的舌苔脉象，有明显的血瘀之象，所以应用桂枝茯苓丸以活血化瘀，临证治病，但凡辨证准确，常可取到桴鼓之效，加用乌梅、木瓜养阴益胃，佛手行气宽中，诸药合用，以求良效。

三、腹痛

医案一：腹痛（功能性消化不良）

卓某，女，41 岁，2019 年 3 月 20 日初诊。

主诉：脐周疼痛 1 周。

现病史：患者 1 周前情绪波动后出现脐周疼痛，食后疼痛明显加重。大便一天数行或数天不行，腹痛与大便无明显关系，月经年后间隔两月方至，量少，年前周期正常，舌苔薄白，舌质淡红，脉濡。

中医诊断：腹痛（脾胃气虚，肝郁气滞）。

西医诊断：功能性消化不良。

治则：疏肝健脾，和胃止痛。

方药：柴胡疏肝散加减。柴胡 6 g，炙甘草 3 g，僵蚕 10 g，生枳实 10 g，白芍 30 g，厚朴 10 g，失笑散 10 g，广木香 6 g，当归 10 g，半夏 10 g，炒陈皮 10 g，川芎 10 g。

二诊（2019 年 3 月 27 日）：7 剂后复诊，胃痛明显减轻，便秘无明显改善，但出现失眠、健忘。上方加夜交藤 15 g，酸枣仁 20 g，麻仁 15 g，焦三仙各 10 g，山药、白术各 10 g。5 剂后腹痛消失，改口服健脾丸 1 周，痊愈，无再复发。

按语：本案病变在胃，涉及肝、脾。脾胃居于中焦，中焦受阻，土虚木克，气机郁滞则克脾犯胃，脾为后天之本，脾胃之气为一身之气的枢机，中气虚弱则枢转气机被郁，导致中焦脾胃之气升降失调，气血运行受阻出现肝胃不和、气机不畅，不通则痛。因此，治疗必须求本，标本结合，故疏肝理气，畅通气机，调理脾胃使之脾胃功能恢复。方中白芍养肝敛阴，和胃止痛，与柴胡相伍一散一收，助柴胡疏肝，相反相成共为主药；配枳实泻脾气之壅滞，调中焦之运动与柴胡同用一升一降，加强疏肝理气之功，以达郁邪；白芍、甘草配伍缓急止痛，疏理肝气以和脾胃，且具有保护胃黏膜屏障和修复黏膜之作用；川芎行气开郁，活血止痛；厚朴、半夏以宽胸畅通宣泄郁气；木香、陈皮理气和胃止痛，且有助于消除上腹痛不适等症状。诸药合用辛以散结，苦以降通，气滞郁结方可解除。

医案二：腹痛（慢性泌尿系统感染）

杨某，女，66 岁，2018 年 3 月 6 日初诊。

主诉：小便后少腹坠痛半月。既往尿路感染病史 6 年。患者半月前无明显诱因突发小便后少腹坠痛。

中医诊断：腹痛。

西医诊断：慢性泌尿系统感染。

治则：温补脾肾，温经通络。

方药：黄芪、丹参各 15 g，太子参、麦门冬、黄芩、柴胡、莲子、地骨皮、车前子^{（包煎）}各 10 g，肉桂、制附片各 5 g，小茴香、砂仁各 6 g。5 剂，水煎服，每天 1 剂，分 2 次服。

二诊（2018 年 3 月 10 日）：诸症减轻，口干，前方加天花粉 15 g，继服 7 剂。

三诊（2018 年 3 月 17 日）：口干消失，疲乏少力，腰酸，前方去制附片、砂仁、莲子，加沉香 6 g、白花蛇舌草 30 g、萹蓄 15 g，继服 7 剂。后又以该方加减 20 余剂而愈，门诊间断随访 1 年未再反复。

按语：腹痛是中医常见证候，指胃脘以下、耻骨毛际以上部位发生疼痛为主要表现的一种病证。多种原因导致脏腑气机不利，经脉气血阻滞，脏腑经络失养，皆可引起腹痛。本病由长期慢性泌尿系统感染引起，久病伤阳，以温补脾肾、温经通络为治疗，获效良好。

医案三：腹痛（结肠炎）

王某，男，38 岁，2019 年 7 月 8 日初诊。

主诉：腹部胀满疼痛时作 1 年。

现病史：1 年前患者无明显诱因出现腹部胀满疼痛时作，伴胸痛，易生气，口干口苦，嗳气，纳差，大便干，小便可，夜眠欠佳。曾就诊于郑州大学第一附属医院，行胃肠镜检查示：慢性浅表性胃炎，反流性食管炎；结肠黏膜炎症表现。具体治疗不详，效差。舌质淡红而暗，苔白腻，脉弦滑。复查 Hp：阳性。既往有高血压病史。

中医诊断：腹痛（肝郁气滞）。

西医诊断：1. 结肠炎；2. 慢性浅表性胃炎；3. 反流性食管炎。

治则：行气疏肝，理气止痛。

方药：陈皮 15 g，姜半夏 12 g，枳实 15 g，厚朴 10 g，大腹皮 25 g，槟榔 10 g，夏枯草 18 g，天麻 15 g，夜交藤 18 g，沉香曲 6 g，罗布麻叶 10 g，菊花 15 g，炒卜子 30 g，焦三仙各 15 g。

二诊（2019 年 7 月 15 日）：服用 7 剂后，患者腹部胀痛、胸痛减轻，口干口苦，嗳气，纳差等症状明显好转，偶有头晕，大便不畅，小便正常，夜眠欠佳。舌质淡红而暗，苔腻微黄，脉弦滑。方药调整如下：陈皮 15 g，姜半夏 12 g，枳实 15 g，厚朴

10 g，大腹皮 25 g，槟榔 10 g，生白术 30 g，炒枣仁 30 g，夜交藤 20 g，沉香曲 6 g，珍珠母 30 g，石决明 30 g，生龙牡各 30 g，罗布麻叶 10 g。

按语：腹痛的临床辨证，应根据病因、疼痛部位、疼痛性质等，明确其主要的受病脏腑，在气在血，以及证情之寒、热、虚、实等。治疗腹痛，以"通"为原则，"通"有行气活血之分。应按临证表现，分别采取不同的"通"法，即实则攻之，虚则补之，寒则热之，热则寒之，气滞者理气，血瘀者活血。

四、泄泻

医案一：泄泻（慢性泄泻）

杨某，男，52 岁，2018 年 9 月 10 日初诊。

主诉：腹痛、腹泻 3 个月。

现病史：3 个月前患者夜间受凉后出现腹痛、腹泻，大便不成形，无发热、咳嗽等症状，饮食可，小便无异常，睡眠可。自行于附近药店购买"藿香正气胶囊"口服，腹痛、腹泻症状明显好转，但自此之后每食用生冷餐饮即腹痛、腹泻，今天求诊。舌质淡红，苔白厚腻，脉缓。既往体健。

中医诊断：泄泻（湿犯脾胃）。

西医诊断：慢性泄泻。

治则：利湿健脾。

方药：陈皮 15 g，防风 10 g，炒白术 18 g，炒白芍 15 g，猪苓 18 g，泽泻 18 g，芡实 30 g，徐长卿 18 g，炒薏苡仁 30 g，乌梅 15 g。

二诊（2018 年 9 月 17 日）：患者服用 7 剂后，食用生冷餐饮后腹痛、腹泻明显好转。上方继服。

三诊（2018 年 9 月 24 日）：患者再服 7 剂，食用生冷餐饮后有轻微腹痛，便溏症状，要求拿半月中药以巩固治疗。

按语：此患者腹痛、腹泻为湿困脾胃所致，以祛湿为主，佐以健脾。方中猪苓、泽泻、炒白芍利小便，朱丹溪云："治湿不利小便，非其治也""利小便，实大便"，且炒白芍兼有止痛之功效；炒白术、炒薏苡仁、芡实健脾利湿以止泻；防风、徐长卿祛风胜湿以止泻，且徐长卿兼有止痛之功；陈皮理气燥湿以止泻；徐长卿、炒白芍止腹痛；乌梅不但收敛止泻，兼有养阴生津功效，与白芍共同起到防止利湿伤阴的作用。

医案二：泄泻（肠易激综合征）

郝某，男，14 岁，2018 年 5 月 30 日初诊。

现病史：患者腹泻半年，时重时轻，便前脐周痛，便后好转，时有肠鸣，伴口干。行胃肠钡餐透视后诊断为肠易激综合征。舌边红，苔薄白，齿痕，脉细。

中医诊断：泄泻（肝郁脾虚）。

西医诊断：肠易激综合征。

治则：健脾和胃，疏肝理气。

方药：升阳益胃汤加减。党参12 g，炒白术12 g，黄芪20 g，黄连5 g，清半夏10 g，生甘草8 g，陈皮12 g，茯苓12 g，泽泻12 g，羌活9 g，独活9 g，柴胡10 g，白芍10 g，防风9 g，生姜10 g，大枣10 g。3剂，水煎服，每天1剂，早晚服。

二诊（2018年6月1日）：服上方3剂，肠鸣、泄泻症状较前减轻，服药期间泄泻1次，无其他不适。舌质淡红，苔薄白，脉细。继续前方加赤石脂15 g。7剂，每天1剂，水煎服。

三诊（2018年6月19日）：服上方半月余，病情稳定，期间偶有泄泻1次。于昨天出现发热，自测体温：昨夜37.6 ℃，今晨37.2 ℃，现36.8 ℃。伴咽痛身冷，舌质红，苔薄白，脉细数。诊断：1.感冒；2.泄泻（肠易激综合征）。继续守方治疗，7剂，水煎服，每天1剂。配合中成药连花清瘟胶囊，用于治疗外感发热。

之后随访，外感已好，腹泻也基本好转。

按语：肠易激综合征是指肠功能紊乱，而无形态学、细菌学和生化学异常改变的综合征，是一种具有特殊病理生理基础的身心疾病。本病属中医的"腹痛""泄泻"等范畴，现称"肠郁"。根据患者腹泻、腹痛、肠鸣的症状，可辨证为肝郁气滞证。方用升阳益胃汤加减，健脾和胃，疏肝理气。用药后，效果明显。由此可见升阳益胃汤能调节升降开合，斡旋中焦，宣肺气，利湿热，标本兼顾，随症加减得当，较"痛泻要方"及"四神丸"更为周详，临床疗效满意。纵观全方，共奏补脾益肺、和胃化湿、舒肝解郁、祛风除湿兼祛湿热之功效。

五、便秘

医案一：便秘（2型糖尿病合并胃肠神经功能紊乱）

刘某，女，48岁，2019年1月10日初诊。

主诉：便秘半年。

现病史：半年前出现便秘，大便4～5天1次，手指晚上麻，左腿酸沉。考虑是因糖尿病引起的胃肠神经功能紊乱。主要控制好血糖。曾服用酚酞片（果导片），麻仁丸等药物。病情时轻时重，今来我院要求中药治疗。患糖尿病7年。

中医诊断：便秘（气虚）。

西医诊断：2型糖尿病合并胃肠神经功能紊乱。

治则：益气养阴，润肠通便。

方药：补阳还五汤加味。黄芪 45 g，赤芍 15 g，川芎 12 g，当归 15 g，地龙 20 g，厚朴 30 g，桃仁 15 g，红花 15 g，鸡血藤 30 g，生地黄、熟地黄各 30 g，肉苁蓉 30 g，枳壳 15 g，生白术 50 g，姜黄 15 g。7 剂，水煎服，每天 1 剂，早晚服。

二诊（2019 年 1 月 17 日）：服前方 7 剂，大便次数每天 1 次。手指麻，左腿乏力、疼痛。前方去生地黄，7 剂，水煎服，每天 1 剂，早晚服。

三诊（2019 年 1 月 28 日）：服前方 7 剂，大便次数每天 1 次。手指麻，左腿抬起时疼。继服 1 月 10 日方，去赤芍，加白芍 15 g、木瓜 15 g、桑枝 30 g。10 剂，水煎服，每天 1 剂，早晚服。

四诊（2019 年 1 月 28 日）：服前方 10 剂，手麻晚上止，腿痛改善，停药 4 天，大便 3 天未解，舌淡红，苔白。继服 1 月 10 日方，去赤芍、熟地黄，改生地黄 20 g，加白芍 15 g、木瓜 30 g、桑枝 30 g。10 剂，水煎服，每天 1 剂，早晚服。

按语：便秘多为慢性病，表现为大便干结难行，故润肠通便是治疗便秘的基本法则。在此基础上，结合气血阴阳之表现进行辨证论治。本案患者病机为气虚而便秘，治则为益气润肠。方用补阳还五汤加味。补阳还五汤出自清代王清任之《医林改错》："此方治半身不遂，口眼㖞斜，语言謇涩，口角流涎，大便干燥，小便频数，遗尿不禁。"方中重用生黄芪以补元气，气行则血行，为君药；当归活血补血，为臣药；再配以赤芍、川芎、红花、桃仁等活血祛瘀之品，使瘀祛而不伤正；地龙长于通行经络；生地黄、熟地黄滋肾养阴。诸药合用共奏补气活血通络之功效。结合本案患者便秘属于气虚便秘，给以补脾益肺、润肠通便治疗。

医案二：便秘（功能性消化不良）

朱某，男，21 岁，2018 年 10 月 8 日初诊。

主诉：便秘半年。

现病史：半年前患者无明显诱因出现便秘，1 周排便 1 次，伴腹胀、腹痛、口干、口臭、纳差、乏力、怕冷等症状，小便无异常，睡眠可。于附近药店购买"三黄片"口服，效差。舌质淡红，苔薄黄，脉沉。既往体健。

中医诊断：便秘（脾虚气滞之脾约证）。

西医诊断：功能性消化不良。

治则：健脾行气，润肠通便。

方药：火麻仁 30 g，白术 45 g，肉苁蓉 30 g，白芍 18 g，玄参 15 g，女贞子 30 g，决明子 25 g，桃仁 9 g，郁李仁 18 g，沉香曲 6 g，炒卜子 20 g，炙甘草 6 g。

二诊（2018 年 10 月 15 日）：服用 7 剂后，患者便秘、腹胀、腹痛、口干、口臭、纳差、乏力、怕冷等症状好转，守上方继续治疗。

三诊（2018 年 10 月 22 日）：再服 7 剂后，患者大便恢复正常，每天 1 次，质软，饮食可，无腹胀、腹痛症状，口干、口臭、乏力、怕冷等症状较前明显好转。守上方继续服用 1 周。

按语："脾约"作为病名首先见于《伤寒论》，指脾虚津少，肠液干枯，以致大便坚硬难出的病证。在《注解伤寒论》中有这样的注解："约者，俭约之约，又约束之约。胃强脾弱，约束津液，不得四布，但输膀胱，致小便数，大便难"。由于脾喜燥恶润，而胃则喜润恶燥，故燥与润的协调与平衡对于脾胃相和、脾气充足至关重要。若脾阴不足，不能润养胃气，则胃之燥气偏盛，以致胃强脾弱。形成这一病变的生理基础是：中医认为"胃主收纳，腐熟水谷""脾主运化"并"为胃行其津液"。也就是说胃是接收饮食和消化饮食的器官，脾有运输转化水液的功能，并饮入胃之后，是由脾为胃运行其水液，才能把水液转输于周身脏腑和筋骨皮毛等，以保证人身组织器官的水分和体液。正如《黄帝内经》所云："饮入于胃，游溢精气，上输于脾，脾气散精，上归于肺，通调水道，下输膀胱，水精四布，五经并行"。若因脾阴不足或脾气虚弱，致脾失健运，形成胃强脾弱之热。此患者便秘为脾虚不能为胃行其津液所致，便秘又导致腹胀、腹痛、口干、口臭等症状，大便不通，则影响气机，致气滞，不通则痛，故见腹胀、腹痛；大便不通，浊气不降反上逆，则口臭；脾虚则纳差、乏力；气虚不温则怕冷。方中用大量白术不仅健脾，且通便，火麻仁、桃仁、郁李仁、决明子、肉苁蓉润肠通便，且肉苁蓉温补肾阳，玄参、女贞子滋阴以润肠且滋补肾阴，肾司二便，为水火之脏，三药通过补肾阳肾阴而使肾发挥其正常的司二便的功能，白芍补血润肠且止痛，沉香曲、炒卜子降气行气止痛，助大便下排，炙甘草调和诸药，且补气健脾，助脾为胃行其津液。诸药共奏健脾行气，润肠通便之功效。

肝胆系病证

一、胁痛（胆囊结石）

贺某，女，52 岁，2018 年 11 月 8 日初诊。

主诉：间断右胁肋部疼痛 1 年余。

现病史：1 年余前患者无明显诱因出现右胁肋部疼痛，牵引右腰部，伴恶寒，饮食一般，大便溏，小便正常，夜眠可。舌质淡红而暗，苔黄腻，脉弦滑。查体：肝区叩击痛呈阳性，墨菲斯征阳性（Murphy 氏征阳性）。彩超检查显示：胆囊内略高回声并强回声（25 mm×17 mm），双肾未见明显异常。曾就诊本院，诊断：胆结石，具体治疗不详，效差。今天来诊。既往有高血压、脑梗死病史。

中医诊断：胁痛（气滞血瘀）。

西医诊断：胆囊结石。

治则：疏肝行气，活血止痛。

方药：金钱草 60 g，青皮 15 g，枳壳 15 g，木香 12 g，醋郁金 15 g，徐长卿 30 g，鸡屎藤 30 g，沉香曲 6 g，狗脊 15 g，乌药 10 g，炒卜子 25 g，香橼 10 g，醋延胡索 18 g，炒鸡内金 30 g。

二诊（2018 年 11 月 15 日）：服药 7 剂后，患者胁痛、腰痛、恶寒等症状明显好转，诉腹胀满，饮食可，大小便正常，夜眠可。舌质淡红而暗，苔腻微黄，脉弦滑。今天复查彩超显示：胆囊壁稍厚，胆囊内略高回声并强回声（考虑：胆囊结石并沉积物）。方药调整如下：上方去狗脊、乌药、炒卜子、香橼，加天麻 15 g、焦三仙各 15 g。

按语：胆囊结石为临床常见疾病，其所致疼痛往往让患者难以忍受，十分痛苦，结石较大者常常不易消，不易排，最后不得已行胆囊切除术，胆囊切除术后往往给患者带来一系列消化系统问题。中医在治疗胆石症有较强的优势，辨证基础上以行气活血、消石止痛入手，取得显著疗效。

二、黄疸

医案一：黄疸（胆囊炎）

付某，男，51 岁。2019 年 1 月 22 日初诊。

主诉：口苦 1 月余。

现病史：1 月前胃部灼热，未处理，伴纳差，矢气多，臭。小便黄，大便黏，舌红，黄腻苔，脉弦。

中医诊断：黄疸（肝胆湿热）。

西医诊断：胆囊炎。

治则：清肝利胆。

方药：黄连温胆汤加减。黄连 9 g，陈皮 15 g，清半夏 12 g，茯苓 15 g，枳实 15 g，竹茹 12 g，焦三仙各 15 g，鸡内金 15 g，栀子 15 g，甘草 10 g。7 剂，水煎服。

二诊（2019 年 1 月 30 日）：服前方后症状基本消失，守前方 5 剂巩固疗效。后随访症状无复发。

按语：黄连温胆汤方出清代陆廷珍的《六因条辨》，其载："伤暑汗出，身不大热，而舌黄腻，烦闷欲呕，此邪踞肺胃，留恋不解。宜用黄连温胆汤，苦降辛通，为流动之品，仍冀汗解也。此条汗出而不大热，是卫分之邪既解；但舌黄欲呕，又为邪阻肺胃，气分未清。用温胆汤，辛以通阳，加黄连，苦以降逆，不用甘酸腻浊，恐留连不楚耳"。黄连温胆汤具有三大功能，一是调畅气机，通利三焦；二是清化湿热，调和脾胃；三是化痰清火，安胆宁心。本案患者属于湿热阻滞，交织不化，表现为胃脘灼热、小便短黄、大便溏黏、口苦、口干不欲多饮、舌苔黄腻等。治疗以清热化湿。

医案二：黄疸（肝硬化）

柴某，女，55岁，2019年1月17日初诊。

主诉：身目小便黄染5周。

现病史：5周前患者无明显诱因出现身、目、小便黄染，伴腹胀腹痛，纳差，乏力，面色晦暗，大便溏泄，夜寐差。无发热，咳嗽，胸闷，心慌等症状，就诊于郑州大学第一附属医院并住院治疗，诊断为酒精性肝硬化、活动性、失代偿期，给予护肝及退黄药物治疗5周，具体用药不详，疗效欠佳。查体：全身皮肤黏膜重度黄染，巩膜黄染，腹软，压痛呈阳性，无反跳痛，肝区叩击痛呈阳性，腹部移动性浊音呈阴性，双下肢无水肿。舌质淡红而暗，苔腻微黄，脉弦滑。当天检查肝功：血清总胆红素（TBIL）227.2 μmol/L，血清直接胆红素（DBIL）160.8 μmol/L，谷丙转氨酶（ALT）234 U/L，谷草转氨酶（AST）252 U/L，谷氨酰转肽酶（GGT）1226 U/L，碱性磷酸酶（ALP）397 U/L，总胆汁酸（TBA）124.6 μmol/L，腺苷脱氨酶（ADA）31.9 U/L。彩超显示：肝脏弥漫性病变，肝右叶钙化，门静脉增宽，胆囊壁稍厚（约3.1 mm），脾大（肋下4 cm）。既往史有酒精性肝硬化、胃溃疡及肾结石病史。患者拒绝住院，要求门诊中医治疗。

中医诊断：1.黄疸；2.积聚；3.腹痛（湿热内蕴，肝郁脾虚，瘀血内阻）。

西医诊断：酒精性肝硬化。

治法：利湿退黄，疏肝健脾，活血化瘀。

方药：茵陈45 g，虎杖25 g，赤芍25 g，茯苓30 g，黄芪25 g，徐长卿25 g，猪苓15 g，白术18 g，桂枝12 g，木香12 g，延胡索15 g，炒白芍25 g，炙甘草6 g。

二诊（2019年2月1日）：服药15剂后，患者病情明显好转，黄疸减轻，时有乏力，偶觉腹痛，大便稍溏，舌质淡红而暗，苔腻微黄，脉弦滑。复查肝功：血清总胆红素（TBIL）136.3 μmol/L，血清直接胆红素（DBIL）91.5 μmol/L，谷丙转氨酶（ALT）70 U/L，谷草转氨酶（AST）159 U/L，谷氨酰转肽酶（GGT）858 U/L，碱性磷酸酶（ALP）276 U/L，总胆汁酸（TBA）139.2 μmol/L，腺苷脱氨酶（ADA）44.9 U/L。上方去黄芪、炒白芍，加豨莶草18 g，炒白扁豆25 g，枳椇子15 g。

三诊（2019年2月16日）：服药15剂后，患者黄疸明显消退，饮食可，腹胀、腹痛明显好转，夜寐欠安，小便黄赤明显好转，大便稍溏。舌质淡红而暗，苔薄腻微黄，脉弦而滑。复查肝功：血清总胆红素（TBIL）76 μmol/L，血清直接胆红素（DBIL）46.7 μmol/L，谷丙转氨酶（ALT）50 U/L，谷草转氨酶（AST）71 U/L，谷氨酰转肽酶（GGT）1173 U/L，碱性磷酸酶（ALP）306 U/L，总胆汁酸（TBA）38 μmol/L，腺苷脱氨酶（ADA）33.3 U/L。方药调整如下：茵陈 30 g，虎杖 25 g，积雪草 20 g，茯苓 30 g，炒酸枣仁 30 g，徐长卿 25 g，猪苓 15 g，炒白术 18 g，桂枝 6 g，黄芪 18 g，生龙牡各 30 g，路路通 9 g。服药 20 剂后，电话随访，服药后黄疸消退，诸症消失，复查肝功正常。

按语：本案乃酒毒损伤肝脾，湿热内蕴而致胆液泛溢发为黄疸。患者曾在外院用过护肝西药及退黄中药治疗，疗效不佳。考虑久病入络，肝郁脾虚，瘀血内阻，故治疗上除利湿退黄外，应加用疏肝健脾、活血化瘀之品，同时为增疗效，又加入徐长卿、豨莶草、桂枝等"风药"以祛湿通阳、透邪解郁，使邪去郁解、气血调畅，则脾运得复，肝胆疏泄恢复正常。因方证相符，故效如桴鼓。

三、眩晕

医案一：眩晕（高血压）

张某，男，40 岁，干部，2019 年 8 月 5 日初诊。

主诉：间断头晕、耳鸣 6 个月，加重伴遗精、乏力 1 个月。

现病史：患者 6 个月前劳累后出现头晕、耳鸣症状，血压 160/90 mmHg，在当地某医院服中药治疗，血压控制不佳，未规律监测血压；1 个月前因情志不畅上述症状加重，伴遗精、乏力症状，未予正规治疗。今为进一步系统治疗，故来袁老师门诊求诊。现症见：头晕、耳鸣、乏力，失眠多梦，腰膝酸软，遗精，二便无异常。舌质红，舌苔薄黄，脉弦细。血压 170/100 mmHg。

中医诊断：1. 眩晕（肝阳上扰，阴虚内热）；2. 遗精。

西医诊断：1. 高血压 3 级；2. 前列腺炎。

治则：平肝潜阳，滋阴清热。

方药：天麻 9 g，钩藤 12 g，川牛膝 12 g，生地黄 15 g，牡丹皮 12 g，白芍 20 g，山茱萸 30 g，枸杞子 30 g，菟丝子 30 g，黄柏 10 g，丹参 30 g，赤芍 15 g，夜交藤 30 g，炒栀子 10 g，甘草 6 g。

二诊（2019 年 8 月 12 日）：上方服用 7 剂，患者头晕轻，失眠好转，偶有遗精。舌质稍红，舌苔薄，脉弦细。血压 140/85 mmHg。守上方加入生牡蛎 30 g 继服。

三诊（2019 年 8 月 21 日）：上方服用 10 剂。患者再未出现眩晕现象，遗精次数减少，其余症状均有好转，舌质稍暗，舌苔薄，脉弦细。血压降至 140/80 mmHg 以下，嘱其再进 30 剂巩固疗效。

按语：本病属中医学"眩晕""遗精"范畴。本案患者因其过嗜烟酒，多食肥甘，加之工作压力较大，生活起居不规律而致本病。阴血暗耗，肾水亏虚于下，水不涵木，肝阳上扰清空，发为眩晕。治以平肝潜阳，滋阴清热，兼清热安神，用药恰合病机，服之则效，7 剂后则头晕轻，血压仍偏高，加用生牡蛎滋阴潜阳，再服 10 剂，遗精痊愈，血压平稳，诸症消失，加减继服 30 剂巩固疗效。并嘱其慎饮食、戒烟酒、多运动、规律休息。

医案二：眩晕（2 型糖尿病）

赵某，男，52 岁，2019 年 1 月 3 日初诊。

主诉：发现血糖高 2 年，目昏、头晕、心悸半年。

现病史：2 年前体检发现血糖高，诊断为糖尿病，未引起重视。半年前出现左眼底出血，目昏，头晕，心悸，失眠，口黏。血常规检查：空腹血糖 6 ～ 8 mmol/L，餐后 2 小时血糖 8 ～ 10 mmol/L，口干涩，眼黄斑水肿，耳聋、耳鸣，味苦不欲饮，或失忆，白苔，舌淡红，稍黄，脉弦细。

中医诊断：1.眩晕（肝火上炎）；2.眼底出血。

西医诊断：2 型糖尿病合并左眼底出血。

治则：益气养阴，生津止渴。

方药：丹栀逍遥丸加减。柴胡 12 g，白芍 15 g，当归 15 g，牡丹皮 15 g，栀子 15 g，菊花 15 g，枸杞子 15 g，三七 6 g$^{（冲服）}$，丹参 30 g，赤芍 15 g，生地黄 20 g，生龙牡各 30 g，炒枣仁 30 g，远志 12 g，茯苓 15 g，枳壳 15 g，香附 15 g。7 剂，水煎服，每天 1 剂，早晚服。

按语：眼底出血是糖尿病引起的并发症之一，关键要控制好血糖。本案病机为肝郁化火，火炎于眼部，导致眼底出血。方用丹栀逍遥丸加减。方中柴胡、白芍、当归疏肝理气，敛阴养肝；牡丹皮、栀子、菊花、枸杞子清肝明目，清热泻火；丹参活血凉血，除烦安神；炒枣仁、远志、茯苓养心安神，健脾养心；龙骨、牡蛎重镇安神；枳壳、香附疏肝理气。以上诸药合用共同改善患者症状。

医案三：眩晕（高血压）

钱某，男，30 岁，2017 年 11 月 7 日初诊。

主诉：眩晕 10 月余。

现病史：10 月余前出现头胀痛或胸闷，颈强硬，二便可。白苔，舌淡红，脉弦。血压 156/122 mmHg，心率 79 次 / 分钟。

诊断：眩晕（肝阳上亢）。

治则：平肝潜阳，清火熄风。

方药：天麻钩藤饮加减。天麻 15 g，钩藤 30 g，地龙 20 g，牛膝 30 g，丹参 30 g，葛根 45 g，野菊花 15 g，石决明 30 g，珍珠母 30 g，夏枯草 30 g，生龙牡各 30 g，代赭石 30 g，罗布麻 15 g，桑寄生 30 g，黄芩 15 g。7 剂，水煎服，每天 1 剂，早晚服。

二诊（2017 年 12 月 1 日）：7 剂药服用了 14 天，血压 155/99 mmHg 心率 69 次 / 分钟，头胀或胸闷或颈部不适，颈椎响应减，服药便稍稀，每天 2 次。白苔，舌淡红，脉弦。继服 11 月 7 日方加生山楂 30 g，生麦芽 30 g，薏苡仁 30 g。7 剂，水煎服，每天 1 剂，早晚服。

三诊（2017 年 12 月 29 日）：同样 1 剂药服 2 天，血压 150/90 mmg，心率 69 次 / 分钟，服上药症状均减，但胃不适，纳差，嗳气，白苔，舌尖红，脉弦。继服 11 月 7 日方加焦三仙各 15 g，鸡内金 15 g，薏苡仁 30 g。7 剂，水煎服，每天 1 剂，早晚服。

按语：本证病机以阳亢化风上扰为标，肝肾阴虚为本，标急本缓。治宜先标后本，初诊主要平肝息风，清热活血。二诊在治标的同时兼顾根本——滋补肝肾，健脾调胃。方用天麻、钩藤二药为君，均入肝经，并有平肝息风之功效，且天麻有定眩晕之专长。石决明、珍珠母性味咸平，平肝潜阳，除热明目，安神定惊，共为臣药，以助君药平肝息风之功效。配黄芩、夏枯草清热泻火，使肝经之热不致上炎内扰；伍丹参活血凉血，除烦安神，有利于滋阴柔肝，平降肝阳，亦合乎"治风先治血，血行风自灭"之理；再用桑寄生补益肝肾；珍珠母、龙骨、牡蛎、代赭石滋阴潜阳，宁心安神；焦三仙、鸡内金、薏苡仁健脾助运。加有降压作用的罗布麻相须为用；颈强，加葛根解肌发表，生津止渴。诸药合成方，为平肝息风、清热宁神、滋补肝肾、养心健脾之剂，是治疗高血压病肝阳偏亢之良方。

体会：①在临床上，很多高血压患者单服西药，有时候血压控制不良，常常表现出头晕，头痛，失眠，或眼花，或耳鸣，或平素情绪急躁，或面红，或口舌生疮，舌质红，苔薄白，脉细弦等症状，中医诊断为眩晕，证属肝阳上亢、肝风上扰。遇到此类症状者，我们均可用天麻钩藤饮加减治疗，并辨证与辨病相结合，加用其他平肝清热之类药物进行治疗。②天麻钩藤饮是平肝息风的代表方，其制方原理一方面选药以中医理论为指导，另一方面根据药理实验证实具有降压作用。因此，在临床上根据病情选用一些清热平肝、滋阴降火、宁心安神的方药，如夏枯草、黄芩加减等，对治疗高血压病肝阳偏亢之证有较好的指导意义，且能收到较好的疗效。

肺系病证

一、感冒（上呼吸道感染）

魏某，男，68岁，2019年4月22日初诊。

主诉：发热恶寒3天。

现病史：近3天来发热恶寒，微有汗出，咳嗽流涕，肢倦乏力，纳差，晨起眼睑略有浮胀，二便正常。测体温37.6℃，血常规检查：白细胞计数 $4.9\times10^9/L$，中性粒细胞占70%。尿常规检查：无异常。舌质淡红，苔薄白，脉沉细。

中医诊断：感冒（营卫失和）。

西医诊断：上呼吸道感染。

治则：益气固表，调和营卫。

方药：玉屏风散合参苏饮加减。黄芪30 g，党参15 g，防风10 g，桔梗10 g，葛根12 g，茯苓20 g，白术10 g，陈皮10 g，苏叶12 g，前胡12 g，清半夏9 g，鸡内金10 g，甘草6 g。

二诊（2019年4月25日）：上方服3剂，恶寒发热已解，体力渐复，纳食有味，唯有咳嗽吐清痰，上方略有加减：黄芪30 g，炙紫菀15 g，川贝母10 g，防风10 g，白术10 g，陈皮10 g，清半夏9 g，前胡12 g，党参15 g，桔梗10 g，炙冬花10 g，甘草6 g。

三诊（2019年4月30日）：连服5剂，诸症悉平，故停药。嘱患者加强体育锻炼，增强体质。

按语：患者年老气虚之体感触风寒，郁遏卫阳，肌肤失于温煦则发热恶寒，气虚卫外不固则汗出，肺气失宣则咳嗽流涕，肢倦乏力，饮食无味，面部浮胀皆为阳气虚弱、脾运不健、气化不及所致。《黄帝内经》云："形不足者，温之以气"，故用玉屏风散合参苏饮加减益气固表，调和营卫。黄芪味甘性温，能大补三焦而实卫，有汗能止，无汗能发，为玄府御风之关键，补剂中之风药。防风遍行周身，为风药之润剂。白术健脾胃，温分肉，培土以宁风，更合以益气解表、理气化痰之参苏饮，则补中兼发，邪气不至于流连，发中带补，真元不至于耗散。二诊时感冒已愈大半，唯咳嗽吐痰者，肺气未恢复其清肃之职，加炙紫菀、炙冬花、贝母温润化痰，下气止咳，以此共奏益气化痰之功效。

二、喘证

医案一：喘证（哮喘）

张某，男，73 岁，2018 年 12 月 25 日初诊。

主诉：反复咳嗽气喘、咯痰 3 年，再发伴呼吸不畅 2 天。

现病史：患者 3 年前受凉后出现咳嗽卡黄白痰。间断在当地医院服用抗生素等药物治疗。病情时轻时重，与天气及情绪、饮食有关。2 天前受凉后出现咳嗽咯黄痰伴呼吸不顺畅。为求系统治疗，遂到袁老师门诊求治。既往有慢性气管炎病史 30 年，现症见：咳嗽，喉间有哮鸣音，咯痰、痰吐不畅，痰色白黏，活动时呼吸不畅、气喘、纳眠差，小便正常，大便干。胸部 DR 检查显示：右上肺条索状高密度影，心影增大。舌胖大，苔腻，脉濡数。听诊：两肺底可闻及明显湿啰音，右肺明显。

中医诊断：喘证（肺肾亏虚，气机逆乱）。

西医诊断：哮喘。

治则：健脾益肾补肺，止咳纳气平喘。

方药：三子养亲汤合三拗汤加减。麻黄 6 g，生甘草 5 g，地龙 10 g，紫苏子 10 g，杏仁 10 g，瓜蒌皮 10 g，鱼腥草 30 g，莱菔子 30 g，桑白皮 10 g，浙贝母 10 g，茯苓 20 g，白芥子 10 g，山茱萸 10 g，海蛤壳 20 g。

二诊（2019 年 1 月 2 日）：7 剂后复诊，咳嗽咯痰明显减轻，喉间偶有哮鸣音，活动时呼吸不畅、气喘减轻，纳食改善、夜寐欠佳，大便偏干，小便可。去瓜蒌皮、浙贝母，加清半夏 10 g，牛蒡子 15 g，火麻仁 15 g，桃仁 10 g，款冬花 20 g，10 剂。

三诊（2019 年 1 月 13 日）：10 剂后症状大减，遂加减继服 60 余剂，随诊 9 个月，病情稳定，未再出现明显咳喘。

按语：此患者为老年男性，病久肺脾肾俱虚，中焦运化失常，每致停食生湿，湿聚成痰，痰涌气滞，上焦肺失肃降，故见咳嗽喘逆、痰多胸闷、食少脘痞等症。久之导致肾虚不纳气，而现气喘、呼吸不畅。袁老师此次所拟方剂，既有三子养亲汤又有三拗汤。三子养亲汤可降气快膈，化痰消食。三拗汤宣肺解表，止咳平喘。浙贝母、瓜蒌皮、鱼腥草化痰止咳，山茱萸、海蛤壳等补肾纳气平喘。

医案二：喘证（慢性气管炎）

杨某，女，75，郑州人，2017 年 4 月 7 日初诊。

主诉：喘咳、乏力、气短，动则加重 1 周余。

现病史：自述患气管炎 30 年，之前因气管炎肺气肿已住院 20 天，病有好转，近日复发，遂来就诊。现咳喘、气短、白痰，痰多黏稠，手心热即犯病，纳差、胃胀、嗳气，大便不成形，五更泻，每天 2～3 次，大便急；平素乏力、盗汗。舌淡红，苔白厚，脉细。

中医诊断：虚喘（肺脾两虚）。

西医诊断：慢性气管炎。

治则：补益肺脾，养阴生津，温肺化痰。

方药：四君子汤和三子养亲汤和生脉饮加减。党参15 g，炒白术30 g，茯苓30 g，生甘草10 g，紫苏子12 g，白芥子12 g，炒莱菔子18 g，醋五味子12 g，北沙参30 g，麦门冬15 g，陈皮15 g，厚朴15 g，砂仁10 g，枳壳10 g，法半夏12 g，补骨脂15 g，肉豆蔻15 g。以生姜3片，大枣3枚为引。7剂，水煎服，每天1剂，早晚各1次。

二诊（2017年4月14日）：自觉症状明显好转，痰少，乏力均好转，无其他不适感觉，舌淡红，苔白厚，脉细。继服上方7剂，水煎服，每天1剂，早晚各1次。之后又照前方服用，前后服药1月余，半年后随访，状况良好。

按语：患者气管炎30年，咳喘、气短，动则加重，白痰，痰多稠，中医辨证为虚喘；主要症状为纳差、胃胀、嗳气，辨为肺脾气虚证；又根据大便不成形，五更泄泻，可知肺气虚多年，已日久及肾，可少佐补肾药物，又因手心热即犯病，盗汗、脉细等，故兼有气阴两虚证。故以四君子汤健脾益气；三子养亲汤、导痰汤温肺化痰，降气消食；生脉饮加沙参养肺阴。加补骨脂、肉豆蔻温补脾肾，止泻纳气；加砂仁健脾和胃；加枳壳破气，行痰，消积。故以后碰到喘证，属于此证型的可以给与此经验方治疗，疗效显著。

肾系病证

一、水肿

医案一：水肿（泌尿系统感染）

王某，女，26岁，职员，2019年4月1日初诊。

主诉：间发水肿伴尿泡沫多1年余。

现病史：1年前因水肿伴尿泡沫多在当地医院诊断为慢性肾小球肾炎，服中药效不佳。现症见：双下肢中度水肿，纳差，腰痛，便干。血压140/85 mmHg。尿常规检查：尿蛋白（2＋），红细胞（一）。肝肾功正常。舌质淡黯，舌苔薄黄，脉沉细。

中医诊断：水肿（脾肾两虚）。

西医诊断：泌尿系统感染。

治则：健脾利水，补肾活瘀。

方药：黄芪 30 g，党参 15 g，生山药 20 g，茯苓皮 30 g，泽泻 15 g，莲子肉 20 g，芡实 20 g，丹参 20 g，鸡血藤 30 g，枸杞子 30 g，补骨脂 15 g，续断 15 g，肉苁蓉 30 g，厚朴 12 g，白茅根 30 g。

二诊（2019 年 4 月 10 日）：上方服 6 剂。舌质淡红，舌苔薄润，脉沉细，双下肢水肿消退，近 2 天口干，尿热、尿急、尿痛。尿常规检查：尿蛋白（－），白细胞（2＋）。阴虚湿热，下注膀胱，治以滋阴清化湿热。调整方药：生地黄 15 g，牡丹皮 12 g，金银花 30 g，蒲公英 30 g，白花蛇舌草 30 g，鱼腥草 20 g，土茯苓 20 g，薏苡仁 20 g，黄柏 12 g，竹叶 15 g，香附 12 g，石韦 30 g，甘草 6 g。20 剂，水煎服。

三诊（2019 年 4 月 29 日）：上方服 10 剂时已无尿热痛，舌淡红，苔薄，脉沉细。尿常规检查：尿蛋白微量，白细胞（－），红细胞（－），上皮细胞（2＋）。血压 120/70 mmHg。白带多。上方加苦参 10 g。守方服 1 周后，尿常规检查尿蛋白转阴，余症均除。

按语：本案患者发病 1 年余，水肿为其主要症状，因此水肿之辨证为本病治疗之关键，正如《黄帝内经》所云："诸湿肿满，皆属于脾。"脾为先天之本，主司运化水谷精微，脾弱则水湿失于运化，不能转输，渐成水湿停聚于体内；又如《华氏中藏经》所言："肾者人之本也，肾气壮则水还于海，肾虚则水散于皮。"肾为先天之根，主藏精，主水液，若肾脏受邪日久，气化失常则水湿内停，失于封藏则精微暗泄。辨证明确，用药得当，水肿消退，其效自彰。后该患者又发生尿路感染，辨以阴虚湿热，下注膀胱所致，急则治其标，给予滋阴清化湿热之治，湿热去而未伤阴，再缓图其本。

医案二：消渴病水肿（糖尿病肾病）

司某，男，69 岁，2018 年 5 月 10 日初诊。

主诉：反复颜面及双下肢水肿、尿少 2 个月。

现病史：患者 2 个月前无明显诱因出现颜面及双下肢水肿，尿量进行性减少，服用利尿剂后肿势消退，停药后又肿甚。外院检查肾功能：肌酐 243 μmol/L。尿常规检查尿蛋白（2＋）。现症见：神疲乏力，眼睑及双下肢水肿，腰膝酸软，纳少腹胀，畏寒肢冷，夜尿 4～5 次，大便稀溏。查体：体重 66 kg，血压 160/80 mmHg，面色萎黄，双下肢重度水肿。舌质淡胖边有齿痕、苔薄白腻，脉沉细。

中医诊断：消渴病水肿（脾肾阳虚，湿浊内蕴）。

西医诊断：糖尿病肾病。

治则：温肾健脾，化湿泄浊。

方药：生黄芪 30 g，炒白术 15 g，猪苓 15 g，茯苓 15 g，苍术 15 g，芡实 12 g，仙茅 12 g，威灵仙 12 g，金樱子 12 g，当归 9 g，陈皮 9 g，制附子 9 g^{（先煎）}，砂仁 3 g^{（后下）}。7 剂。

二诊（2018 年 5 月 17 日）：药后排尿次数及尿量均增多，颜面、上肢肿已消，下肢肿势减轻。纳谷不馨，时有恶心。查体：体重 64 kg，血压 120/60 mmHg，双下肢压迹（＋），苔黄腻。上方去砂仁，加藿香、佩兰、姜半夏、姜竹茹各 9 g。14 剂。

三诊（2018 年 6 月 2 日）：下肢微肿，无恶心，纳食渐开，腰酸乏力依旧，夜尿 2～3 次，大便调。查体：体重 64 kg，血压 120/70 mmHg，双下肢压迹（±），舌质淡胖边有齿痕、苔薄白腻，脉沉细。仍以原法方药：生黄芪 30 g，炒白术、苍术、猪苓、茯苓、仙茅、淫羊藿、山茱萸、熟地黄各 12 g，当归、陈皮、附子各 9 g，砂仁 3 g^{（后下）}，山药 15 g，姜半夏 9 g。14 剂。

四诊（2018 年 6 月 15 日）：双下肢无肿，腰酸乏力好转，胃纳平，大便调，夜尿 1～2 次。复查肾功能：肌酐 197 μmol/L，尿素氮 6.8 mmol/L，血糖 6 mmol/L。尿常规检查：尿蛋白（一）。查体：体重 62.5 kg，血压 130/75 mmHg，双下肢压迹（一），舌质淡胖边有齿痕、苔薄白，脉细。上方去猪苓，14 剂。

按语：中医古文献并无糖尿病肾病确切的病名记载，但古籍中所载的消渴继发水肿、腰痛、胀满、尿浊、关格等病证皆属此病范畴。隋代巢元方《诸病源候论·消渴门》中有"消渴之久，变成痈疽或成水疾"的论述。目前认为，糖尿病肾病的形成多因先天禀赋不足，五脏柔弱虚损，过食肥甘厚味，或因情志所伤，房劳过度，精气俱亏所致。在病机上，多由于阴津亏损，燥热偏盛，主要涉及肺、脾、肾三脏，后期可导致阳虚或阴阳两虚，以肾为主。本案以温肾健脾，化湿泄浊为治则，取效满意。

医案三：消渴病水肿（糖尿病合并急性肾小球肾炎）

刘某，男，55 岁，2019 年 2 月 14 日初诊。

主诉：双下肢水肿 2 年。

现病史：2 年前受凉后出现腰酸困，怕冷，双下肢水肿，至某中医院就诊，服中药治疗，症状缓解，近日又感腰困加重。现症见：腰酸困，怕冷，乏力，饮食正常，入眠佳，小便泡沫多，大便不畅，双下肢水肿。腰部无叩击痛。患 2 型糖尿病 2 年，平素服用二甲双胍片，血糖控制可。血压 110/90 mmHg。血常规检查：肝肾功能、血脂均在正常范围。尿常规检查：尿蛋白（2＋），红细胞 0～3/Hp，白细胞 0～1/Hp，黏液丝（＋）。舌暗红，苔薄白，脉沉细。

中医诊断：消渴病水肿（肾阳不足，瘀血阻滞）。

西医诊断：1.2 型糖尿病；2.慢性肾小球肾炎。

治则：温肾活瘀利水。

方药：真武汤加味。白术 12 g，白芍 15 g，制附子 9 g，茯苓皮 30 g，淫羊藿 15 g，仙茅 9 g，枸杞子 20 g，菟丝子 30 g，覆盆子 30 g，补骨脂 15 g，丹参 20 g，鸡血藤 30 g，白茅根 30 g，生姜 3 片。

二诊（2019 年 3 月 14 日）：上方服 20 剂。尿常规检查：尿蛋白微量。腰酸困及乏力症状缓解，下肢水肿减轻，怕冷，大便每天行 1～2 次。守上方加巴戟天 20 g。

三诊（2019 年 4 月 26 日）：因感冒数天病情又复发，怕冷，腰痛，食欲缺乏。尿常规检查：尿蛋白（2＋），颗粒管型 0～2/Hp。舌质淡，舌苔薄润，脉沉细。乃卫气不固，肾阳亏虚。拟用益气固表、温肾活瘀的玉屏风散加味：防风 10 g，黄芪 30 g，白术 15 g，当归 15 g，山茱萸 30 g，枸杞子 30 g，菟丝子 30 g，覆盆子 30 g，丹参 20 g，鸡血藤 30 g，淫羊藿 15 g，仙茅 9 g，金樱子 30 g，桑椹 30 g，巴戟天 20 g，制附子 9 g，甘草 6 g。

四诊（2019 年 5 月 6 日）：上方服 10 剂。尿常规检查：红细胞 0～1/Hp，尿蛋白转阴。水肿消退，诸症均愈。继服 30 剂以防复发。追踪观察 1 年，体健，病情稳定。

按语：本案患者本有消渴之患，病始于外感，脾肾虚损为发病之本因，然外感对于本病的发生、发展甚则预后都有密切的关联，临证切不能忽视。《素问·气厥论》云："肺移寒于肾，为涌水。"分析此因寒湿袭肺，日久则损肾阳，命门之火衰少，则不能温煦水气，三焦决渎受阻，则发水肿，肾体受损，肾用失司则发腰痛，故本病主治在于温肾活瘀。运用真武汤加淫羊藿、仙茅、巴戟天、丹参、鸡血藤等温肾活瘀，祛寒湿药。症状缓解，尿蛋白消退。20 天后感冒后病情复发，认为患者是卫阳不足，体虚感冒，方用玉屏风散固护卫气，兼以活血固肾之品，温肾化气，以使三焦水气血瘀通畅而水肿消，肾命之火充足而寒湿去，腰痛减，诸症轻。并叮嘱患者切切注意法防寒保暖，增强体质，避免外感风寒邪气而使病情复发。

二、淋证

医案一：热淋（急性尿路感染）

王某，女，27 岁，职工，2018 年 12 月 20 日初诊。

主诉：尿频、尿急、尿痛 1 天。

现病史：患者 1 天前劳累后出现尿频、尿急、尿痛伴发热、腰痛，在河南省中医院检查：尿常规：白细胞（3＋），尿蛋白（＋），潜血（3＋）；镜下：白细胞 848/μL，红细胞 1 007/μL，细菌 1 039.8/μL。予左氧氟沙星、头孢哌酮舒巴坦钠注射治疗，症状稍有好转。今天尿频、尿急、尿痛突然加重，尿量减少，尿色鲜红，为求系统治疗来诊。现症见：尿频、尿急、尿痛、肉眼血尿、发热、腰部刺痛。舌质红，苔薄黄，脉细涩。尿常规检查：白细胞（3＋），尿蛋白（＋），潜血（3＋）；镜下：白细胞848/μL，红细胞1 007/μL、细菌1 039.8/μL，

中医诊断：热淋病（肾虚血瘀）。

西医诊断：急性尿路感染。

治则：补肾滋阴，清热通淋。

方药：生地黄连栀汤加减。生地黄20 g，栀子10 g，黄连9 g，赤芍12 g，丹参30 g，牡丹皮12 g，白茅根30 g，蒲公英30 g，墨旱莲30 g，石韦30 g，枸杞子30 g，山茱萸30 g，土茯苓20 g，车前草10 g，瞿麦10 g，滑石9 g。7剂，水煎服。

二诊（2018年12月27日）：7剂后复诊。患者尿频、尿急、尿痛稍减轻，腰部刺痛，时有胸闷、乏力、头晕、食欲差，夜寐不安，大便干。舌质红，苔薄黄，脉细涩。血压120/70 mmHg，体温37 ℃。血常规检查：白细胞计数11.72×10⁹/L，红细胞计数5.04×10¹²/L，血红蛋白160 g/L，中性粒细胞69.3%。尿常规检查：白细胞209/μL，细菌195/μL，白细胞（3＋），尿蛋白（－）；双肾超声未见明显异常。上方加卷柏、黄柏各20 g。7剂。鼓励患者多饮水勤排尿，勿憋尿，注意外阴卫生。

三诊（2019年1月3日）：7剂后复诊。患者体温最高36.8 ℃，尿频、无尿急、尿痛，乏力明显，时有下肢抽掣痛，夜间发作明显；食欲好转，夜寐欠安，大便正常。舌质暗淡，苔薄黄，脉细涩。血压110/70 mmHg。尿常规检查：白细胞（－），细菌3/μL，白细胞（－），尿蛋白（－）；嘱患者多饮水勤排尿，切勿憋尿注意外阴部清洁。守原方，10剂巩固。

随访2个月，病情无反复。

按语：热淋属于中医的"淋证"范畴，其中包括现代医学的急慢性前列腺炎、急慢性肾盂肾炎、膀胱炎、尿道炎等疾患。多因恣食辛热、肥甘；或酗酒太过，酿成湿热；或感受暑邪未及时清解，而导致湿热注于下焦；或下阴不洁，秽浊之邪侵入下焦，酿成湿热，或风热风寒之邪乘虚袭表，太阳经气先病，引动膀胱湿热之邪，邪气充斥于足太阳经和腑；或因心火亢盛，下移小肠。以上诸因皆可导致湿热蕴结下焦，膀胱气化不利，发生热淋。古有云："热伤阳络清窍出血，热伤阴络血从下溢"。此患者乃属秽浊污垢之邪，侵及膀胱，入里化热，热伤肾阴，遂发腰痛、尿血等症。方用生地黄、栀子、黄连清热凉血；瞿麦、滑石清热通淋；墨旱莲、枸杞子、山茱萸滋肾阴；全方重于清热通淋，同时补肾滋阴，能较好地发挥综合疗效。

医案二：血淋（急性肾盂肾炎）

周某，女，46岁，2017年3月2日初诊。

主诉：反复肉眼血尿2年，再发伴尿急、尿频、尿痛2小时。

现病史：患者2年前食用辛辣食物后出现尿血、腰痛，在当地医院经治疗后缓解，之后常反复发作眼血尿，与劳累及饮食相关。2小时前无明显诱因再次出现肉眼血尿，来诊。现症见：尿色鲜红，小便频数，尿频、尿急、尿痛。尿常规检查：潜血（3＋），镜下红细胞280/μL。舌红苔薄，脉细数。

中医诊断：血淋（下焦瘀热）。

西医诊断：急性肾盂肾炎。

治则：凉血止血，利水通淋。

方药：十灰散加减。小蓟、白茅根、生侧柏、生地黄榆、仙鹤草各30g，炒蒲黄、藕节炭、麦门冬、黄芩、滑石各10g，生地黄、茜草各15g。7剂，水煎，每天1剂，分2次服。

二诊（2017年3月10日）：服用3剂后肉眼血尿消失，尿频、尿痛缓解，小便时尿道灼热，加忍冬藤15g、冬葵子20g，继服7剂。

三诊（2017年3月17日）：尿常规检查：潜血（＋），红细胞55/μL。腰酸加补骨脂30g、淫羊藿15g，继服14剂。

四诊（2017年3月31日）：尿常规检查：潜血（±），红细胞10/μL。前方加减再服20余剂后，尿常规检查（－）。随访半年未复发。

按语：淋证发病多为膀胱湿热，病位在肾与膀胱，久病致瘀。引起该病的因素有饮食不节、外阴不洁、喜怒失常、房劳过度，而使"虚实不调，脏腑不和，致肾虚膀胱热，肾虚则小便数，膀胱热则小便涩，数而且涩，则淋沥不宣"。辨为下焦瘀热证，治宜凉血止血，利水通淋。则效如桴鼓。

医案三：石淋（肾结石）

沈某，女，38岁，2019年6月6日初诊。

主诉：间断左侧腰痛5个月，加重伴尿频、尿急3天。

现病史：患者5个月前劳累后出现左侧腰痛，未予重视。之后每当劳累、饮食不慎均可出现腰痛。3天前，进食辛辣食物之后出现左侧腰痛加重伴尿频、尿急。为求系统诊治，到袁老师门诊。现症见：左侧腰痛、腰酸、尿频、尿急。纳可，大便每天1次，质黏臭秽，舌胖偏红，苔腻，脉细弱。彩超检查显示：左肾积水，左肾结石，有1年尿路感染病史。

中医诊断：石淋（湿热下注，气机不利）。

西医诊断：肾结石。

治则：清热祛湿，通淋排石。

方药：萹蓄 15 g，六一散 15 g，薏苡仁 30 g，川牛膝 20 g，瞿麦 30 g，炒苍术 20 g，浙贝母 10 g，白花蛇舌草 30 g，石韦 30 g，蒲公英 30 g，桃仁 10 g，金钱草 30 g。7 剂，水煎服，每天 1 剂。

二诊（2019 年 6 月 13 日）：7 剂后复诊，腰痛、腰酸均减轻，尿频明显减轻，尿急消失。纳可，大便质黏臭秽轻微减轻。上方去浙贝母，加黄连 10 g、白茅根 30 g、黄柏 15 g。

三诊（2019 年 6 月 24 日）：10 剂后复诊，腰痛、腰酸明显减轻，尿频、尿急完全消失。纳可，大便顺畅，夜梦多。上方去蒲公英、桃仁，加酸枣仁 30 g、夜交藤 20 g。7 剂后诸症皆消，继服 30 余剂，复查泌尿系统彩超，显示积水消失，随诊半年，病情稳定。

按语：泌尿系统结石素有"留者攻之，坚者削之，积者行之，结者散之"和"诸淋家不可发汗"的见解。随着人们治疗泌尿系统结石的研究不断深入和发展，治疗方面也增加了不少新的内容，主要有清热利湿排法、壮腰健肾法、温肾利水法、益气法、养阴法、理气行滞法、活血化瘀法、缓急止痛法和针灸疗法等。清热利湿法以清热祛湿通淋排石为主，采用八正散加减治疗本病，获效满意。

杂　病

一、癔症（神经官能症）

张某，女，16 岁，2017 年 5 月 17 日初诊。

主诉：口渴多饮 7 个月。

现病史：患者 7 个月前与同学生气后出现口渴多饮，在当地医院检查血糖、尿糖均正常，后症状持续不减，经人介绍求治于袁师门诊。现症见：口渴多饮，口干口苦、视物不清，乏力，胸闷，心悸，纳眠欠佳，大便干，小便较平时减少。

中医诊断：癔症（肝失条达，气阴两亏，精血不足）。

西医诊断：神经官能症。

治则：清热益气，养阴生津。

方药：黄芪 30 g，川芎 10 g，麦门冬 10 g，怀山药 15 g，五味子 10 g，玄参 12 g，乌梅肉 4 g，葛根 15 g，天花粉 12 g，山茱萸 12 g，桑螵蛸 10 g，远志

10 g，何首乌 15 g，茯苓 10 g，生地黄 12 g，柴胡 9 g，郁金 10 g。

二诊（2017 年 5 月 25 日）：前方服 7 剂后，烦渴解，尿增多，饮食如常，夜寐转佳，前方加减继服 10 剂，诸症皆消。

按语：患者与同学吵架后出现诸症，辨证为肝失条达，精血不足，阴虚火旺、灼伤津液，热灼肺阴，烦渴多饮；脾胃蕴热，消谷善饥；肝阴不足，头晕目眩；肾阴亏耗，小便频多。综观脉证，气阴两亏，精血不足，三消具备，五脏皆损，证候复杂，拟用益气阴、滋肝肾、补心脾法以治，获效良益。

二、痤疮

张某，女，20 岁，2018 年 3 月 11 日初诊。

主诉：面部痤疮 1 个月。

现病史：1 个月前面部出现痤疮，额头部居多，如黄豆大小，伴痒疼，痛经，今为求中医治疗，来我院就诊。患者形体偏胖，面色黄，纳眠可，二便可，舌暗，苔黄腻，脉滑。

中医诊断：痤疮（肺胃热盛）。

西医诊断：痤疮。

治则：清热活血。

方药：金银花 20 g，蒲公英 30 g，连翘 15 g，生薏苡仁 45 g，当归 12 g，桃仁 15 g，红花 15 g，赤芍 15 g，川芎 12 g，三棱、莪术各 15 g，生地黄 20 g，山药 30 g，防风 12 g，枇杷叶 15 g，甘草 6 g，生姜 5 片、大枣 3 枚为引。

二诊（2018 年 3 月 18 日）：服前方 7 剂后症状明显好转，痤疮减少，但仍有发痒，纳眠可，小便可，大便不畅，舌暗，苔黄，脉细。在前方基础上去生薏苡仁，加用白鲜皮 20 g、地肤子 20 g。

三诊（2018 年 3 月 26 日）：上方服用 7 剂后痤疮基本消失，但仍有大便不畅，在二诊方药基础上加用白术 45 g，7 剂后痊愈。

按语：本案患者痤疮，体型偏胖，结合舌脉诊断为肺胃热盛证，给予清热活血之剂。热去脉通则疼痛即消，患者有发痒症状，给予防风、地肤子、白鲜皮等以祛风止痒。患者大便不畅加用白术，效果较好。白术在调节肠道中有双向调节作用，大便不畅时可用到 45 ～ 60 g。

三、蛇串疮（带状疱疹）

张某，男，50 岁，2019 年 4 月 25 日初诊。

主诉：左侧胸前黄豆大小的丘疹伴疼痛 3 天。

现病史：3 天前左侧胸前出现粟粒至黄豆大小的丘疹，伴局部灼热疼痛，今为求中医治疗，来我院就诊。患者形体适中，面色黄，纳眠可，二便可，舌暗，苔黄，脉沉。

中医诊断：蛇串疮（热毒血瘀）。

西医诊断：带状疱疹。

治则：清热解毒，活血化瘀。

方药：金银花 20 g，蒲公英 20 g，连翘 15 g，赤芍 20 g，紫花地丁 15 g，黄连 15 g，黄柏 15 g，白花蛇舌草 15 g，半枝莲 15 g，香附 30 g，三棱、莪术各 15 g，郁金 15 g，白芷 15 g，五灵脂 15 g，甘草 6 g。

二诊（2019 年 5 月 2 日）：服前方 7 剂后症状明显好转，疱疹结痂，热痛减轻，伴指端发凉，纳眠可，小便可，便溏，舌暗，苔薄，脉涩。治则：活血、化瘀、通络。方药：黄芪 30 g，桂枝 12 g，莪术 20 g，香附 30 g，乌梢蛇 10 g，全虫 10 g，蜈蚣 2 条，苍术 20 g，郁金 15 g，制乳没各 10 g，延胡索 15 g，五灵脂 15 g，赤芍 15 g，葛根 30 g，薏苡仁 30 g，金银花 15 g，蒲公英 15 g，甘草 6 g。7 剂后痊愈。

按语：本案患者诊断为蛇串疮（带状疱疹）。疱疹初期为热毒壅盛，治疗以清热解毒为主，佐以活血化瘀；后期结痂，以血瘀阻络为主，治疗以活血化瘀通络为主，佐以清热解毒。在后期活血化瘀时，可加用虫类制剂，增强疗效。

四、不安腿（不安腿综合征）

徐某，男，35 岁，2019 年 1 月 5 日初诊。

主诉：双下肢不适 1 周，夜间加重，活动后减轻。1 周前出现双下肢酸困不适，无处安放，夜间入睡时加重，需来回走动才能缓解，影响睡眠，为求中医治疗，来我院门诊就诊。现双下肢酸困不适，来回走动后缓解，烦躁，腰部酸疼，纳眠可，二便调，舌红少苔，脉细。

中医诊断：不安腿（肝肾亏虚）。

西医诊断：不安腿综合征。

治则：补益肝肾，养血柔筋。

方药：熟地黄 30 g，山药 20 g，山茱萸 15 g，茯苓 15 g，牡丹皮 15 g，泽泻 15 g，川牛膝 30 g，木瓜 30 g，桂枝 12 g，白芍 15 g，续断 15 g，甘草 12 g。7 剂。

二诊（2019 年 1 月 12 日）：服前方 7 剂后双下肢不适症状明显好转，腰痛减轻，恶心，舌红少苔，脉细。前方加陈皮 15 g，枳实 15 g，姜半夏 12 g，7 剂。

三诊（2019 年 1 月 20 日）：双下肢不适、腰痛症状基本消失，无恶心。给予六味地黄丸巩固治疗。

按语：不安腿综合征目前病因尚不明确，中医治疗重在辨证。本案患者不安腿，伴有腰部酸痛、烦躁等，结合舌脉，辨证为肝肾亏虚证，治疗以补益肝肾为主，加以白芍、木瓜养阴柔筋。二诊中出现恶心，给予陈皮、枳实、半夏以理气止恶。辨证准确，才能事半功倍。

五、脱发

贺某，男，40岁，2019年4月13日初诊。

主诉：脱发4个月。

现病史：近4个月来，因工作繁忙，思想压力大，夜不能眠，头发日渐脱落，短而稀少，面黄欠润，头昏便秘，尿量正常，舌质偏红，舌苔薄黄，脉沉细数。

中医诊断：脱发（肝肾亏虚，血不荣发）。

西医诊断：脱发。

治则：益肝肾，补气血。

方药：熟地黄15 g，当归10 g，枸杞子15 g，女贞子15 g，党参10 g，黑芝麻10 g，何首乌20 g，白芍15 g，侧柏叶10 g，酸枣仁20 g，黄芪15 g，墨旱莲15 g，砂仁6 g（后下）。

二诊（2019年4月29日）：连服15剂，脱发逐渐停止，面色红润，睡眠好转，纳香，二便正常，药既有效，守方治疗。

三诊（2019年5月31日）：间服上方30剂，精神振奋，新发长出。嘱患者劳逸结合，忌食辛辣油腻之物，常食黑芝麻。

按语：《黄帝内经》云："发乃血之余，血枯脱落者，血不足也"；《诸病源候论》亦云："血盛则带于发，故发美；若血气衰弱，不能荣润，故发秃落"。人身毛发为精血所化，精血充足则毛发浓密光泽，精血亏少则毛发枯槁稀疏。五脏中肝藏血，肾藏精，而脾胃为气血生化之源，故脱发与肝、脾、肾三脏密切相关。患者因操劳过甚，精血暗耗，精血亏虚，不能荣养发肤则头发日渐枯槁稀疏，面黄失润。"脑为髓之海"，精血衰少，脑窍失充则头昏不清，肠道少濡则便干难解。舌红苔薄黄，脉沉细数皆为肝肾不足之象，故治疗宜益肝肾，补气血为法。熟地黄、何首乌、枸杞子、二至、黑芝麻、白芍、酸枣仁、当归大补肝肾精血；又以黄芪、党参补脾胃，先天得后天之助方能生化无穷，泉源不竭，又恐大剂甘温之品壅滞脾胃，用砂仁行气开壅；侧柏叶清热，以此共奏益肝脾肾，方才新发渐生。

六、湿疮（湿疹）

张某，男，9岁，以全身皮肤瘙痒、起湿疹3天为主诉前来就诊，平时疲倦乏力，易困，没精神，大便溏，每天 1 ～ 2 次，头发左前侧有一撮白发，舌质淡红，苔白，脉细数。

诊断：湿疮（血虚风燥脾虚）。

治则：健脾益气，养血祛风。

方药：四物消风汤加减。黄芪 30 g，生地黄 15 g，当归 12 g，赤芍 12 g，荆芥 12 g，防风 12 g，徐长卿 15 g，白鲜皮 20 g，白蒺藜 20 g，制首乌 15 g，蜂房 12 g，焦山楂 15 g，炒麦芽 15 g，炒神曲 15 g，地肤子 12 g，蛇床子 12 g，薏苡仁 30 g，蝉蜕 10 g。7 剂，水煎服，每天 1 剂，早晚各 1 次。

二诊（2017 年 5 月 30 日）：湿疹已全部消失，皮肤瘙痒已止，建议之后服用防风通圣丸，按照说明服用即可。

按语：根据患者皮肤瘙痒、起湿疹，辨证为血虚风燥型湿疹，又因平时疲倦乏力，易困，没精神，大便溏，可辨证为伴脾虚湿盛。故给予四物消风汤，养血祛风，遵循"治风先治血，血行风自灭"的原则。以补血的四物汤为基础方，加入祛风的荆芥、白鲜皮、防风；加徐长卿、蜂房祛风止痛；加白蒺藜、制首乌滋补肝肾，补精血，配合上面的黄芪四物，补气活血；加焦山楂，健脾消食；合薏苡仁加强其健脾功效，清热祛湿；加地肤子、蛇床子，加强其祛风止痒的效果；同时配上蝉蜕，解表透疹。故本方效果良好，一次而愈，继续服用防风通圣丸巩固治疗。

七、梅核气

魏某，男，48 岁，郑州人，2017 年 7 月 18 日初诊。

现病史：患者以咽部异物感伴 5 ～ 6 年为主诉，前来就诊，咽部异物感，咳之不出，咽之不下，自觉喉中有痰，饮食正常，二便正常。舌质淡红，苔薄白，脉弦细。

中医诊断：梅核气。

治则：行气散结，燥湿豁痰。

方药：半夏厚朴汤合导痰汤加减。陈皮 15 g，姜半夏 12 g，茯苓 15 g，甘草 12 g，枳实 15 g，厚朴 15 g，紫苏子 12 g，桔梗 15 g，砂仁 10 g，龙胆草 12 g，海浮石 15 g，以 3 片生姜和 3 个大枣为引。7 剂，水煎服，每天 1 剂，早晚各 1 次。

二诊（2017 年 7 月 25 日）：咽部异物感仍有，大便每天 2 次，不成形。继续前方加白芥子 12 g、炒白术 15 g，以 3 片生姜和 3 个大枣为引。6 剂，水煎服，每天 1 剂，早晚各 1 次。

三诊（2017 年 8 月 1 日）：咽部异物感止，大便正常，咳白痰，质稀，继服 7 月 25 日方，加炒莱菔子 15 g。6 剂，开水冲服，每天 1 剂，早晚各 1 次。

四诊（2017 年 8 月 8 日）：异物感完全消失，痰基本消失。继服用 8 月 1 日方，巩固治疗。6 剂，开水冲服，每天 1 剂，早晚各 1 次。

按语：本证西医称慢性咽炎，中医为梅核气。多指因情志不遂，肝气郁滞，痰气互结，停聚于咽所致。故给予治疗梅核气的经典方半夏厚朴汤，行气散结、降逆化痰，同时合导痰汤，燥湿豁痰、行气开郁。之后加用桔梗、紫苏子一宣一降理气化痰；海浮石清肺化痰；砂仁温脾化湿；龙胆草清热祛湿，疏肝理气。因效果不佳，再加用白芥子，可消皮里膜外之痰，效果极好，又因大便不成形，加炒白术，最后加莱菔子，降气化痰。总之全方以理气化痰为主，加白芥子后，效力明显。

八、面游风

刘某，男，48 岁，2018 年 3 月 2 日初诊。

现病史：头面部和胸背部豆大黑色疹点 3 ～ 4 个，头部较多，无黄脓水，胸背部较少，疹退后留有黑斑，平时大便成形或不成形，易口干口苦。嗜食肥甘厚味，有烟酒病史，面部发油。

诊断：面游风（肝胆湿热）。

治则：清泻肝胆实火，清利肝经湿热。

方药：龙胆泻肝汤合四妙散加减。龙胆草 12 g，栀子 15 g，黄芩 15 g，柴胡 12 g，生地黄 15 g，车前子 15 g，泽泻 15 g，木通 10 g，甘草 10 g，当归 12 g，苍术 15 g，黄柏 12 g，薏苡仁 30 g，蒲公英 30 g，滑石 30 g。5 剂，水煎服，每天 1 剂，早晚服。

之后电话随访患者效果良好，黑色疹点未再出，头部胀感已消失。故又开 7 剂，巩固治疗。

按语：患者平时嗜食肥甘厚味，有烟酒病史，面部发油，可以判断患者湿热较重，故给予四妙散加减，以清热利湿为主，但因疹子是以头面部较多，下部没有，故可以去掉引经下行的牛膝，又因口干口苦，判断肝胆湿热较重，故给予龙胆泻肝汤，清泻肝胆实火，清利肝胆湿热。加蒲公英清热解毒，利尿散结；加滑石清热利尿通淋，加强其利湿效果，使湿热从小便出。全方泻中有补，利中有滋，降中寓升，祛邪不伤正，泻火不伤胃。

本病为皮肤科的面游风，但是也未全按其治法治疗，而是主要还是根据患者的体质用药，但是效果很好，可见中医辨证论治的重要性。

九、牙痛

张某，女，40 岁，2018 年 2 月 28 日初诊。

现病史：以牙痛为主诉就诊。现症见：右下侧牙痛月余，窜疼，遇冷热刺激均疼痛甚，可波及右侧面部及耳后，眠差，多梦，腰疼，面起痤疮，月经错后半月，昨天来潮，血糖偏高。苔白舌暗红，右下牙齿龈红肿（土），牙痛（土），脉弦滑。

诊断：牙痛（火邪上犯）。

治则：滋阴清热降火，祛风通络止疼。

方药：生地黄、熟地黄各 30 g，木瓜 30 g，怀牛膝 30 g，川芎 25 g，荜茇 15 g，川乌 12 g^{（先煎）}，狗脊 30 g，生石膏 30 g，知母 15 g，酸枣仁 30 g，甘草 6 g。4 剂，水煎服，每天 1 剂。

2018 年 3 月 21 日随访，服上药后 1 剂后，牙痛即止。

按语：根据患者情况，可以辨证为牙痛，中医多分为风热牙疼、胃火牙疼及阴虚火旺型牙痛 3 种，又因患者牙疼日久，兼顾有腰疼，多为虚实夹杂，袁老师根据自己多年的临床经验，从多个方面考虑，综合治疗，效果良好。其中生地黄、熟地黄、木瓜、怀牛膝滋阴降火；狗脊祛风湿，补肝肾，止疼；加生石膏、知母清降胃火；加川芎、荜茇、川乌祛风，通络，止疼；睡眠不好，外加酸枣仁，养心安神。经治疗后，牙疼止，其睡眠自然好转。此方一剂即愈，效果良好，临床可根据分型调整用量。

十、脏躁

陈某，女，39 岁，2016 年 12 月 16 日初诊。

现病史：患者心烦急躁失眠 1 年余，易醒，再入睡难，胸闷太息，或胸疼，经前乳胀痛，月经前上述症状加重，乏力，没精神，欲哭，憋屈，口乏味，大便不畅，解不净。舌质暗，白苔，脉弦细。末次月经 2016 年 11 月 23 日。

诊断：脏躁。

治则：滋阴降火，平肝清心安神。

方药：百合地黄汤合逍遥散甘麦大枣汤合酸枣仁汤加减。百合 30 g，当归 15 g，白芍 15 g，柴胡 12 g，生白术 45 g，甘草 15 g，枳壳 15 g，肉苁蓉 15 g，茯苓 15 g，醋香附 15 g，薄荷 3 g，炒栀子 12 g，牡丹皮 12 g，浮小麦 40 g，青陈皮各 15 g，炒枣仁 30 g，远志 12 g，生龙牡各 30 g，合欢花 15 g，夜交藤 30 g，益母草 30 g，大枣 8 枚。6 剂，水煎服。

二诊（2016 年 12 月 30 日）：患者服上方后心烦急躁减轻，睡眠改善，昨天腰痛，腿凉，末次月经为 2016 年 12 月 24 日。调整方药：百合 30 g，当归 15 g，白芍 15 g，柴胡 12 g，生白术 45 g，甘草 15 g，枳壳 15 g，茯苓 15 g，薄荷 3 g，醋香附 30 g，牡丹皮 12 g，炒栀子 12 g，浮小麦 40 g，青陈皮各 15 g，炒枣仁 30 g，远志 12 g，合欢花 15 g，生龙牡各 30 g，夜交藤 30 g，大枣 8 枚。6 剂，水煎服。

按语：根据患者描述，本病属中医脏躁，现症状主要是肝郁气滞、心肺阴虚，给予百合地黄汤合逍遥散合甘麦大枣汤合酸枣仁汤加减，疏肝开郁，滋养心肺。加青皮、陈皮，疏肝理气化痰；加合欢花、夜交藤，疏肝解郁，养心安神，患者反映效果良好。袁老师临床遇到脏躁的患者也常用百合汤合逍遥散，以逍遥散疏其肝郁，而郁火不生，以百合汤滋其心肺而虚热能退。《本草正义》云："百合乃甘寒、滑利之品，能清泄肺胃之热而通调水道，导泄郁热。"《中药大辞典》谓其能治"病后余热未清，湿烦惊悸，神志恍惚"。可见此方中百合地黄汤用得恰到好处，故今后再遇此类患者，可首选用之。

十一、瘿病

王某，女，30 岁，2018 年 3 月 30 日初诊。

现病史：患者行经前颈前喉结两旁微疼 3 月余，月经错后 10 天半月，有血块，量少，色可，经前乳房胀痛，心烦急躁，经期无腹痛。末次月经为 2 月 14 日，此次月经为 3 月 28 日，后错 2 周，平素倦怠、乏力。舌质淡红，苔薄白，脉沉无力。

B 超检查显示：甲状腺双侧叶实质光点粗大，甲状腺囊肿 4.8 mm×4.6 mm，促甲状腺激素（TSH）9.27 U/mL，抗甲状腺过氧化物酶抗体 201.8 U/mL，抗甲状腺球蛋白抗体 332.46 U/mL，总甲状腺素 42.6 ng/L，乙肝表面抗体（＋），嘱咐左甲状腺素钠片（优甲乐）每天 1 片，每天 1 次，口服。

诊断：瘿病（桥本病）。

治则：疏肝解郁，健脾化痰，软坚散结。

方药：柴胡疏肝散加减。当归 15 g，白芍 15 g，柴胡 12 g，夏枯草 30 g，牡蛎 30 g（打碎先煎），香附 15 g，青陈皮各 15 g，清半夏 12 g，茯苓 15 g，生甘草 10 g，枳壳 15 g，浙贝母 15 g，黄芪 30 g，巴戟天 15 g。14 剂，水煎服，每天 1 剂，早晚服。

二诊（2018 年 6 月 7 日）：间断服上方月余，服药期间颈前喉结两旁疼痛已止，心烦急躁、乳房胀痛均减轻，精神状态明显好转，月经周期后错稍有改善，近期体检示：甲状腺结节已消失，但甲状腺球蛋白抗体 286.42 U/mL，抗甲状腺过氧化物酶抗体 168.53 U/mL，余甲状腺功能指标均好转。现月经将至，乳房微胀，平素经期少腹畏寒喜暖，行经有血块，量少。舌质淡红，苔白，脉沉迟弱。调整用药为：当归 15 g，赤芍 15 g，白芍 15 g，柴胡 12 g，黄芪 45 g，巴戟天 15 g，牡丹皮 15 g，炒白术 15 g，茯苓 15 g，生甘草 10 g，夏枯草 30 g，乌药 12 g，五灵脂 15 g，桃仁 15 g，红花 15 g，香附 15 g，炮姜 6 g。7 剂，水煎服，每天 1 剂，早晚服。

按语：中医学认为瘿病发病与情志内伤关系密切。情志抑郁或忧患暴怒，肝失疏泄条达，肝气内郁，气机郁滞，津凝成痰，痰气交阻于颈，遂成瘿肿。采用中医理论辨治瘿病，治疗须注重柔肝解郁，化痰软坚散结。本病给予柴胡疏肝散，是治疗瘿病的经典方剂之一，主要是疏肝理气，活血止疼，现在发现有甲状腺囊肿，除了疏肝理气，兼以健脾化痰，软坚散结，故加陈皮、半夏、牡蛎、浙贝母；又因平时倦怠乏力，加黄芪、巴戟天，月经量少，加当归、白芍，二者协同，补气养血，扶其正气。标本兼治，双管齐下，治疗及时，故患者反映效果较好。复查后，囊肿基本消失，指标基本好转，仍有部分指标不正常，诊断为"桥本氏甲状腺炎"，之后根据症状以疏肝解郁为主，又因平素经期小腹怕冷，经期有血块，量少，舌质淡红，苔白，脉沉迟弱，辨证为经期有虚寒，以活血化瘀，温经通络为原则，故又加桃仁、红花、炮姜、乌药、五灵脂。

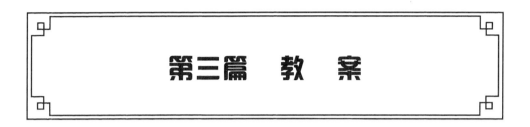

略论王惟一学术成就及其影响

　　王惟一，北宋初期著名的医学家，曾任太医局翰林医官、殿中省尚药奉御。精于医术，擅长针灸，熟悉方药，尤工砭石，撰著《铜人腧穴针灸图经》（因其成书于宋仁宗天圣四年，又谓《天圣针经》），铸造铜人、雕刻石碑，为促进针灸学的普及和发展，做出了不可磨灭的贡献。

　　"科学的发展表现着特别明显的继承性，后一代人的科学研究必须以前一代人已经达到的终点为起点。不能把现代科学同过去的研究成果割裂开来。"王氏正是在此基础上，继承前人的医学成就，另辟蹊径，独出心裁，标新立异，做出了三大贡献（铸造铜人、雕刻石碑、撰著《铜人腧穴针灸图经》）。

一、接受圣旨，编纂《铜人腧穴针灸图经》

　　宋初针灸盛行，但历代相传的针灸书辗转传抄，差讹错谬甚多，有关经络循行路线，众说纷纭，莫衷一是，腧穴名称繁杂，部位不确定，无以为准。王氏有感于此，多次上书仁宗皇帝要求编写图经，以统一整理各家学说，仁宗在当时整理古医书风气影响下，准王氏这一要求，并指定其负责此项工作。

　　王惟一奉旨，即大量查阅文献资料，搜集历代针灸著述如《针灸甲乙经》《千金要方》《外台秘要》《太平圣惠方》等，并结合自己的临证实践，加以反复考证、校勘、推敲、订正讹谬，"定偃侧于人形，正分寸于腧募……总汇诸说，勒成三篇"，于北宋天圣四年（1026）撰成，名谓《天圣针经》，多称《铜人腧穴针灸图经》。系统汇总了前人的经络学说，总结了前人的针灸经验，对中医经络、针灸学术的发展起到了推动作用。该书宋刊本今已绝迹，今即通行的本子，乃是金大定二十六年（1186）

闲邪赅叟加入《针灸避忌太乙图》而成五卷本,并由陈氏刻板刊印。但该书未能尽善完美,某些方面仍囿于《千金要方》《外台秘要》。

二、铸造铜人、雕刻石碑

王惟一不仅是一位医学家,而且还是雕塑艺术家。在他编纂《铜人腧穴针灸图经》后,北宋王朝为了给针灸治疗、教学带来方便,于北宋天圣五年(1027)又命他主持设计铸造立体铜人模型,其铸铜人的意义和作用,正如夏竦所云:"去圣浸远,其学难精,虽列在经诀,绘之图素,而粉墨易揉,豕亥多讹……传心岂如会目,著辞不如案形,复令创铸铜人为式。"王氏同工匠一起,花费将近一年的时间,用精铜铸造等身大铜人两座,工艺精巧,仪如裸人,身高五尺三寸,其外壳分腹背两面,可以开合,扣起来是一个整体;体内脏腑齐全,体表外面标有经络腧穴及名称,不是用锥刀所刻,而是用一种错金(即镀金)镀写的。体内穴道灌入水银(有人认为是水),外表涂以黄蜡,将所注腧穴名称覆盖,以考核学生或医师的针灸技术;若刺中某个穴位,起针时则水银随针而涌,否则稍许偏斜,则针扎不进也;正如夏竦为《铜人腧穴针灸图经》作序中所云:"(铜人)内分脏腑,旁注溪谷,并荥所会,孔窍所安,窍而达中,刻题于侧,使观者烂然而有第,疑者涣然而冰释……肇颁四,景式万代。"当时宋仁宗看后,极为赞赏,视为国宝,命令一座放在医官院里,一座置于大相国寺仁济殿,同时令史官把铸造铜人这件事作为国家的一件大事,载入史册,铜人铸成后,声誉四起,一座在南宋时流入襄阳,不知所终;南宋建炎二年(1128)金人侵入中原,南宋忍辱求和,另一座铜人曾作为议和条件之一,而被金人掳去;元世祖再从金人手里夺回,于金泰和六年(1206)命尼泊尔工匠阿尼哥(又名八鲁布)重修;明英宗时复修,留在明宫;清初放置于北京药王庙中,后移到太医院,但在庚子之役(1900)被日本掳去,现藏日本国立博物馆,但根据陈存仁等同志的考证,似乎不是王氏所铸的铜人。

王氏铸成铜人后,为了使《铜人腧穴针灸图经》广为流传,永垂后世,又上书仁宗皇帝,把《铜人腧穴针灸图经》刻在石碑上,仁宗准奏,并令史官记载,《铜人腧穴针灸图经》已经完成,把它刻在石上,以便传到后代。当时,印刷术虽有较大的进步,《铜人腧穴针灸图经》业已付梓,但由于印数少,不能广泛流传,在一定程度上仍然限制着针灸医学的发展和普及,于是王氏充分发挥自己的特长,创造性地将《铜人腧穴针灸图经》刻在石碑上,名为"针灸图石壁堂",放置在当时的京城开封大相国寺仁济殿内,昭示于众。元初迁往北京,由于朝代变更,星转月移,石刻已"漫灭不完",字迹模糊难辨,故到了明代,竟然把它当作修筑京师城垣的材料,而埋入土中,沉睡几百年,直到近代,才得以出土,重见天日,但却不能恢复原貌。

铜人、《铜人腧穴针灸图经》、石碑是王惟一对中医学的三大贡献,在中国医学史上占有一定的地位，对后世有很大影响。

《铜人腧穴针灸图经》的问世，统一了各家之说，使经络循行和腧穴位置客观化、规范化，补充了腧穴的主治作用，增添了新的腧穴（如背灵、厥阴俞、灵台等），充实了针灸学的理论宝库，是继皇甫谧之后对针灸著述的又一次总结，是《针灸甲乙经》以后的又一部针灸学巨著，亦即是说《铜人腧穴针灸图经》是集宋代以前针灸学之大成，起到了承前启后的作用，对于针灸学的普及和迅速发展，有很大的推动作用。它不仅为当时医学生及临证医师的必读之书，也是我们现在学习继承和研究发扬针灸学极有价值的参考文献，其意义重大而且影响深远。

铜人的铸造成功，具有划时代的意义，它不但表明了我国冶炼术有很大的发展，更重要的是开创了医学模型教学的先河，从某种程度上讲，也成为近代实验针灸学的先驱，它补充了《铜人腧穴针灸图经》和石碑的不足，而相映生辉；使多年的纸上图像变成了直观的立体模型，也使针灸考核趋于标准化、统一化，给学习和临证治疗提供了极大的方便，大大提高了针灸教学和治疗的效果，铜人设计之精确，铸造之完美，这不仅是我国医学史上的一大创造，而且在世界医学史上也是绝无先例的，体现了中华民族的聪明才智和文化成就。

石碑的雕刻，不仅保存了《铜人腧穴针灸图经》，更便于学者观摩，而且和铜人一起，补充了《铜人腧穴针灸图经》之未备，三者相辅相成，也促进了针灸学的广泛流传。

由于《铜人腧穴针灸图经》是集宋以前针灸学之大成。因此，对后世校勘和理解《灵枢》，具有一定的参考价值。

张从正攻邪学说形成的两个重要因素

张从正（1156－1228），字子和，号戴人，睢州考城（今河南省兰考县）人，金代医学家。金元四大家之一，在学术上以攻邪治病著称，主张"病由邪生，攻邪已病"，善用汗、吐、下三法，为攻邪学派的代表人物，其攻邪思想对后世医学界产生了深远影响。本文试图从以下两方面探讨其攻邪学说形成的重要因素。

一、私淑河间，首重攻邪

张从正的攻邪观主要表现在其善用汗、吐、下三法以祛邪。其善用三法的学术渊源，主要是受刘河间的影响。刘河间与张从正是同时期人，他比张氏大46岁，在学术上以阐发火热病机、善治火热病证著称、力倡"六气皆能化火"说，治用辛凉解表或攻下里热。这种针对火热二气的病机特点，投以寒凉、直祛病邪的学术观点，对张从正的攻邪思想产生了极大影响。正如张从正在《儒门事亲》中所讲，"时气解利""止可用刘河间辛凉之剂……予用此药四十余年，解利、伤寒、温热、中暑、伏热莫知其数"。张氏并誉刘氏所创之双解散谓："千古之下，得仲景之旨者，刘河间一人而已"。对里热诸证，刘河间创三一承气汤，攻逐而不损伤胃气。张从正不但善用此方，并誉此方为"最得仲景之秘"。吐法是驱邪的主要手段之一，张从正善用此法，对此法运用至精至熟，但从其学术渊源来看亦离不开刘河间对其影响，刘氏在其《黄帝素问宣明论方》中，早已发展了《黄帝内经》《伤寒论》对此法的运用，使其使用范围更加广泛，如中风、小儿惊风、头痛、咳嗽、胁痛、疟疾、打扑、坠堕、偏枯、厉风、厥证、破伤风、疮疡等内外妇儿各科疾病达 30 余种。其常用方剂如稀涎散、瓜蒂散、茶调散、藜芦散、郁金散等达 22 首之多，张氏私淑河间，其最常用的 9 首吐方中就有 7 首（三圣散、瓜蒂散、稀涎散、郁金散、茶调散、独圣散、常山散）是刘河间的常用吐方。就连某些吐方的加减应用，如独圣散加蝎梢，以吐两胁痛，亦是效仿河间此方加减运用的。刘氏对此法所积累的丰富经验，如"（吐法）宜早不宜夜也。先令病人隔夜不食，服药不吐，再用热齑水投之……吐罢可服降火利气、安神定志之剂"等均被张从正所吸取。而成为张氏发展吐法的基础。由此可以看出，张从正善用吐法攻邪未尝不是师承河间。科学的发展有着明显的续承性，后人的成就往往以前人的终点为起点。张从正的攻邪观点亦同样是在刘河间辛凉以驱逐在表之邪、苦寒以攻逐在里之邪、涌吐以驱逐中上脘之邪的攻邪思想基础上发展起来的。其善用三法的经验与理论亦是对刘河间运用三法经验的继承与发展。所以说张从正的攻邪学说正是其对刘河间攻邪观的继承与发展。

二、施医民间，发展攻邪

张从正是一位岐黄世家的民间医师。他在 21 岁（金大定十六年，1176）时便悬壶开业，后长期行医于平民百姓之间。他在 48 岁（金泰和三年，1203）时随军入伍，"从军于江淮之上"又为广大士兵行医治病。平民百姓与广大士兵皆生活在社会下层，为生活所迫，他们往往衣被单薄，起居不时，或风餐露宿，饥饱无常，既易感受六淫之邪，又易损伤胃肠。士兵年轻体壮，百姓常劳体强，一旦感邪发病则实证为多。汗、吐、下三法使用之机便多且易于取效，这就为张氏更多的使用三法祛邪创造了客观条件，也可以说为张氏使用峻剂攻邪提供了基本条件。张氏青年时期为平民百姓治病，中年以后又继续为广大士兵医治疾病，在长期为基层平民百姓及广大士兵进行诊疗的实践中，攻邪观应运而生，且攻邪经验逐渐丰富，攻邪理论日臻完善。正如其在《儒门事亲·凡在上者皆可吐式》中所说："余之用吐法，非偶然也，曾见病之在上者，诸医尽其技而不效，余反思之，投以涌剂，少少用之，颇获徵应，既久，乃广访多求，渐臻精妙……屡用屡验，以至不疑"。通过长期的医疗实践，反复验证，不断总结，张氏对攻邪的适应证、禁忌证、药物应用、配制原则、组方大小、剂量轻重及注意事项等，摸索出一套完整的规律，从而使其攻邪学说不断发展，不断完善。由感性认识逐渐上升为理性认识，最终形成了独具一格的、系统完整的攻邪理论体系。

略谈张仲景学术成就的客观因素

张仲景在我国医学史上是一位承上启下的伟大医学家，所著《伤寒杂病论》一书，精辟地论述了辨证施治的基本原则，奠定了中医理、法、方、药的理论基础，对后世医学的发展产生了极为深远的影响。他之所以能够取得如此卓越的成就，除了他在主观上能够"勤求古训，博采众方"，不断实践，不断创新外，在客观上是由于当时社会医学水平的提高和医疗实践经验的积累。本文仅就后一方面加以探讨。

从历史唯物主义的角度看，"科学的发展表现着特别明显的继承性，后一代人的科学研究必须以前一代人已经达到的终点为起点。不能把现代科学同过去的研究成果割裂开来"（艾思奇《辩证唯物主义历史唯物主义》）。张仲景正是在继承前人的医学成就，特别是继承《灵枢》《素问》《难经》等书的医学思想的基础上完成了《伤寒杂病论》这部医学巨著。

春秋战国时期，奴隶制度瓦解，封建土地所有制确立，使生产力得到了解放，在思想文化方面出现了"诸子蜂起""百家争鸣"的局面，从而推动了医学的发展。在药物学方面，长沙马王堆出土的帛书《五十二病方》载药方280多个，药物240余种，并有丸、散、汤等剂型。说明战国时期方药学已发展到可观的程度。在病因学方面，据《左传·昭元年》中记载，医和论晋平公之疾有"六淫"致病之说和"近女室"要节制的看法。说明早在春秋战国时期，病因学已开始形成。在生理学方面，对人类起源也有了朴素唯物主义的认识。《庄子·知北游》有云："人之生，气之聚也，聚则为生，散则为死。"认为人的生命起源于物。在诊断和治疗方面，也已从单凭经验逐步发展到在一定理论指导下进行治疗的水平。《周礼·天官》谓："以五气、五声、五色视其死生，两之以九窍之变，参之以九脏之动。"《史记》谓："至今天下言脉者，由扁鹊也。"证明此时望、闻、问、切的四诊方法已经出现。《周礼·天官》还说："凡药，以酸养骨，以辛养筋，以咸养脉，以苦养气，以甘养肉，以滑养窍。"又说："凡疗疡，以五毒攻之，以五气养之，以五药疗之，以五味节之。"说明在这一时期不仅形成了一套完整的药物疗法，而且也认识到营养配合在治疗中的重要作用。此外，根据《史记》记载，扁鹊周游各国，时为"带下医"，时为"耳目痹医"，时为"小儿医"，也可证明当时医学已有了分科。

张仲景的学术成就是在东汉以前各医家已有成就的基础上发展而成的，尤其是《黄帝内经》对他的学术思想影响最深。他以《黄帝内经》的理论为基础，结合临床实践，把外感疾病错综复杂的证候及其演变加以分析、归纳、总结，进而提出了一套比较完整的六经辨证体系。《素问·热论》载："今夫热病者，皆伤寒之类也""伤于寒也，则为热病"。张仲景则用"伤寒"二字作为热病的总称，并把因伤寒而发热作为外感热病的病因病机。《素问·热论》对热病的辨证是以三阴三阳为纲，张仲景也是以三阴三阳作为伤寒辨证的总纲，他把《素问·热论》中的三阳证候归入太阳证、三阴证候归入阳明承气证。在《黄帝内经》脏腑经络的基础上又重新发展了三阴证和少阳证。《黄帝内经》的六经分证，叙述了六经的热证、实证，而未论述六的虚证、寒证。《伤寒杂病论》的六经分证是根据脏腑、经络、营卫、气血的生理功能和病理变化，以及患者的体质强弱、病因属性、邪正消长、病势缓急等客观情况，经过综合分析，然后确定立法处方。这就比《黄帝内经》的六经分证只用简单的汗法或下法进行治疗要全面得多。正如清代医家柯韵伯在《伤寒论翼·六经正义》中所评："《素问·热论》之六经（三阴三阳），专主经脉为病，但有表里之实热，并无表里之虚寒；但有可汗可泄之法，并无可温可补之例。仲景之六经，是分六区地面，所该者广，凡风寒湿热，内伤外感，自表及里，或虚或实，无乎不包。"可见仲景的六经辨证是在《素问·热论》的基础上，结合临床实践，有所取舍，有所提高，有所发展。此外，《黄帝内经》中之脏象、病机、诊法、治则、经络等很多内容均在《伤寒杂病论》中得到了应用和发展，其例更是不胜枚举。这说明《黄帝内经》对《伤寒杂病论》的影响是相当深刻的。

在药物学方面，东汉时期已经有《神农本草经》《蔡邕本草》《子仪本草经》等。《神农本草经》是代表当时药物学水平的一个标志，全书载药 365 种，若同《五十二病方》（载药 240 余种）中的药味相比，仅重复载入《五十二病方》的 1/3 说明当时的药物数量至少已发展到五百味。该书根据药物的功能将药物分成上、中、下三品，除了"四气""五味"外，还记载了君、臣、佐、使，七情和合，并提出了"疗寒以热药""疗热以寒药"的用药原则，使药理学和病理学得到了初步结合，为组方用药提供了理论依据，成为中医物学的基础。1972 年，在甘肃武威县出土的牍简《治百病方》中，保存了完整的 30 多个药方，用药达百余种，并记有多种病名、症状及方药作用。《神农本草经》和《治百病方》反映了东汉早期的医药水平，这些著作为《伤寒杂病论》的遣方用药奠定了基础。《难经》把《黄帝内经》脉诊的三部九候解释为气口部位的寸、关、尺三部，为切诊选定了简便、易行的方法。在经络方面提出了"奇经八脉"。这些既补充了《黄帝内经》之不足，又为《伤寒杂病论》的脉证并论提供了理论依据。《伤寒杂病论》序中就有继承"八十一难"的记述，说明《难经》对张仲景的学术成就具有一定的影响。

东汉末年，封建割据，群雄混战，使生产力受到了严重破坏。灾荒频繁，民不聊生，疫病广泛流行，据史料记载，公元 2 世纪末，曾发生过 5 次疫病大流行，造成一些地方家家有死人，室室有哭声，甚而一门尽毙。在这样的社会现实面前，"当今居世之士，曾不留神医药"，那些墨守成规的庸医，却"各承家技，始终顺旧"，不学无术，草率应付，"省疾问病，务在口给"，因此，疫病自然很难控制。疫病的流行促使张仲景刻苦钻研医学，他痛恨当时黑暗的社会现实，不满敷衍了事的庸医作风，决心改变这种状况。他身体力行，认真学习前人的宝贵医疗经验，积极、吸取当代各医家之长，结合自己的临床实践，终于完成了我国第一部理、法、方、药比较完备的医学巨著——《伤寒杂病论》。

参考文献

[1] 朱文锋.中医诊断学［M］.北京：中国中医出版社，2019.

[2] 张丰强.中医临证践行录［M］.北京：中国中医出版社，2019.

[3] 王道瑞.中医临证对药大全［M］.北京：中国中医出版社，2019.

[4] 李宇铭.仲景医学原理 古中医学理论与应用［M］.北京：中国中医出版社，2019.

[5] 张存钧，王松坡.海派中医张氏内科［M］.上海：上海科学技术出版社，2019.

[6] 金瑛.头痛中医特效疗法［M］.北京：中国科学技术出版社，2019.

[7] 路侠.现代中医临床应用［M］.长春：吉林科学技术出版社，2019.

[8] 何清邻.现代中医临床［M］.长春：吉林科学技术出版社，2019.

[9] 王承明.中医内科学［M］.北京：中国协和医科大学出版社，2019.

[10] 庞国明，张胜强，刘增省.中医急诊急救指南［M］.北京：中国医药科技出版社，2019.

[11] 邱晓堂，屈凯，程亚伟，等.中医体质辨识与调治［M］.上海：上海科学技术出版社，2019.

[12] 余小萍，方祝元.中医内科学［M］.上海：上海科学技术出版社，2018.

[13] 李成文.张锡纯重剂医案精选［M］.北京：人民卫生出版社，2017.

[14] 李成文.张锡纯用石膏［M］.北京：中国医药科技出版社，2016.

[15] 刘洋.徐灵胎医学全书［M］.北京：中国中医出版社，2015.

[16] 王吉耀.内科学［M］.上海：复旦大学出版社，2013.

[17] 仝小林.糖尿病中医防治指南解读［M］.北京：中国中医出版社，2009.

[18] 陈香美.肾脏病学分册［M］.北京：人民卫生出版社，2009.

[19] 周仲瑛.中医内科学［M］.北京：中国中医出版社，2007.

[20] 陈灏珠.实用内科学［M］.北京：人民卫生出版社，2005.

[21] 何廉臣.全国名医验案类编［M］.福州：福建科学技术出版社，2003.

[22] 周仲瑛.中医内科学［M］.北京：中国中医出版社，2003.

［23］白耀.甲状腺病学 基础与临床［M］.北京：科学技术文献出版社，2003.

［24］（清）张锡纯.医学衷中参西录［M］.太原：山西科学技术出版社，2002.

［25］朱文锋.中医诊断与鉴别诊断学［M］.北京：人民卫生出版社，1999.

［26］（清）陈士铎.本草新编［M］.北京：中国中医出版社，1996.

［27］冷玉龙，韦一心.中华字海［M］.北京：中国友谊出版公司，1994.

［28］（宋）苏颂.本草图经［M］.合肥：安徽科学技术出版社，1994.

［29］（明）张志聪.本草崇原［M］.北京：中国中医出版社，1992.

［30］吕林，黄穗平，王静.论张锡纯对石膏之认识［J］.中国中医基础医学杂志，
　　　2014，20（10）：1408-1409.

［31］（明）陈嘉谟.本草蒙筌［M］.北京：人民卫生出版社，1988.

［32］印会河.中医基础理论［M］.上海：上海科学技术出版社，1984.

［33］（唐）孙思邈.备急千金要方［M］.北京：人民卫生出版社，1982.

［34］（明）李明珍.本草纲目［M］.北京：人民卫生出版社，1982.

［35］王琦.素问今释［M］.贵阳：贵州人民出版社，1981.

［36］杨沛群.《黄帝内经》论消渴病探析［J］.中医研究，2013，26（5）：5-6.

［37］刘玉栋.2型糖尿病从五脏辨治探究［J］.中国社区医师：医学专业，2013（3）：
　　　203-204.

［38］柳尧，曹明满，邢辉，等.吕雄教授关于糖尿病的学术思想及经验简述［J］.按
　　　摩与康复医学，2013，4（2）：1-3.

［39］于宏波.牡蛎散合当归六黄汤治疗盗汗57例［J］.实用中医杂志，2013（10）：
　　　828-829.

［40］王琳，李成文，鲁兆麟.石膏性大寒商榷［J］.新中医，2012，44（1）：3-5.